Barbara Messer

Die Expertenstandards im Pflegealltag

Dieses Buch widme ich meiner Tochter Thea Margareta

Barbara Messer

Die Expertenstandards im Pflegealltag

Wie sich die Empfehlungen in der Altenpflege
praktisch nutzen lassen

schlütersche

Bibliografische Information der Deutschen Nationalbibliothek
Die Deutsche Nationalbibliothek verzeichnet diese Publikation in der Deutschen
Nationalbibliografie; detaillierte bibliografische Daten sind im Internet über
http://dnb.ddb.de abrufbar.

ISBN 978-3-89993-184-6

Autorin
Barbara Messer
Hirtenstr. 20
30974 Wennigsen

Barbara Messer ist examinierte Altenpflegerin mit langjähriger Pflegepraxis. Sie ist Bachelor
of Business Administration, besuchte diverse Weiterbildungen (Gerontopsychiatrie, Vali-
dation, Leitung Pflege, Trainer, NLP) etc. und schreibt Fachbücher zum Pflegeprozess.
Barbara Messer arbeitet außerdem in den Bereichen Training, Organisationsberatung und
Unternehmenstheater.

Mehr wissen – besser pflegen!

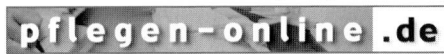

Besuchen Sie unser Pflegeportal im Internet.

© 2008 Schlütersche Verlagsgesellschaft mbH & Co. KG,
      Hans-Böckler-Allee 7, 30173 Hannover

Titelbild: © Mateusz Zagorski
Satz: PER Medien+Marketing GmbH, Braunschweig
Druck: Druckhaus „Thomas Müntzer" GmbH, Bad Langensalza

Inhalt

Danksagung

Ein ganz besonderer Dank geht an meine Kollegin Sandra Masemann, die im »Hintergrund« meiner Schreibtage den Arbeitsalltag gestaltet hat und mich immer wieder bestärkt und ertragen hat. Zudem darf ich in ihrer Gegenwart laut denken und sie gibt mir für meine Gedanken ein wesentliches Feedback. Ebenso ergänzt sie meine kritischen Gedanken zum Pflegeprozess mit ihrer wertvollen Kenntnis und Bereitschaft zur Diskussion und Weiterentwicklung dieses unerschöpflichen Themas.

Dank gilt den Teilnehmerinnen meiner bundesweiten Trainings, da sie mich durch ihre Erfahrungen und Fachkompetenz immer wieder zum Nachdenken anregen. Es ist immer wieder schön, sich an echten Fallbeispielen die Zähne auszubeißen. Sie zeigen, wie reichhaltig jeder Mensch und jede Pflegesituation ist.

Ebenso danke ich den Pflegekräften der AWO Residenz Sehnde für die Bearbeitung einzelner Fallbeispiele.
Und ich danke voller Freude Claudia Flöer, die mich wieder einmal phantastisch durch dieses Buch geführt hat, bei dem es jede Menge Hürden zu überwinden galt.

Wennigsen, im August 2007

Barbara Messer

Anstelle eines Vorworts

Am 35. Mai 2007 war in der Zeitung Folgendes zu lesen:

»Immer mehr Pflegekräfte hauen in den Sack!
Laut Zeugenaussagen und Interviews aus der Bevölkerung und von Betroffenen lässt es sich nicht mehr leugnen: Die Stimmung in Deutschland ist mies. Pflegekräfte verzagen von den Alpen bis nach Dänemark. »Es ist einfach zu viel«, sagt Schwester Berta. »Der Druck mit den neuen Expertenstandards ist zum Haare rausreißen.« Es ist ihr anzusehen, dass sie NULL BOCK hat. Aber lassen wir eine Expertin zu Wort kommen: Florentine Nachtigall, Pflegeexpertin aus Osnabrück.

Zeitung: »Danke Frau Nachtigall, dass Sie zu diesem Interview bereit sind. Wir wissen, dass Sie viel zu tun haben. Aber der Druck auf eine Stellungnahme von Ihnen wächst.«

Florentine Nachtigall: »Ja, das stimmt. Ich habe eine Bitte: Halten Sie sich kurz! Zeit ist Geld! Worum geht es und was wollen Sie von mir wissen?«

Zeitung: »Wie Sie wissen, hat die schlechte Stimmung in der deutschen Pflegelandschaft an Dramatik zugenommen. Viele Pflegekräfte, wie z. B. Schwester Berta aus H., werfen das Handtuch, sie geben auf, brennen aus oder kündigen. Woran liegt das, können Sie uns eine Antwort darauf geben?«

Nachtigall: »Natürlich kann ich Ihnen eine Antwort geben. Die Pflegekräfte geben den neuen pflegewissenschaftlichen Ansprüchen die Schuld! Alle zeigen mit dem Finger auf Osnabrück.
Sehr zu meinem Unwohl trifft uns hier einiges an Ärger. Wie die Zeit und Entwicklung es will, gibt es neue Expertenstandards, die den Pflegeeinrichtungen Vorgaben für eine erhöhte Pflegequalität geben. Na, und damit tun sich die Praktiker schwer, es wird erst einmal überall geschimpft.«

Zeitung: »Haben die Pflegekräfte denn nicht recht? Seit einigen Jahren wird deren Alltag doch immer belastender. Zum Beispiel durch die enger werdende Personaldecke, Kürzungen auf allen Ebenen, Streichungen und Zunahme der Pflegebedürftigkeit.«

Nachtigall: »Ja, ja, da stimme ich Ihnen zu, aber bitte sagen Sie das nicht so laut. Auf der anderen Seite ist es notwendig, die Qualität zu heben, sich dem europäischen und auch internationalen Standard anzugleichen. Wir Deutschen dürfen auch in der Pflege nicht zurückbleiben.
Deshalb bemühen wir uns hier in Osnabrück um eine massive und vor allem fundierte Anhebung der Pflegequalität.«

Zeitung: »Wie soll das gehen? Die Kassen sind immer knapper und die Personalfluktuation steigt zunehmend.«

Nachtigall: »So richtig habe ich noch keine Antwort. Sicherlich werden wir in den nächsten Wochen mit konkreten Lösungen kommen, darauf sollten Sie warten. Auf jeden Fall empfehle ich eine schrittweise Umsetzung der Anforderungen, immer ein engagiertes Management und vor allem: »Ruhe bewahren!«, es ist noch kein Meister vom Himmel gefallen.«

Zeitung: »Aber das sind doch bloß Floskeln und Sie wollen die Pflegebranche beruhigen. Kommen Sie, bitte nennen Sie etwas Konkretes für unsere Leser.«

Nachtigall: »Eines ist klar: Die Expertenstandards lassen sich in das sowieso geforderte Qualitätsmanagement einbinden, sie sind – wenn man einmal genau hinguckt – nichts Neues. Sie sorgen dafür, dass viele unreflektierte Pflegemaßnahmen wegfallen.
Und wissen Sie was? Sie sorgen für eine Professionalisierung der Pflege – weg von der lieben, hörigen Schwester in Weiß – hin zur Expertin, die kompetent handelt und interdisziplinär arbeitet.«

Zeitung: »Das ist doch Augenwischerei und Fachchinesisch. Ich glaube nicht, dass unsere Leser Ihre Worte lesen wollen. Aber erlauben Sie mir eine letzte Frage. Wie lange haben Sie selbst in der Pflege gearbeitet, oder kennen Sie die Situation nur vom Schreibtisch und aus Büchern?«

Nachtigall: »Nun werden Sie bitte nicht unverschämt. Ich habe über 15 Jahre gepflegt. Das ist doch auch der Grund, warum mir das Thema »Pflegequalität« so am Herzen liegt. Ich denke, dass wir nur mit der engen Verknüpfung von Theorie und Praxis den gewünschten Erfolg haben werden. Deshalb bleibe ich weiter am Ball.«

Zeitung: Frau Nachtigall, herzlichen Dank für das Gespräch.«

1 Einführung

Dass die nationalen Expertenstandards aus Osnabrück unseren Pflegealltag bestimmen, ist keine Neuigkeit mehr. Sie bringen einiges durcheinander, aber vor allem sehr viel in Bewegung. Diese Bewegung ist in vielen Einrichtungen wahrzunehmen, sie bringt Unruhe, Innovation, Energie und auch Unsicherheit. Aus meiner Begeisterung und Neugier für die damit verbundene Professionalisierung habe ich mich an dieses Buch gemacht, das wie folgt genutzt werden kann:

1. Sie lesen es von vorn bis hinten durch.
2. Sie lesen es kapitelweise.
3. Sie lesen es »kreuz und quer« und folgen dabei Ihrer Intuition.

Mein Anliegen ist, Ihnen ein schmackhaftes Buch zu geben, eine handhabbare Unterstützung im Alltag, die Ihnen die Arbeit an der Pflegequalität appetitlich macht. Das Buch entstand aus meinem pflegepraktischen und pflegewissenschaftlichen Hunger, meiner Schreiblust und aufgrund der Nachfrage von Pflegekräften. Es ist in einer Zeit geschrieben, die mit Stöhnen und auch Erschöpfung über die jetzige Situation erfüllt ist. Gerade deshalb gilt mein besonderer Respekt den vielen Pflegekräften, die tagtäglich mit Herz und Verstand in der Pflege arbeiten und sich Tag für Tag um bessere Bedingungen für Menschen mit Pflegebedarf bemühen. Mir ist sehr wohl bewusst, dass viele Leserinnen seufzend feststellen werden, dass dieses Buch einen starken theoretischen Anteil hat, aber dieser lässt sich manchmal einfach nicht vermeiden. Jedoch ist es immer noch mit dem Herzen und Blick einer echten Praktikerin geschrieben. Auch wenn ich schon seit einiger Zeit nicht mehr direkt am Bett stehe, ist mir die praktische Pflegearbeit durchaus noch wohlvertraut.

So ergab es sich im Zuge einer größeren Pflegequalitätsüberprüfung in einer pflegerischen Einrichtung, dass ich einem Schüler im dritten Ausbildungsjahr bei der Pflege und Versorgung eines Bewohners am Bett helfen durfte. Also hieß es für mich: »Nun beweise dich einmal wieder im Umgang mit nassen Stecklaken, faltenfreien Betttüchern und dem korrekten Umgang mit ORSA-Keim und Trachealkanüle. Und das, ohne dass der Schüler merkt, dass du seit Jahren nicht am Bett gestanden hast.« Leicht war es nicht, aber wir zwei haben die Situation wunderbar zusammen gemeistert.

Ich lerne aus diesen und anderen Situationen vieles, was mich beim Schreiben dieses Buches begleitet hat:

- Auch mit **wenig Zeit lässt sich warmherzig und professionell** pflegen.
- **Die Dinge ändern sich.** Das gilt auch für Pflegetechniken
- Egal, was drumherum passiert, **die Individualität des Klienten geht über alles**.
- Jede **Pflegekraft ist einzigartig.**
- **Pflegetheorie** muss die Hürde »Lebensumgebung des Klienten« überwinden. Erst dann wird sie umsetzbar.

In diesem Sinne: Viel Spaß beim Lesen und bei der Umsetzung!

2 Die nationalen Expertenstandards

Dieses Kapitel beschäftigt sich mit Begriffsdefinitionen, der Entwicklung der Experten-standards sowie ihrem Aufbau und ihrer Struktur. Bevor ich jedoch tiefer ins Thema eintauche, möchte ich zur Einstimmung eine Geschichte von *Franz Hohler* vorstellen.[1]

»Die kranken Schwestern
In einem Dorf, in welchem es weder einen Arzt noch ein Spital gab, wurden vor langer Zeit zwei Schwestern gleichzeitig krank, und da sie keine Angehörigen mehr hatten, blieb ihnen nichts anderes übrig, als sich gegenseitig zu pflegen. An einem Tag machte zum Beispiel die erste den Tee und die zweite die Umschläge, und am nächsten Tag umgekehrt. Sie wurden zwar nicht richtig gesund, blieben aber doch am Leben.

Später wurde ein Bauer im Dorf krank, und niemand wusste, was ihm fehlte. Fragt doch die kranken Schwestern, sagte plötzlich der Schmied. Darauf holte man die kranken Schwestern zu diesem Bauern, und sie blieben bei ihm und machten ihm Tee und Umschläge, und schon nach kurzer Zeit war er wieder gesund und konnte aufs Feld gehen.

Von jetzt an fragte man immer, wenn jemand im Dorf krank wurde, die kranken Schwestern um Hilfe, und sie kamen und pflegten den Kranken. Das gab ihnen so viel zu tun, dass sie gar nicht merkten, dass sie eigentlich krank waren, und ihr Ruf verbreitete sich so weit, dass man die Frauen, welche die Kranken pflegen, noch heute die Krankenschwestern nennt, obwohl sie weder Schwestern noch krank sind, wenigstens die meisten von ihnen.«

Und seitdem, könnte man fast sagen, bemühen sich Pflegekräfte um eine verbesserte Situation für sich und die ihnen anvertrauten Menschen.

Nichts anderes will auch das *Deutsche Netzwerk für Qualitätsentwicklung in der Pflege* (DNQP), das die Expertenstandards entwickelt.

2.1 Begriffsdefinitionen

Es gibt viele Verwirrungen hinsichtlich des Begriffs »Standard«, die ich gleich im Vorfeld klären möchte.

Expertenstandards

»Expertenstandards heißt nicht neues Wissen zu erzeugen, sondern vorhandenes Wissen gebün-delt in die Praxis umzusetzen«.[2]

---

[1] Diese Geschichte begegnete mir in einem Handpuppenspielworkshop bei Jörg Mast, einem wunderbaren Geschichtenerzähler.
[2] *Moers* 2004

»Expertenstandards legen ein Qualitätsniveau fest, das wissenschaftlich begründet ist und den so genannten »State of Art«, den aktuellen Stand der Wissenschaft der Disziplin »Pflege« beschreibt und nach außen dokumentiert. Expertenstandards werden von Fachpersonen entwickelt, die eine ausgewiesene, z. B. durch Veröffentlichungen oder Forschungsarbeiten, dokumentierte Fachexpertise zu dem jeweiligen Thema besitzen.

Expertenstandards sind Instrumente der nationalen Qualitätsentwicklung und sollen das Qualitätsniveau zu zentralen Problemen der Pflege einrichtungsübergreifend festlegen und nach außen, z. B. für PatientInnen und BewohnerInnen oder auch den Gesetzgeber dokumentieren. Expertenstandards müssen kontinuierlich in Bezug auf ihre wissenschaftliche belegte Richtigkeit evaluiert und aktualisiert werden …«[3]

Evidenz-basiert:

»Evidence-based nursing (EBN) steht für Pflege, die auf dem basiert, was (wissenschaftlich) bewiesen ist. Dabei wird die wissenschaftliche Evidenz mit Hilfe des »critical appraisal« aufgearbeitet und mit der klinischen Expertise abgeglichen, um Entscheidungen für die Pflege eines Patienten zu treffen. Diese Methode wurde abgeleitet von dem medizinischen Paradigma evidence-based medicine, das an der McMaster University in Kanada von Epidemiologen entwickelt wurde.«[4]

Konsensus-Konferenz:

»Der von der jeweiligen Expertenarbeitsgruppe erarbeitete Expertenstandard-Entwurf wird der Fachöffentlichkeit im Rahmen einer Konsensus-Konferenz vorgestellt und mit dem Fachpublikum erörtert. Dies erfolgt in Form eines strukturierten Fachdiskurses. Das Teilnahme-Interesse an den Konferenzen ist kontinuierlich gestiegen. Von anfänglich 440 nachgefragten Plätzen 2000 bis zu 654 im Jahr 2005.«[5]

2.2   Die Entstehung der Expertenstandards

2.2.1   Der Impuls

Die deutschen Pflegenden sind nicht die ersten, die sich mit nationalen Expertenstandards beschäftigen. *»Auf europäischer Ebene gelten die Entwicklung von Expertenstandards und die Durchführung von Konsensus-Konferenzen seit geraumer Zeit als effektive und hochpriorisierte Instrumente und Praktiken in der Qualitätsentwicklung … »Seit Mitte der 80er Jahre nehmen insbesondere Großbritannien und die Niederlande auf dem Gebiet der Expertenstandard-Entwicklung und -Konsentierung eine Vorreiterrolle ein«.*[6]

---

[3]   *Stöcker* zit. n. *Lubatsch* 2003:399-400
[4]   *Schlömer* 2002
[5]   www.dnqp.de, 14.05.2007
[6]   *Moers, Schiemann* 2004

Zusammengefasst heißt das:
- Die Entwicklung von Expertenstandards ist ein hochaktuelles Thema in der europäischen Pflege.
- Die Niederlande und Großbritannien nehmen seit Mitte der 80er-Jahre eine Vorreiterrolle an.

2.2.2 Die Gesundheitsministerkonferenz 1999

Die **Gesundheitsministerkonferenz** ist ein zentrales Organ und ein wichtiges Gremium des fachlichen und politischen Meinungsaustausches zwischen den Ministern und Senatoren für Gesundheit der Länder und des Bundes. Sie tagt einmal jährlich und befasst sich mit Themen der Gesundheitspolitik. Dabei geht es insbesondere auch um Gesundheitsvorsorge und -sicherung, Verbraucherschutz, umweltbezogenen Gesundheitsschutz, Berufe des Gesundheitswesens, Drogen und Sucht und die europäische Gesundheitspolitik.[7]

1999 wurde auf der 72. Gesundheitsministerkonferenz folgender Beschluss gefasst: Es soll eine *»Entwicklung einer einheitlichen Qualitätsstrategie im Gesundheitswesen«* geben und es wurden Ziele formuliert, von denen ich einige vorstellen möchte:

1. Konsequente Patientenorientierung im Gesundheitswesen

(ohne weitere Ergänzungen und Kommentare)

2. Ärztliche Leitlinien und Pflegestandards für die Qualitätsentwicklung nutzen

»Ärztliche Leitlinien und Pflegestandards werden sich vorrangig an Krankheiten bzw. Krankheitsbildern orientieren, können sich aber auch auf präventive Maßnahmen, diagnostische Prozeduren, Behandlungsabläufe oder »Behandlungsanlässe« wie zum Beispiel Symptome beziehen.«
»Ärztliche Leitlinien und Pflegestandards haben daher auf der Basis von gesicherten Erkenntnissen und/oder des Konsenses von wissenschaftlicher und praktischer Medizin/Pflege Handlungskorridore zu nennen, die ein am internationalen Stand orientiertes Qualitätsniveau sicherstellen.«[8]

Wir haben also folgende **Kernpunkte** bzw. Erkenntnisse:
- Pflegestandards wenden sich an präventive Maßnahmen, wie z.B. Prophylaxen.
- Pflegestandards beziehen Symptome und nicht nur ärztliche Diagnosen mit ein.
- Pflegestandards basieren auf gesicherten Erkenntnissen, dabei werden Pflegewissenschaft und -praxis beachtet.

---

[7] www.g-ba.de
[8] ebd.

3. Qualitätssicherung und Qualitätsmanagement sektorenübergreifend gestalten

»In den verschiedenen Versorgungssektoren ist eine qualitativ hochstehende medizinische Versorgung entstanden. Die Betrachtung von Krankheitsverläufen macht insbesondere aus Patientensicht auf die unzureichende Verzahnung der Versorgungsstrukturen aufmerksam. Hierdurch entstehen auch Qualitätsdefizite, die sich insbesondere bei der Behandlung und Pflege chronisch Kranker und multimorbider Patienten auswirken. Ziel einer Qualitätsstrategie muss es daher sein, symptom- bzw. diagnosebezogene ärztliche Leitlinien und Pflegestandards zu entwickeln und umzusetzen, die sowohl prozessorientiert als auch auf den Zustand des Patienten nach der Behandlung und Betreuung ausgerichtet sind.«

»Aufgrund u. a. der Interessensunterschiede der in den einzelnen Sektoren beteiligten Akteure lassen sich sektorenübergreifende ärztliche Leitlinien und Pflegestandards nur auf der Ebene der Spitzenorganisationen beschließen und von hier aus gemeinsam evaluieren.«[9]

> **Kernpunkte** bzw. Erkenntnisse für die Pflegestandards:
> - Die Versorgungsstrukturen, z.B. ambulante Pflege – Krankenhaus – Altenheim, brauchen eine starke **klientenbezogene Verzahnung.**
> - Somit steht wieder der **Patient im Vordergrund.**
> - Die Versorgung im Krankenhaus zielt auch auf die poststationäre Versorgung ab.
> - Die Spitzenorganisationen tragen die Verantwortung für den Beschluss sowie die Evaluation von sektorenübergreifenden Standards.

4. Qualitätsmanagement in den Einrichtungen des Gesundheitswesens stärken

(ohne weitere Ergänzungen und Kommentare)

5. Datenlage zur Qualitätsbewertung verbessern

»Voraussetzung für die Bewertung vergleichbarer Qualität ist die Verwendung einheitlicher Qualitätsindikatoren. Bei der Festlegung der Indikatorensätze, die als eine wesentliche Aufgabe von den Spitzenorganisationen zu leisten ist, sollte der Aufwand der Datenerhebung berücksichtigt werden. Die Vergleichbarkeit der Erhebung und Auswertung muss gesichert sein. Hierfür gilt es insbesondere fachrichtungsspezifisch vorzugehen, d. h. zwischen Praxen gleicher Fachrichtung bzw. zwischen Kliniken mit gleichem Profil Auswertungen vorzunehmen. Die Betonung muss dabei auf den Ergebnisqualitäten liegen, wo immer sie darstellbar sind. Die damit gegebene Vergleichbarkeit soll zum Erkennen von möglichen Potenzialen zur Verbesserung bundesweit herangezogen werden. Die Indikatoren sind einrichtungsintern, aber auch regional, z.B. auf Landesebene und auf der Bundesebene in Qualitätsberichten zur gesundheitlichen Versorgung auszuwerten.«[10]

---

[9] ebd.
[10] ebd.

Kernpunkte bzw. Erkenntnisse für die Pflegestandards:
- Die Ergebnisqualität von Pflege muss überprüfbar sein.
- Die Ergebnisqualität ist festgelegt und deren Erreichung wird überprüft.

6. Qualität darlegen

»*Wegen des hohen Schutzgutes der menschlichen Gesundheit sollte es ermöglicht werden, Leistungsanbieter nach ihrer erbrachten Qualität abgestuft zu vergüten bzw. die, welche die gesetzten Qualitätsziele dauerhaft nicht erreichen, von der Versorgungserbringung ganz auszuschließen.*«[11]

Kernpunkte bzw. Erkenntnisse für die Pflegestandards:
- Nicht nachgewiesene Pflegequalität kann den Versorgungsvertrag beenden.
- Die Implementierung von allgemein gültigen Pflegestandards sichert die Pflegequalität auf Dauer und schafft somit Qualität.

7. Qualitätsorientierte Steuerung weiterentwickeln

(ohne weitere Ergänzungen und Kommentare)

8. Weitere Anreize zur kontinuierlichen Qualitätsverbesserung setzen

(ohne weitere Ergänzungen und Kommentare)

9. Unterstützung und Moderation für Qualitätsentwicklung weiterentwickeln

»*Um die Einführung, Durchführung und Weiterentwicklung von Qualitätsmanagement-Maßnahmen zu unterstützen und ihre Nachhaltigkeit zu sichern, bedarf es einer Instanz, die die Einrichtungen der Gesundheitsversorgung neutral berät, Maßnahmen evaluiert sowie aktiv vor Ort unterstützt. Dies gilt insbesondere für das Qualitätsmanagement in den angestrebten, die verschiedenen Versorgungsbereiche übergreifenden Versorgungsketten und bei berufsgruppenübergreifenden Fragestellungen.*«[12]

Kernpunkte bzw. Erkenntnisse für die Pflegestandards:
- Eine Instanz, die Einrichtungen neutral berät, sichert vergleichende Qualitätsentwicklungen.
- Der Weg für das »**Deutsche Netzwerk für Qualitätsentwicklung in der Pflege**« ist geebnet.

---

[11] ebd.
[12] ebd.

10. Verstärkte Koordination bei der Umsetzung der Qualitätsziele auf Bundes- und Länderebene

»Zusätzlich zu der Bundesärztekammer, der Kassenärztlichen Bundesvereinigung, der Deutschen Krankenhausgesellschaft und den Spitzenverbänden der Krankenkassen, die die AQS13 tragen, ist es notwendig, die Pflege als gleichberechtigtes Mitglied zu beteiligen.«[14]

Kernpunkte bzw. Erkenntnisse für die Pflegestandards:
- Die **Pflege** ist als **gleichberechtigtes** Mitglied oder Partner zu sehen.

11. Professionalität auf dem Gebiet von Qualitätssicherung und Qualitätsmanagement weiterentwickeln

»Um Qualitätsmanagement erfolgreich einzuführen ist es erforderlich, ein entsprechendes Bewusstsein hierfür zu schulen und die Kenntnis von den Chancen und Möglichkeiten des Qualitätsmanagements zu erwerben … Daher müssen für alle Berufsgruppen die fachlichen Grundlagen und Methoden sowie die erforderlichen Management-Techniken vermittelt werden. Erst durch Aneignung der fachlichen Voraussetzungen in Aus-, Fort- und Weiterbildung wird die Basis bereitet, um Einstellungsänderungen in der täglichen Arbeit zu bewirken, die zu mehr Qualitätsbewusstsein, Kooperation, Patientenorientierung aber auch zu Veränderungsbereitschaft führen.«[15]

Kernpunkte bzw. Erkenntnisse für die Pflegestandards:
- Die Inhalte der nationalen Expertenstandards gehören selbstverständlich von Anfang an in die Ausbildung von Pflegekräften.
- Wir können unsere Einstellung erst dann ändern (wenn es z. B. um den Verzicht von überholten Pflegeritualen wie das Gesäßcremen als Dekubitusprophylaxe geht), wenn wir den entsprechenden Wissensstand haben.

Die Betrachtung aller dieser auf der Konferenz in Trier gesetzten Ziele lässt keinen Zweifel mehr zu: Die Pflegequalität ist ein globales Thema und eine multidisziplinäre Aufgabe.

Schon ein Jahr später förderte das Bundesministerium für Gesundheit ein Pilotprojekt, das bereits vom »Deutschen Netzwerk für Qualitätsentwicklung in der Pflege«, kurz DNQP, durchgeführt wurde.

---

[13] Arbeitsgemeinschaft zur Förderung des Qualitätssicherung in der Medizin
[14] www.d-ba.de
[15] ebd.

2.3 Die Arbeit des DNQP

»Das Deutsche Netzwerk für Qualitätsentwicklung in der Pflege (DNQP) ist ein bundesweiter Zusammenschluss von FachkollegInnen in der Pflege, die sich mit dem Thema Qualitätsentwicklung auseinandersetzen. Übergreifende Zielsetzung des DNQP ist die Förderung der Pflegequalität auf der Basis von Praxis- und Expertenstandards in allen Einsatzfeldern der Pflege. Die inhaltliche Steuerung des DNQP erfolgt durch einen Lenkungsausschuss, dessen Mitglieder in unterschiedlichen Aufgabenfeldern der Pflege tätig sind und sich dort mit Fragen der Qualitätsentwicklung in der Pflege befassen. Es handelt sich um VertreterInnen aus Pflegewissenschaft, -management, -lehre und -praxis. Für die Durchführung wissenschaftlicher Projekte und Veröffentlichungen steht ein wissenschaftliches Team an der Fachhochschule Osnabrück zur Verfügung.

Das DNQP führt einen kontinuierlichen Fachdialog über aktuelle Qualitätsthemen mit Partnerorganisationen auf europäischer Ebene. Auf nationaler Ebene bestehen enge Kooperationsbeziehungen zum Deutschen Pflegerat e.V. (DPR) und zur Bundeskonferenz für Qualitätssicherung im Gesundheits- und Pflegewesen e.V. (BUKO-QS).«[16]

Das heißt zusammengefasst:
- Das DNQP ist ein bundesweiter Zusammenschluss von Fachkollegen.
- Das zentrale Thema ist die Qualitätsentwicklung.
- Die Vertreter kommen aus Pflegewissenschaft, -management, -lehre und -praxis.
- Weiterhin steht an der Fachhochschule in Osnabrück ein wissenschaftliches Team zur Durchführung von wissenschaftlichen Projekten und Veröffentlichungen zur Verfügung.

Zentrale Aufgaben des DNQP sind:
1. Entwicklung, Konsentierung und Implementierung evidenzbasierter Expertenstandards
2. Beforschung von Methoden und Instrumenten zur Qualitätsentwicklung und -messung

Wie arbeitet also das DNQP? Wenn man sich mit dieser Frage näher beschäftigt, wird deutlich, dass die Vorgehensweise sinnvoll und praxisnah ist. So verfügt das DQNP über einen Lenkungsausschuss, der gewissermaßen die »Pflegespürnase« in den Wind hält und schaut, welche pflegerischen Problemstellungen besondere Bedeutung haben. Fachlich nennt man das *»eine primär pflegeepidemiologisch begründete Auswahl«*, die dann zu folgender Aussage führt: *»Dekubitalgeschwüre und andere chronische Wunden, Inkontinenz, Stürze, Schmerzzustände und Mangelernährung gehören zu den großen Pflegeproblemen unserer Gesellschaft.«*[17]

Aus diesem Grunde beschäftigen sich die ersten fünf Expertenstandards mit
1. Dekubitusprophylaxe in der Pflege
2. Entlassungsmanagement in der Pflege

---

[16] www.dnqp.de
[17] ebd.

3. Schmerzmanagement in der Pflege
4. Sturzprophylaxe in der Pflege
5. Förderung der Harnkontinenz in der Pflege

Diese Themen werden von der Pflegeöffentlichkeit als wesentlich bestätigt. Ebenso haben sie unter dem Aspekt der Wirtschaftlichkeit eine hohe Relevanz.

Das DNQP orientiert sich weiterhin an den Vorbildern aus dem Europäischen Netzwerk für Qualitätsentwicklung in der Pflege (EuroQUAN), geht jedoch auch eigene Wege, speziell wenn es um die Implementierung geht.

2.4 Aufbau und Struktur eines Expertenstandards

Die Standards folgen stets einer sehr ähnlichen Struktur. Sie beginnen mit der Präambel, einer Kurzeinführung sowie der Nennung der Namen der wesentlichen Beteiligten.

Dann wird der Expertenstandard in drei Ebenen vorgestellt:
- Struktur (Inhalte der Struktur, wie Wissen und Kenntnisse, Dokumente, Organisationsstrukturen, Formulare, Dokumente, Schulungs- und Beratungsunterlagen. Hilfsmittel etc.)
- Prozess (Art und Weise, in der der Pflegeprozess ausgeführt wird, das „Wie". Hier finden sich die lebendig gewordenen Verfahrensanleitungen und Pflegestandards wieder.)
- Ergebnis (also die Pflege- und Lebenssituation der Klientin und ihrer primären Bezugsperson, der Pflegestatus etc.)

Dies geschieht in einer tabellarischen Übersicht und wird dann weiter (inkl. weiterführender Literatur und wichtigen Adressen) ausgeführt. Am Ende der Expertenstandards finden sich weitere Ergänzungen und eine umfangreiche Literaturliste.

In aller Kürze lässt sich die Entwicklung eines Expertenstandards so beschreiben:
1. Das Deutsche Netzwerk für Qualitätssicherung in der Pflege **DNQP** bekommt den Auftrag und die Unterstützung des Bundesministeriums für Gesundheit und soziale Sicherung zur Entwicklung eines nationalen Expertenstandards.
2. Der **Lenkungsausschuss** des DNQP übernimmt die **intensive Recherche** zum jeweiligen Thema. Dies ist die Basis für die Expertenarbeitsgruppe.
3. Die **Expertenarbeitsgruppe** des DNQP übernimmt die Entwicklung eines Expertenstandards. Es finden statt: **Fachaustausch, Literaturrecherche, Bearbeitung der wesentlichen Inhalte des Standards.**
4. Auf der **Konsensus-Konferenz** wird vor bundesweit ausgesuchten **Fachvertretern** der jeweilige Expertenstandard vorgestellt und diskutiert. Die Konferenz wird dokumentiert und ausgewertet.
5. Die **Expertengruppe überarbeitet** den Expertenstandard und bereitet ihn verständlich auf.
6. Es findet eine **modellhafte Implementierung** mit Audit in ausgesuchten Einrichtungen incl. Datenauswertung statt.
7. Der Expertenstandard wird **veröffentlicht**.

2.5 Grundlegende Elemente der Expertenstandards

In allen Expertenstandards findet sich Folgendes – wie ein roter Faden – wieder:
1. **Kenntnis des jeweiligen Fachgebietes** (z.B. Kenntnisse über die Funktionen der Haut, die Entstehung eines Dekubitus, geeignete Maßnahmen zur Sturzprophylaxe, die Wirkung nicht medikamentöser Schmerztherapie, genauer Pflegebedarf, etc.)
2. **Risiko- und Potenzialeinschätzung**
3. **Beratung und Schulung der Klienten**
4. **Einsatz von Verfahrensregelungen**
5. **Interdisziplinäre Zusammenarbeit**
6. **Evaluation der Pflegemaßnahmen**

Diese Punkte werden nachfolgend erklärt, damit
- die Erkenntnis entsteht, dass vieles auch vorher schon ausgeführt worden ist. (Dieses mache ich in sehr kurzer Form noch am Beispiel des Expertenstandards »Förderung der Harnkontinenz« deutlich);
- die Bedeutung des Aufbaus der Expertenstandards akzeptabel wird.

1. Kenntnis des jeweiligen Fachgebietes

»Lernen ist wie Rudern gegen den Strom. Wenn wir aufhören zu rudern, treiben wir zurück«. Dieser Satz von Lenin sagt eigentlich alles: Unsere Gesellschaft muss lebenslang lernen. Tun wir das nicht, erschließen sich uns weniger Möglichkeiten, wir lösen individuelle und auch globale Aufgaben nicht mit allem, was uns zur Verfügung steht.

Es ist für die Pflege, egal in welcher Disziplin, unerlässlich, sich ständig weiterzuentwickeln und sich damit auch am aktuellen pflegewissenschaftlichen Stand zu orientieren. Veraltet das Wissen, können Pflegekräfte nur noch auf ihre Erfahrungen zurückgreifen.

In den allgemeinen Anforderungen an eine Pflegefachkompetenz schließe ich mich voll und ganz *Franz J. Stoffers* an: »*Pflegerische Kompetenz zeigt sich insbesondere in der Diagnose, Planung und in der Gestaltung des Pflegeprozesses und erfordert die Anwendung der für diese Disziplin spezifischen Einsichten, Kenntnisse und Fähigkeiten. Pflegefachkompetenz drückt sich aus*
- *Im Erkennen von pflegerischem Hilfebedarf im Kontext der individuellen Lebensgestaltung* (Anm. d. Verf.: Dies ist die unbedingte Forderung nach Fachwissen zu den Expertenstandards, zur Potenzialerkennung und zum Risikoassessment);
- *Durch Planung, Durchführung, Dokumentation und Bewertung einer Pflegesituation unter persönlichkeitsspezifischen, prophylaktischen, kurativen und rehabilitativen Gesichtspunkten;*
- *Im Erkennen von krankheitsbedingten Abweichungen sowie der Einleitung und Durchführung angemessener Hilfen;*
- *Durch Gestaltung der Pflegebeziehung und der Pflegesituation im (institutionellen) Lebensraum des (alten) Menschen;*
- *Im Erkennen und Mobilisieren von Ressourcen im privaten Umfeld;*
- *Durch Koordination und Kooperation mit anderen am Pflegeprozess beteiligten Berufsgruppen.*«[18]

---

[18] zit. n. *Igl, Schiemann* et al. 2002

Im Speziellen betrifft dies die Kenntnisse der jeweiligen Fachgebiete. Dies sind zum jetzigen Zeitpunkt u. a. Themen wie Schmerzmanagement, Dekubitus-, Sturz- und Entlassungsmanagement, Förderung der Harnkontinenz, Pflege und Förderung einer ausgewogenen Ernährung.

Es ist für jede Pflegekraft unerlässlich, sich über das betreffende Fachgebiet des jeweiligen Expertenstandards zu informieren und über jederzeit abrufbare Fachkenntnis zu verfügen. Außerdem sollte das jeweilige Wissen zu den einzelnen Fachgebieten miteinander verknüpft sein – so wie die tägliche Praxis dies erfordert:

So können bei einer Klientin Schwindel- und Benommenheit als Nebenwirkung einer Schmerzmittelgabe auftreten und somit auch das Sturzrisiko erhöhen. Dazu kommt eine Mundtrockenheit, die einen vermehrten Flüssigkeitsbedarf zur Folge hat. Dies wiederum sorgt für eine erhöhte Urinausscheidung, die sich aufgrund der evtl. schmerzhaften Toilettengänge in einer abhängig kompensierten Inkontinenz zeigt.

> Professionell Pflegende handeln verantwortungsvoll, wenn sie sich weiterbilden und ihre Kompetenzen durch Fortbildung und Literaturstudium steigern.

2. Risiko- und Potenzialeinschätzung

Um einen ganzheitlichen Pflegeprozess zu gestalten, der allen jetzigen und zukünftigen Anforderungen der nationalen Expertenstandards gerecht wird und der auch beim stetigen Wandel der Pflege lebendig bleibt, ist ein Umdenken erforderlich. Das »Problem-Ressource-Dilemma« sollte überholt sein (siehe Kapitel 4.1.2). Aber es geht noch weiter: Das teilweise krampfhafte Suchen nach Problemen und die sture Zuteilung von Ressourcen mit einhergehender »Krankenbeobachtung« sollte von einem ganzheitlichen diagnostischen Prozesses abgelöst werden. Es ist auf die Dauer nicht ausreichend, wenn wir von »Krankenbeobachtung« sprechen, zumal es sich in der stationären und ambulanten Altenpflege nicht primär um **kranke,** sondern um **alte** Menschen handelt.

Krankenbeobachtung hat und hatte ihren Sinn. *Florence Nightingale* schrieb dazu: »*Kranke beobachten – Was nützt die Frage: »Geht es ihm besser?« Selten hat man eine dümmere oder allgemeinere Frage gestellt als die folgende: »Geht es ihm besser?« Stellt sie dem betreuenden Arzt, wenn Ihr wollt. Aber wem sonst würdet Ihr sie stellen, wenn Ihr tatsächlich eine Antwort auf Eure Frage haben wollt? Bestimmt nicht dem flüchtigen Besucher; sicherlich nicht der Krankenschwester, solange ihre Beobachtungsgabe so wenig trainiert wird wie derzeit. Was Ihr wollt, sind doch Tatsachen, nicht Meinungen – denn wer könnte wirklich eine Meinung von Wert haben im Hinblick darauf, ob es dem Patienten besser oder schlechter geht, außer eben dem Arzt, der ihn betreut, oder der Krankenschwester, die wirklich beobachtet?« … »Es ist sehr viel schwieriger, die Wahrheit zu sagen, als die Leute im Allgemeinen glauben. Es gibt den **einfachen** Mangel an Beobachtung, und den **in Verbindung stehenden;** in Verbindung stehend heißt: gepaart mit Einbildungskraft.*«[19]

---

[19] *Nightingale* 2005.

Damit unsere Bildung bei der Einschätzung von Pflegebedarfssituationen nicht durch »Einbildung« geprägt ist, ist es unumgänglich, ein »niet- und nagelfestes« Assessment vorzunehmen. *»Dies kannte man vor einigen Jahren noch nicht in diesem Ausmaß, und es bedeutete in der Regel eine große Umstellung für die Pflegeeinrichtungen. Die Einrichtungen, die dies in den Alltag des pflegerischen Handeln implementiert haben, erleben den Einsatz von Instrumenten, Skalen oder Assessmentinstrumenten als sehr arbeiterleichternd und bereichernd.«* [20]

Somit ändern sich die Zeiten langsam. Dennoch erlaube ich mir hier noch einen Hinweis auf die Brisanz der Risiko- bzw. Potenzialerkennung. Im Begriff »Risiko« liegen zwei Bedeutungen: *»Etymologisch lässt sich der Begriff Risiko zum einen auf riza (griechisch = Wurzel, Basis) und auf risc (arabisch = Schicksal) zurückführen. Zum anderen entwickelte sich Risiko aus dem in der Renaissance entstandenen ris(i)co (italienisch) = die Klippe, die es zu umschiffen gilt: Zunächst was ist ein Risiko? Wie die Wortstämme nahe legen, werden mit dem Begriff »Risiko« Ereignisse in der Zukunft mit der Gegenwart in einen kausalen Zusammenhang gebracht im Sinne einer »Wenn-Dann-Kausalität«.* [21]

»Es könnte also etwas passieren ...«
»Es besteht ein gewisses Risiko, dass ...«

Damit aus einem ungewissen Risiko etwas Kalkulierbares und damit sicher fassbares wird, gibt es das »Risikomanagement« und dies ist »ein organisatorisch interdependenter Prozess zur Identifizierung, Analyse, Qualifizierung, Beurteilung und Steuerung von Risiken.« [22]

Folgende Schritte kennzeichnen das Risikomanagement:
- Risiko-Identifikation und -Kategorisierung
- Risiko-Assessment und -Quantifizierung
- Beurteilung des Handlungsbedarfs
- Maßnahmenentwicklung und Umsetzung
- Steuerung und Evaluation

Um spezifische Risiken einzuschätzen, bedient man sich eines geeigneten Assessments mit eigens dafür entwickelten Skalen, Tabellen und Kriterien. Dies bezieht – abhängig von der der Pflegefachkraft – die Potenzialerkennung mit ein. Dabei geht es um die *»Einschätzung der Fähigkeiten und der Lebenssituation eines Klienten«* [23]. In einfachen Worten gesagt: um die Einschätzung der aktuellen Pflegebedarfsituation.

Somit kann nicht einfach »nur« das Risiko-Assessment anhand einer Risiko-Einschätzungsskala (z.B. Bradenskala) ausgeführt werden. Es muss sofort und unmittelbar in das gesamte Assessment (Pflegeanamnese) eingebunden werden. Erst dann ist eine ganzheitliche Potenzialerkennung möglich.

---

[20] *Sowinski* 2004
[21] *Klie* 2006
[22] ebd.
[23] *Fillibeck, Sowinski, Besselmann* 2004

Konkrete Risiko- und Potenzialerhebung

Eine genaue Risiko- und Potenzialerhebung findet auf mindestens zwei Wegen statt:

1. Einsatz von Risikoskalen (wie z. B. Bradenskala). Eine Erhebung des Ernährungsstatus sollte immer stattfinden.
2. Assessment der Gesamtsituation (z. B. durch eine adäquate Pflegeanamnese)

Tabelle Checkliste für die Pflegeanamnese

Folgende Punkte aus den einzelnen FEDL sollten u. a. hinsichtlich der nationalen Expertenstandards (im Sinne eines Risiko-Assessments) Beachtung finden:

Fähigkeit, zu kommunizieren	• Sehfähigkeit • Hörfähigkeit • Sprachfähigkeit • Umgang mit »Kommunikationshilfsmitteln« • Wahrnehmungsstörungen Hinweise auf geringe Sehschärfen, eingeschränkte Fähigkeit, sich auf unterschiedliche Entfernungen einzustellen, eingeschränkte Anpassungsfähigkeit des Auges im Dunkeln, eingeschränktes Gesichtsfeld, Anpassungsprobleme bei blendendem Licht etc.)
Fähigkeit, sich zu orientieren	• Orientierung zur Person • Orientierung zur Situation • Orientierung zur Zeit • Orientierung zum Ort • Sachgerechter Umgang mit Utensilien • Gedächtnis • Was wird vergessen/erinnert?: Namen, Namen generell, Namen wichtiger persönlicher Bezugspersonen, Orte, Zeiten, Fakten, Ereignisse, Situationen, begonnene Handlungen, Handlungen anderer, bedeutender Personen, Bedürfnisse, Selbstpflegesituation • Umsetzung von Informationen
Fähigkeit, sich zu bewegen	• **Bewegungsfähigkeit:** Kopf, Hals, Schulter, Rumpf, Bauch, Hüfte, Unterleib, Arme, Hände, Beine, Füße etc. • Bewegungsfähigkeit im Liegen, Sitzen, Stehen, Gehen, Bewegung im Umgang mit Hilfsmitteln (als Anhaltspunkte nutzen) • Paresen, Lähmungen • **Körperhaltung:** aufrecht, locker, entspannt, steif, angespannt, gebeugt, schlaff, lässig. Schonhaltung • **Gangbild:** elastisch, sportlich, leichtfüßig, schwingend, hüpfend, tänzelnd, beschwingt, langsam, kraftlos, kraftvoll, schwunglos, schwankend, steif, hinkend, schleppend, schlurfend, watschelnd, trippelnd, tastend, vorsichtig • Bewegungsempfindlichkeiten, -unsicherheiten • Dekubitusrisiko • Sturzrisiko • Kontrakturen
Fähigkeit, die vitalen Funktionen aufrecht zu erhalten	• Schwäche, Erschöpfung, Verhalten bei Anstrengungen • Qualität der Fähigkeit zu atmen • Blutdruck • Schwindelanzeichen, -gefühle • Ohnmachtgefühle • BZ-Wertverhalten

▶

- Ggf. Anfallsverhalten
- Temperatur, Puls
- Muskelzittern oder andere Anzeichen
- Schwächegefühle
- Unregelmäßige oder schwankende Vitalzeichen (z.B. bei Herz- oder Kreislauf-erkrankungen)
- Nebenwirkungen von Medikamenten (besonderes Augenmerk bei Multimedi-kamenten, Psychopharmaka, Schmerzmedikamenten etc.)

Fähigkeit, zu essen und zu trinken (Fähigkeit jeweils genau beschreiben)	• Übelkeit • Heißhunger • Aufstoßen, Würgen • Speichelfluss • Völlegefühl • Schmerzen beim Kauen, Schlucken oder Verdauen • Körperhaltung beim Essen und Trinken • Essverhalten • Trinkverhalten • Unverträglichkeiten • Gesteigerter Stoffwechsel • Finanzielle Gründe für geringere Ernährungszufuhr • Alkoholkonsum
Fähigkeit, sich zu pflegen und zu kleiden	• Hautbeschaffenheit, -zustand, Gewebetoleranz • Hautfarbe • Hautpflegegewohnheiten • Chronische Wunden • Hautfeuchtigkeit • Auswirkung von Scher- und Reibungskräften • Tragen geeigneter oder ungeeigneter Kleidung (z.B. Schuhwerk)
Fähigkeit, auszuscheiden	• Miktionsschema • Ausscheidefähigkeit • Ausscheidegewohnheiten • Kontinenzprofil • Zeiten der Ausscheidung (dies speziell im Hinblick auf die Förderung der Kontinenz, wie auch auf Zeiten, in denen eine Sturzgefahr erhöht sein kann – bspw. in den sehr frühen Morgenstunden)
Fähigkeit, zu ruhen und zu schlafen	• Nächtliches Verlassen des Bettes, Herumirren in der Wohnung, auf dem Wohnbereich • Unsicherheit im Dunkeln • Nächtliche Wahrnehmungsstörungen • Verhalten in der Nacht
Fähigkeit, sich anzuregen, aktivieren	• Bewusstsein • Wahrnehmung • Wachheit/Schläfrigkeit • Aufmerksamkeit • Konzentration • Wahn • Evtl. Benommenheit
Fähigkeit, sich zu beschäftigen	• Langeweile • Agitiertheit • etc.

▶

Fähigkeit, zufrieden zu sein/emotional zu leben	• Misstrauen – Vertrauen • Verdächtigungen • Optimistischer oder pessimistischer Zukunftsblick • Schuldgefühle • Todessehnsucht – Suizidalität • Gefühle wie Leere und Sinnlosigkeit, Wert- und Nutzlosigkeit, Hoffnungslosigkeit, Hilflosigkeit, Interesse, Ängste, Sorgen etc. • Umgang mit Entscheidungen, Anordnungen, der Pflegesituation • Persönliche Leidensäußerungen • Emotionale Stimmungen
Fähigkeit, für eine sichere Umgebung zu sorgen	• Äußerung (verbal/nonverbal) eines Sicherheitsbedürfnisses • Angst, Sorgen • Kenntnis/Unkenntnis persönlicher Gefahren • Medikamentennebenwirkungen
Fähigkeit, soziale Bereiche des Lebens zu gestalten	• Ressource: Primäre Bezugsperson • Soziales Verhalten • Evtl. erhöhte Suche nach Angehörigen, die vermisst werden
Fähigkeit, mit existenziellen Erfahrungen des Lebens umzugehen.	• Angst • Schmerzen (Schmerzqualität etc.) • Akzeptanz der Pflegesituation, der eigenen Situation • Wahn etc.

3. Beratung und Schulung der Klienten

Viele werden bestätigen, dass mit dem Begriff »Beratung« nicht nur die »großen offiziellen« Beratungen gemeint sind, sondern auch das »Beraten zwischen Tür und Angel«. *»Ein großer Teil der Kompetenz, auf die sich Pflegeexpertinnen und -experten bei der Beratung und Betreuung ihrer Patienten stützen, bliebe unbeachtet, würde man die Untersuchung auf offizielle, geplante Beratungszeiten beschränken.«* [24]

In den Expertenstandards kommt der Beratung und Schulung eine besondere Rolle zu, der Pflegefachkraft wird hierbei sehr viel Kompetenz zugesprochen, die in das individuelle Beratungsverständnis einfließen sollte. Im Alltag ist es oft so, dass ganz nebenbei etwas erklärt wird. Die Beratung und/oder Schulung, die eine Klientin nach einer Risiko- und Potenzialeinschätzung zugute kommen sollte, ist aber noch weitaus mehr. Dabei ist neben dem richtigen Zeitpunkt (Timing) das sinnvollste Beratungsformat zu beachten.

Es gibt nach *Gittler-Hebestreit*[25] drei für die Beratung im Entlassungsmanagement wesentliche Ausrichtungen:
1. *»Der **psychologische Beratungsansatz** umspannt psychoanalytische, humanistische und verhaltenswissenschaftliche Konzepte. Im traditionellen psychologischen Beratungsverständnis stehen die Identifizierung und Therapie individueller emotionaler Defizite, Verhaltens-*

---

[24] *Benner* 1994
[25] *Gittler-Hebestreit* 2006

probleme bzw. psychischer Störungen im Vordergrund. Ein logisch orientiertes, durch vorgegebene Methoden determiniertes Vorgehen blendet Lebensweltbedingungen aus und löst sich damit vom klassischen Beratungsbegriff ...

2. *Dem **pädagogischen Beratungsverständnis** folgend hat sich Beratung als eigenständige pädagogische Handlungsform etabliert ...*

3. *Der **sozialarbeiterische Beratungsansatz** bezieht sich auf Problemlagen von Individuen und Gruppen in und mit ihrer sozialen Umwelt (vgl. Sieckendieck/Engel/Nestmann 2002, S. 17f.). Dieses Beziehungsgeflecht schließt die unmittelbare soziale Umgebung (Familie, Verwandtschaft, Freunde, Beruf oder Schule) und ebenso die mittelbare Erlebenswelt gesellschaftlicher Bedingungen ein (sozioökologische Sichtweise).«*[26]

Hinsichtlich der Edukation ist für die Schulungssituation Folgendes als Richtschnur zu nutzen:
Es sollte immer

- über die aktuelle Situation gesprochen werden,
- Wissen vermittelt und aufgeklärt werden,
- eine angemessene Einstellung und die Compliance des Patienten gefördert werden,
- dem Patienten geholfen werden, die Situation zu bewältigen und Verantwortung zu übernehmen,
- die Fähigkeit, Symptome wahrzunehmen, ermittelt werden,
- die Selbstbeobachtung erlernt werden,
- Selbstpflege- und Managementkompetenz vermittelt werden,
- der Patient zur Durchführung von pflegerischen Maßnahmen befähigt werden,
- Verhalten dauerhaft trainiert werden und
- relevante Hilfesysteme und ihre Funktionen erklärt werden.[27]

Das Ziel einer Edukation ist es, dem Klienten und seiner primären Bezugsperson die Selbstpflege- und Selbstmanagementkompetenzen wieder zugänglich zu machen. Edukation kann von der Pflegefachkraft selber durchgeführt werden und auch delegiert werden, kompetenz- und themenabhängig.

»Jeder Patient hat einen individuellen Bedarf an Edukation. Somit stellen auch die folgenden Strategien lediglich Anregungen, aber keine fertigen Lösungen für die Ermittlung des Edukationsbedarfs dar:

- *Den Patienten sowie die Angehörigen informieren, dabei im Gespräch feststellen, ob und wo Wissens- und Informationslücken bestehen.*
- *Im Rahmen des Gesprächs zum erläuterten Sachverhalt Fragen stellen, um abzuschätzen, ob das vermittelte Wissen verstanden wurde.*
- *Kurze, standarisierte Fragebögen können zur Orientierung über den Wissenstand dienen.*
- *Handlungen gemeinsam mit dem Patienten bzw. den Angehörigen durchführen, Zusammenhänge in einem abschließenden Gespräch erklären.*
- *Demonstrierte Handlungen vom Patienten bzw. Angehörigen »vorführen« lassen.*
- *Themen aus verschiedenen Blickwinkeln erörtern, z. B. das Auftreten von Komplikationen, ungewöhnlichen und vom Alltag abweichenden Situationen, Abwesenheit des Partners.*

---

[26] ebd.
[27] *Dangel* 2004

- *Beobachten, wie Patienten und Angehörige mit Problemen umgehen.*
- *Fallbeispiele mit Patienten und Angehörigen durchsprechen.*
- *Patienten und Angehörige sind oft bemüht, ein (vor-) schnelles Lernen zu signalisieren; routinemäßige Wiederholungen und Übertragung der Situation auf das häusliche Umfeld sind somit wichtig.«* [28]

4. Einsatz von Verfahrensregelungen

Die Begriffe »Verfahrensregelung« oder »Verfahrensanweisung« entstammen dem Qualitätsmanagement. In einer Verfahrensregelung sind immer besondere, für die Einrichtung zu regelnde Verfahren festgelegt. Für alle eingeführten Prozesse sind Verantwortlichkeiten, Zielsetzungen und wichtige Informationen in Form von Verfahrensanweisungen hinterlegt.

Diese festgelegten Verfahren werden kontinuierlich ergänzt und überarbeitet. Dies insbesondere deshalb, weil sich z.B. zu den Bereichen, die von den Anforderungen der nationalen Expertenstandards betroffen sind, immer wieder Neuerungen, aber auch Überschneidungen ergeben werden. Die Kompetenz der Pflegefachkräfte wird steigen und dies sollte sich z.B. bei den Verantwortungsbereichen niederschlagen.

Eine sinnvolle Verfahrensanleitung enthält u.a. Folgendes:
1. Ziel und Zweck
2. Geltungsbereich
3. Begriffe
4. Zuständigkeiten
5. Regelungen
6. Dokumentation
7. Evaluation und Änderungsdienst
8. Hinweise und Unterlagen
9. Anlagen [29]

Dazu ein Beispiel:

	Einschätzung des Dekubitusrisikos anhand der erweiterten Bradenskala	
1. Ziel und Zweck: *Die erweiterte Bradenskala nutzen:* • *Um sich die Risikofaktoren bei der Einschätzung der Patienten ins Gedächtnis zu rufen* • *Um ein Dekubitusrisiko frühzeitig zu erkennen* • *Um den gezielten Einsatz von Prophylaxen zu ermöglichen, bevor ein Dekubitus entsteht* • *Um die Anzahl von neu entstehenden Dekubitalulcera … zu reduzieren* • *Begrenzte Ressourcen bestmöglich nutzen zu können*		

▶

---

[28] ebd.
[29] *Lubatsch* 2004

2. Geltungsbereich:
Alle Stationen des Pflegebereichs ... mit Ausnahme der psychosomatischen Klinik

3. Begriffe:
- *Erweiterte Bradenskala besagt, dass die ursprüngliche Bradenskala um zusätzliche Risikofaktoren ergänzt wurde*
- *Siehe Definition innerhalb der Bradenskala*
- *Nicht definierte Begriffe der erweiterten Bradenskala:*
- ***Gewebetoleranz:*** *Die Fähigkeit von Haut und Unterhautgewebe, Druck ohne schädigende Folgen zu ertragen. Vielfältige Faktoren können die Gewebetoleranz herabsetzen*
- ***Reibung:*** *Aneinanderreiben zweier Flächen, z. B. wenn die Patienten mit der Ferse über das Bett schleifen oder beim unsachgemäßen Heben der Patienten.*
- ***Scherkräfte:*** *Scherung ist die Kraft, die zu Geweberverzerrungen führt. Scherkräfte wirken auf die Haut, wenn Verschiebungen im Unterhautfettgewebe stattfinden, z. B. beim Rutschen im Bett oder Stuhl. Sie werden sichtbar durch Faltenbildung und Hautspannung. Die verschiedenen Gewebe werden von den Strukturen, durch die sie verbunden sind, weggerissen. Dies zieht Folgen bzgl. der Hautdurchblutung nach sich: Die Blutgefäße werden verdrillt; eine Verringerung des Gefäßdurchschnitts mit Verschlechterung der Hautdurchblutung; die Blutzirkulation wird insbesondere in der Unterhautbindegewebeschicht unterbrochen*

4. Zuständigkeiten:
Die Risikoeinschätzung erfolgt durch eine examinierte Pflegefachkraft

5. Regelungen:

Bei welchen Patienten erfolgt eine Risikoeinschätzung mittels erweiterter Bradenskala?
Der Nationale Expertenstandard gibt vor, dass bei allen Patienten, bei denen eine examinierte Pflegeperson die Dekubitusgefährdung nicht ausschließen kann, eine Risikoeinschätzung vorgenommen wird. Bei der Aufnahme eines Patienten erfolgt entweder die Risikoeinschätzung mittels Bradenskala oder die examinierte Pflegeperson dokumentiert in der Pflegeanamnese, dass der Gesundheitszustand des Patienten derzeit ein Dekubitusrisiko ausschließt

Wann wird eine Risikoeinschätzung vorgenommen?
Unmittelbar zu Beginn des pflegerischen Auftrages (spätestens innerhalb von 24 Stunden) sowie unverzüglich bei Veränderung (Verbesserung oder Verschlechterung) eines Risikofaktors

Wie erfolgt eine Risikoeinschätzung?
Die erweiterte Bradenskala wird vollständig ausgefüllt, d. h. für jeden Risikofaktor wird der Gefährdungsgrad angekreuzt. Es zählt pro Risikofaktor ein Punktwert. Anhand der Gesamtzahl der ermittelten Punktwerte wird das Dekubitusrisiko ermittelt.

▶

> *Bei Vorliegen zusätzlicher Risikofaktoren wird der Patient in die nächsthöhere Risikogruppe eingestuft.*
>
> *Kreuzen Sie an, ob der ermittelte Gefährdungsgrad mittels erweiterter Bradenskala Ihrer Einschätzung aufgrund Ihrer Berufserfahrung und Ihres Fachwissens entspricht. Weicht er ab, so dokumentieren Sie dies und berücksichtigen es in der Ableitung der Maßnahmen. Die Begründung erfolgt im Pflegebericht. Sollten Sie weniger als ein Jahr Berufserfahrung auf Ihrer Station haben, gleichen Sie die Einschätzung bei Abweichung mit einer erfahrenen Pflegefachkraft ab. Die Risikoskala wird in der Patientenakte (genauer Ort entsprechend einer stationsinternen Regelung) abgeheftet.*
>
> *Welche Konsequenzen hat die Risikoeinschätzung?*
> *Von den ermittelten Risikofaktoren werden entsprechende Maßnahmen zur Prophylaxe abgeleitet, die individuell auf den Patienten abgestimmt sind*
>
> *6. Dokumentation:*
> *Die Dokumentation des Dekubitusrisikos erfolgt auf dem Formblatt der erweiterten Bradenskala*
>
> *7. Änderungsdienst:*
> *Überarbeitung der Verfahrensanweisung bei Bedarf oder nach 3 Jahren durch PDL-Stabsstelle*
>
> *8. Hinweise und Unterlagen*
>
> *9. Anlagen: erweiterte Bradenskala, Übersicht der Regelungen* [30]

5. Interdisziplinäre Zusammenarbeit

Der Begriff kann so übersetzt werden, dass er die »*Zusammenarbeit zwischen den Disziplinen meint (inter = zwischen). Das System in Pflege- und anderen Einrichtungen des Gesundheitssystems ist extrem arbeitsteilig und spezialisiert. In solch einem System gibt es bekanntermaßen viele Schnittstellen, Übergänge und auch Irritationen. Damit einhergehend besteht ein hoher Koordinations- und Kommunikationsbedarf.*
Fragmentierte Abläufe, Unkenntnisse über die Kompetenzen, Zuständigkeiten und Vorgehensweise der »anderen Berufsgruppe« sowie unklare Kontinuität schaffen meist bei allen Beteiligten Unzufriedenheit. Allen voran bei der KlientIn.

Wenn wir alte Menschen mit chronischen Erkrankungen versorgen, bringt das besondere »klassische Probleme« mit sich, die eine interdisziplinäre Zusammenarbeit fordern. Wir haben den Auftrag Menschen zu pflegen, die uns einen langwierigen, chronischen Krankheitsverlauf präsentieren. Die medizinische, pflegerische und soziale Betreuung ist bei solchen Menschen sehr anspruchsvoll ... Solche komplexen Situationen sind unüberschaubar, das heißt, dass sie mehr

---

[30] ebd.

Elemente und Variablen beinhalten, als die aktuelle Informationsverarbeitungskapazität eines einzelnen Handelnden verarbeiten kann.«[31]

Hierin liegt die Gefahr von Über- oder Unterversorgung, Fehlplanungen, Unkenntnis über das, was die anderen machen, Kommunikationsproblemen sowie für Unruhe und Fehlplanungen im Pflegeprozess. Dazu ein Fall aus meiner Praxis:

Die Physiotherapie des Herrn S.

Es geht um die Erstellung einer Pflegeplanung für Herrn S. im Bereich der Bewegungs-förderung. Die Pflegekräfte schlagen weiterhin Physiotherapie / Krankengymnastik vor. Auf mein Nachfragen, was Herr S. denn derzeit mit der Physiotherapeutin mache bzw. sie mit ihm, gibt es allgemeines Schulterzucken. Keiner weiß etwas …

- »Wir wissen doch nicht, wann die KG kommt.«
- »Die hat doch keine Zeit.«
- »Wir haben doch keine Zeit darauf zu warten, bis die KG so weit ist.«
- »Das haben wir doch noch nie so gemacht.«
- »Die meldet sich sowieso nicht bei uns.«
- »Dass können wir nicht noch alles tun!«

Alternative:
Die verantwortliche Pflegefachkraft nimmt Kontakt zur Physiotherapeutin auf, verabredet sich mit ihr nach einer der ersten Therapiesitzungen.

Das Argument: »Die hat doch keine Zeit«, ist dann unbrauchbar geworden, wenn man sich vergegenwärtigt, dass die Therapeutin sehr wohl zehn Minuten einer Sitzung für eine Beratung, auch »am Bett« oder am »echten Beispiel« zur Verfügung stellen kann. Mit dieser Beratung kann viel Zeit gespart werden, denn dort können Maßnahmen vorgestellt werden, die anschließend die Pflegesituation des Klienten verbessern und die Pflege erleichtern.

In einer solchen Beratung kann das Therapieziel ebenso wie die Gesamtsituation einer Klientin gemeinsam besprochen werden – und mit den Expertenstandards verknüpft werden. Es können Techniken (z. B. Bewegungsförderung, kleine Maßnahmen der Sprach-therapie, etc.) gezeigt werden. So werden Maßnahmen nicht nur terminlich aufeinander abgestimmt, sondern auch die Form der schriftlichen Dokumentation vereinbart.

Der Besuch des Hausarztes im Heim

Oft klagen Pflegekräfte darüber, dass die Hausärzte sich zu wenig Zeit nehmen, nicht ausreichend dokumentieren und sowieso »das Falsche« verordnen.

Wie sieht jedoch der Besuch in einem Altenheim aus Sicht des Hausarztes aus?

- Er bekommt im Vorfeld nicht immer schriftliche Informationen.
- Er hat für das Haus bzw. für den Patienten keinen festen Ansprechpartner.
- Er begegnet immer wieder anderen Pflegekräften.

---

[31] *Rieder* 2004

- Er wird für Pflegeprobleme, wie z. B. ein Dekubitus Stadium 1 (die berühmte »Hautrötung«) ins Haus gerufen, um dann etwas zu verordnen (was immer noch oftmals die Panthenolsalbe ist). Dabei könnte bei ihm der Eindruck entstehen, die Pflegekräfte kennen sich mit der Dekubitusprophylaxe nicht aus. Das lässt Rückschlüsse auf die Kompetenz der Pflegefachkräfte zu.
- Er erhält bei Nachfragen Antworten wie: »Das weiß ich auch nicht«, oder »dafür bin ich nicht zuständig«.

Alternative:
»Von interdisziplinärer Zusammenarbeit wird gesprochen, wenn durch direkte Kommunikation und Kooperation, Teilübereinstimmungen zwischen verschiedenen Berufsgruppen erzielt werden, ohne dass die beteiligten Disziplinen ihre disziplinär definierten Methoden und Erkenntnisziele zwingend ändern müssen (Vonéche, 1993). Oder anders ausgedrückt: Ein interdisziplinäres Team definiert sich als Gruppe von VertreterInnen mehrerer Disziplinen, die einander in ihrer unterschiedlichen Expertise kennengelernt haben und aufgrund von fachspezifischen Kenntnissen dazu imstande sind, im Konsens gemeinsam umschriebene Ziel zu erreichen.«[32]

Wenn wir im Rahmen der nationalen Expertenstandards von interdisziplinärer Zusammenarbeit sprechen, dann ist damit nicht primär das interdisziplinäre Team wie bspw. in einem Krankenhaus gemeint, sondern vielmehr die Beachtung der Schnittstellen und Berührungspunkte, die in der Versorgung einer Klientin durch die Zusammenarbeit mit anderen an der Pflege Beteiligten entsteht.

Jede einzelne Pflegekraft kann dazu beitragen, eine wertvolle Perle in der Kette der interdisziplinären Zusammenarbeit zu sein:
- Sie verfügt über eine wohl ausgebildete Sozialkompetenz.
- Sie nutzt ihr Organisationsgeschick.
- Sie ist fachlich sicher im Pflegeprozess der ihr zugeordneten Klientinnen.
- Sie arbeitet in beziehungsnahen Pflegesystemen, wie dem Primary Nursing oder der Bezugspflege.
- Sie achtet und respektiert andere Berufsgruppen, sie hat auch einen Einblick in deren Arbeitsbedingungen (so weiß sie z. B., dass eine Sprachtherapeutin, die in ein Altenheim zur Therapie kommt, 45 Minuten Zeit hat und danach weiter fährt).
- Sie bringt gegenüber anderen Berufsgruppen Wertschätzung zum Ausdruck.
- Sie setzt sich kompetent für ihre Klientinnen ein.
- Sie kommuniziert offen, transparent und nachvollziehbar.
- Sie verhält sich lösungsorientiert und ist zur Selbstreflexion bereit.
- Sie zeigt unmittelbares Interesse an Kontakten und Beziehungen zu den anderen an der Pflege Beteiligten.

Auf Seiten des Managements gibt es auch etwas zu tun:
- Es schafft für Außenstehende klar erkennbare Strukturen und benennt Ansprechpartner.
- Es hält einen transparenten persönlichen Kontakt zu den anderen Bezugspersonen der interdisziplinären Zusammenarbeit.

---

[32] ebd.

- Es steht bei Störungen in der Kommunikation als lösungsorientierte Kontaktstelle verantwortlich zur Verfügung.
- Es schafft klare Verfahrensregelungen und eine deutliche Kommunikationsmatrix.

6. Evaluation der Pflegemaßnahmen

Die Evaluation (Bewertung) der Pflegemaßnahme steht meist in der letzten Spalte der Expertenstandards. Sie ist der »*Prozess der Beurteilung eines Produktes, Prozesses oder eines Programmes (Wottawa, Thierau 1990) … Eine Selbstevaluation kann Teil eines Gesamtevaluationsverfahrens sein … In ihr geht es um die Bewertungsmaßnahmen, die die Personen selbst über ihr eigenes Handeln oder Lernen vornehmen. Die Selbst- (interne) Evaluation kann von der Fremd- (externen) Evaluation unterschieden werden.*«[33]

Damit ist in der Pflege zum einen die Überprüfung des Pflegeprozesses, also die Wirksamkeit der geplanten und durchgeführten Maßnahmen gemeint. Zum anderen aber auch ein persönliches Resümee des eigenen Wissens und Handelns.

Wenn bspw. die Bradenskala bei einem dekubitusgefährdeten Bewohner nicht gleich am ersten Tag angelegt wurde, sondern erst neun Monate später, als ein Dekubitus aufgetreten war, ist dies eindeutig ein fehlerhaftes Verhalten der Pflegefachkraft.

Über die gewohnten Hilfsmittel zur Evaluation hinaus gibt es noch etwas, über das nachgedacht werden muss: Im Evaluationsprozess wird geschaut, was der Patient/die Klientin tun kann, damit sie das – meist von der Pflegekraft gesetzte Ziel – erreichen kann.
Das ist gerade im Akutpflegebereich auch zum Teil sinnvoll. In der Pflege chronisch erkrankter Menschen oder Pflegebedürftigen sieht die Situation jedoch ganz anders aus.

Es ist hier unbedingte Aufgabe der Pflegekraft, darüber nachzudenken, was sie selber ändern kann, damit die Klientin eine bestmögliche Pflege- bzw. Lebenssituation erhält.
Meist gibt die Klientin sowieso schon alles, was sie hat, sie drückt alle ihre Fähigkeiten auf die ihr in diesem Moment bestmögliche Art und Weise aus. Das Bewusstsein dafür ist einer der wesentlichsten Schritte im Pflegeprozess.
Ein weiterer Schritt ist es, im Umfeld und in der Beziehungsgestaltung zu evaluieren, was veränderungswürdig ist.
Wenn wir als Grundhaltung in der Pflege annehmen, dass die Klientin alles tut, was ihr zur Verfügung steht, dann hat sie vielleicht gar keine Änderungsmöglichkeiten mehr. Dies ist bei Menschen mit Demenz fast immer der Fall. Es ist nun Aufgabe der Pflegekraft, Änderungen zu gestalten, die etwas bewirken.

Beispiel:

Es wissen wohl alle, wie schlecht und gesundheitsschädlich Rauchen ist. Das heißt aber noch lange nicht, dass Raucherinnen mit dem Rauchen aufhören, nur weil überall über die Gefahren informiert wird. So etwas reicht für eine Verhaltensänderung nicht aus.

---

[33] *Olbrich* 1999

(Hier schließe ich auch alle mit ein, die beim Autofahren telefonieren, Süßigkeiten essen, zu viel sitzen, etc.)

Nun gibt es zwei Aspekte:

1. Die betroffene Person ist einsichtig und ändert ihr Verhalten: Sie hört mit Rauchen auf, nimmt selber Auflagedruckveränderungen im Liegen vor, oder denkt selber an die Hüftprotektorhose, etc.)
2. Im Umfeld geschehen Änderungen: Es gibt keine Zigaretten mehr, Bezugspersonen erinnern an ein gesundes Verhalten, motivieren, etc.

Wenn es der Person nicht selber gelingt, eine notwendige Veränderung vorzunehmen, dann ist es Aufgabe der Pflegefachkraft, nach Lösungen und Ideen zu suchen und welche zu finden.

Holenstein beschäftigte sich mit Frage: »Wie reflektieren Pflegende ihre Arbeit?«, und beschreibt die Reflexion wie folgt: *»Die erste Frage war: »Wenn du über vergangene Pflege-situationen nachdenkst, wie machst du das? Welche Fragen stellst du dir?« In dieser Unter-suchung hat sich gezeigt, dass Pflegende, die rückblickend ihre Arbeit betrachten, sich oft am Ziel orientieren, das sie mit ihrer pflegerischen Handlung erreichen wollten.*
Situationen werden meistens dann reflektiert, wenn sie für die Pflegenden und auch für die Patienten nicht befriedigend verlaufen sind und negative Gefühle hinterlassen haben. Aber auch besonders schwierige Situationen, die für die Pflegenden belastend waren, möchten verarbeitet werden. Dabei werden die beeinflussenden Faktoren, die zur Situation beitrugen, betrachtet …
Die Pflegenden verwenden in ihrem Berufsalltag Schritte der Reflexion, mit Hilfe derer sie Pflegesituationen evaluieren … Die Reflexion ist in der Berufsausübung noch nicht verankert. Zwar wird damit gearbeitet, aber das Vorgehen ist abhängig von der Persönlichkeit der betref-fenden Person.«[34]

Es gibt pragmatische Ansätze, die bei der Strukturierung der Evaluation im Pflegeprozess helfen.

Nach *Brobst* et al. wird »*der Erfolg des pflegerischen Handelns beurteilt und geprüft,* **inwieweit der Patient das gesetzte Ziel erreicht hat.** *In der Auswertung wird festgestellt:*

- *Ob die Ergebnisse der Ersteinschätzung immer noch zutreffen,*
- *ob es Komplikationen gibt,*
- *ob es Muster und Trends in der Pflege des Patienten und seiner Reaktion darauf gibt,*
- *wie der Patient auf alle Aspekte der Pflege reagierte, auch auf die Medikation, auf Verände-rungen bei der Diät oder in der Aktivität, auf die Vorgehensweise, auf plötzliche auftretende Zwischenfälle oder Probleme und auf die Unterweisung,*
- *bis zu welchem Grad die Pflege dem üblichen Standard entspricht,*
- *ob die Pflege effektiv ist,*
- *wie der Einsatz der anderen Mitglieder im Gesundheitsteam einzuschätzen ist und*
- *an welcher Stelle die Pflegequalität noch verbessert werden kann.«*[35]

Hierzu möchte ich Folgendes, speziell zu den Zielen, kritisch anmerken: Wer setzt welche Ziele, wessen Ziele werden verfolgt? Beispiel Körperpflege: Die meisten Pflegekräfte gehen davon aus, dass für die meisten Klienten die tägliche Ganzkörperpflege ein Ziel ist.

---

[34] *Holenstein 1997*
[35] *Brobst 1997*

Schaut man sich das Verhalten der Klienten bei der Durchführung der Körperpflege an, kann der Gedanke aufkommen, dass die Klienten nur das Gesicht gewaschen und ansonsten ihre Ruhe haben möchten!

Pflege ohne Beziehung ist keine Pflege. So spricht *Bauer* sogar von »*einem Beziehungsprozess im Pflegeprozess*«[36] und definiert Beziehungspflege wie folgt:
»*Die kongruente Beziehungspflege ist die bewusste Wahrnehmung und die professionelle Bearbeitung und Klärung der interpersonalen und interdependenten Aspekte einer Schwester-Patient-Beziehung im Pflegeprozess.*«
Er erklärt weiter, dass das Konzept der kongruenten Beziehungspflege sich auf die Pflegetheorien von *Peplau* und *Orlando* bezieht. »*Beide Theorien betonen die wechselseitige Beziehung und das prozesshafte Geschehen zwischen Schwester und Patient.*«[37]
Auch *Monika Krohwinkel* unterstreicht die Bedeutung von Beziehungen mit ihrem weiterentwickelten Model der ABEDL®, in dem das »B« für »Beziehungen« steht.

Greifen wir jedoch noch einmal *Bauer* auf und bringen seine Gedanken in Bezug zum Evaluationsgedanken, dann kommt dabei u. a. ein wesentliches Merkmal heraus: Der Wunsch nach einer kongruenten Pflegebeziehung.
Kongruenz bedeutete nach *Rogers*, dass »Selbst-Sein«, ein Sein, das nicht darauf angewiesen ist, sich hinter Masken, Rollenoder Fassaden zu verbergen.

Kongruenz besagt hier, dass ein Mensch das, was er erlebt oder leibhaftig empfindet, deutlich wahrnimmt, und dass ihm diese Empfindungen auch verfügbar sind. *Rogers* beschreibt dies auch als »*Transparenz der Person*«. Die kongruente Beziehungspflege will diese Kongruenz der Person auch auf die Beziehung zwischen zwei Personen, dem Patienten und der Pflegekraft übertragen.
»*Kongruenz bedeutet, dass, dass die Schwester (Therapeut) ihrer selbst gewahr ist, dass ihr ihre Gefühle und Erfahrungen nicht nur zugänglich sind, sondern dass sie sie auch durch ihr Erleben in die Beziehung zum Klienten einbringen kann. Es bedeutet, dass es sich um eine direkte, personale Begegnung mit dem Klienten handelt, eine Begegnung von Person zu Person.*«[38]

Das möchte ich aufgreifen, um den Aspekt der Evaluationskompetenz deutlich zu machen. Es ist notwendig, auf sich selbst zu schauen, bevor bei der Klientin nach Fehlern gesucht wird, warum sie ein Ziel nicht erreichen kann oder ähnliches.

Nehmen wir dieses als Grundlage, so wird deutlich, dass ein großer Teil (nämlich mindestens 50 Prozent der Qualität der Beziehungsgestaltung) in der Hand der Pflegefachkraft liegt. Es gibt also auch hier Möglichkeiten der Evaluation und eben auch der ständigen Verbesserung im Sinne einer kontinuierlichen Bewusstmachung.

Ganz besonders möchte ich auf die Bedeutung der Selbstreflexionsfähigkeit für den Klienten hinweisen, speziell wenn es um Verstrickungen und Übertragungen geht.

---

[36] *Bauer* 1997
[37] ebd.
[38] ebd.

Beispiel:

Ein Mann, Zustand nach Schlaganfall, relativ junger Altenheimbewohner, ist mit seiner Gesamtsituation unzufrieden. Seine Ehefrau wollte sich kurz vor dem Schlaganfall scheiden lassen. Nun ist sie noch als Betreuerin tätig, regelt seine persönlichen Angelegenheiten, was er sich auch wünscht. Insgesamt reagiert er mit einem ablehnenden Verhalten seiner Umwelt gegenüber.

Nun gibt es die Fachpflegebezugsperson, die schon beim Bericht über ihn in Tränen ausbricht, kaum in der Lage ist, über seinen tatsächlichen Pflegebedarf zu sprechen und insgesamt labil wirkt. Im weiteren Gespräch erfahre ich, dass sie sich gerade von ihrem Mann trennen will und er dies nicht möchte.

Kein Wunder, dass sie nicht sachlich über den Bewohner sprechen kann. Sie ist mit persönlichen und hier besonders schmerzhaften Übertragungen mit ihm verstrickt. Es ist ihr nicht möglich, neutral und objektiv zu evaluieren

Es sollte im Alltag aber ganz anders sein: *»Eine Pflegeperson kann nur selbständig planen, gestalten, **bewerten, auswerten, reflektieren**, Mitmenschen verstehen, wahrnehmen und sich mit ihnen austauschen, wenn sie als Grundlage Wertvorstellungen hat, die auf den Prinzipien der Achtung, Wertschätzung und des Respekts beruhen.«*[39]

Weiter führen *Geppert* et al. an, dass für eine gelungene Pflegearbeit bestimmte Schlüsselqualifikationen notwendig sind. Diese sind immer notwendig, speziell bei den ständig wachsenden Ansprüchen an unsere Profession. Einige Schlüsselqualifikationen beziehen sich jedoch speziell auf die Evaluationskompetenz:

- Bereitschaft zur persönlichen und beruflichen Weiterentwicklung
- Eigene Stärken und Schwächen und die der am Pflegeprozess Beteiligten wahrnehmen und akzeptieren
- Komplexe Pflegesituationen und die damit verbundenen Probleme erkennen, analysieren und bewältigen
- Kritik adäquat anbringen und entgegennehmen
- Meinungsverschiedenheiten und Unstimmigkeiten durch die »Win-win-Methode« (Konsens; Lösung trägt beiden Kontrahenten Rechnung) beheben
- Persönliche Grenzen und die des Patienten wahrnehmen, akzeptieren und Hilfe in Anspruch nehmen
- Pflegerisches Handeln und getroffene Entscheidungen reflektieren
- Sympathien und Antipathien in Bezug auf die eigene und auf andere Personen wahrnehmen und adäquat damit umgehen
- Wichtiges von Unwichtigem unterscheiden[40]

So sollte eine Pflegefachkraft auch feststellen können, wenn sie einen Klienten nicht wertfrei (Beachtung der eigenen Glaubenssätze – speziell der einengenden Glaubenssätze sowie der eigenen Wertungen) wahrnehmen kann und eine persönliche Klärungsarbeit angehen, bevor sie evaluiert, also auch beurteilt.

---

[39] *Geppert* et al. 2005
[40] ebd.

»Die Notwendigkeit, Qualität über längere Zeit zu gewährleisten, bedingt Mittel und Metho-den, die die Pflegenden an der Basis befähigen, ihre geleistete Arbeit zu beurteilen und immer wieder neu anzupassen.« [41]

Methoden und Mittel sind z.B.
- Kompressionstest beim Auftreten einer Hautrötung
- Erneutes Bearbeiten einer Risikoskala
- Weitere Pflegebedarfseinschätzung (z.B: Pflegeanamnese)
- Sturzprotokoll
- Etc.

2.6 Vor- und Nachteile der Expertenstandards

Sicherlich kennen Sie viele Vor- und Nachteile der Expertenstandards und können die folgenden Listen noch um einige Aussagen erweitern.

Nachteile oder auch Erschwernisse:

- *»Die Expertenstandards wollen und können nicht die Umsetzung der geforderten Prophylaxe in den einzelnen Einrichtungen festlegen.«* [42] Sie legen das theoretische Niveau fest, die Ergebnisqualität, jedoch nicht den Weg dorthin.
- *»Pflege tut sich mit den verschiedenen Begriffen, die seit wenigen Jahren zum Teil identisch, zum Teil ähnlich und zum Teil widersprüchlich sind, schwer.«* [43] Mit der Fachsprache sorgen die Expertenstandards zum Teil für Unverständnis, Irritationen und Missverständnisse. Begriffe werden ohnehin im Pflegealltag sehr unterschiedlich verwendet und definiert.
- *»Die Expertenstandards erfüllen (noch) nicht die vom DNQP selbst erhobenen internationalen Standards.«* [44] Die Anforderungen an die Praxis sind hoch, bei immer knapper werdenden Ressourcen (Personal, Zeit, Qualifikation, etc.). Die Expertenstandards heben das Niveau sehr weit an!
- *»Empfehlungen sind nicht immer eindeutig formuliert (Das liegt zum Teil an den mangelhaften Instrumenten, die bislang genutzt werden (müssen)).«* [45] Die Sprache und die Vorgaben der Expertenstandards sorgen in ihrer bisherigen Form nicht dafür, dass alles gleich klar ist. Oftmals bleibt offen, was genau nun wie umzusetzen ist.
- *»Ihr Gültigkeitsanspruch für alle Arten von Pflegeeinrichtungen macht es zusätzlich schwer, konkrete Empfehlungen auszusprechen.«* [46] Die Rahmenbedingungen, Inhalte, Konzepte und der Alltag in den diversen Einrichtungen, die von den nationalen Expertenstandards betroffen sind, variiert stark. Die Palette reicht von der Intensivstation über das Hospiz bis zu den Hausgemeinschaften und mit besonders deutlichem Abstand in die

---

[41] *Holenstein* 1997
[42] www.pflegewiki.de
[43] ebd.
[44] ebd.
[45] ebd.
[46] ebd.

ambulante Pflege. Die Umsetzung ist im Krankenhausbereich sicher um ein Vielfaches einfacher als im ambulanten Bereich.

- »*Die Texte stehen nicht kostenlos zur Verfügung. Ihre Auslegung und Schulungsangebote in diesem Zusammenhang werden zum Teil von beteiligten »Experten« kommerziell genutzt.*«[47] Aus eigener Erfahrung als Trainerin weiß ich, wie schulungsintensiv die einzelnen Standards sind.
- »*Hilfsmittel zur Einführung der Expertenstandards in die Praxis wurden vom DNQP nicht erstellt.*«[48] Es bleibt an vielen Stellen in den Standards offen, mit welchen Instrumenten oder Materialien zu arbeiten ist. Das verunsichert und bietet Raum für Spekulationen.

Nutzen von Expertenstandards – die Vorteile

- »*Expertenstandards dienen der Professionalisierung der Pflege, weil ihre Inhalte vom Beruf selbst definiert werden und zugleich gesundheitspolitisch deutlich wird, dass sich Pflegewissenschaft und -praxis der Verpflichtung zur angemessenen Versorgung der Bevölkerung stellen. Damit werden jedoch auch die Bedingungen deutlich, die zur Einlösung dieser Verpflichtung erfüllt werden müssen.*«[49] In dieser Äußerung steckt der Wunsch, dass mit der gewünschten Ergebnisqualität und Fachlichkeit auch die entsprechenden Rahmenbedingungen geschaffen oder erreicht werden. Wenn dem so wäre, wäre das wunderbar.
- »*Mit Expertenstandards gelingt es der Pflege, sich in der interdisziplinären Qualitätsdiskussion zu positionieren.*«[50] Wenn die in den Expertenstandards gewünschte professionelle Haltung und Kompetenz der Pflegekräfte incl. der entsprechenden Kompetenzzuschreibung (z. B. in Organigrammen, Stellenprofilen und Verfahrensanleitungen) nachhaltig umgesetzt sind, ist dies ein sehr wichtiger Schritt, den Pflegeberuf gleichwertig neben anderen Gesundheitsberufen zu stellen. Dies gilt besonders in der Kommunikation der Pflegeorganisation mit Ärzten, denn hier besteht dringender Verbesserungsbedarf. (Es gibt in der ambulanten Pflege immer noch Hausärzte, die bei Hautrötungen Mercurocrom® verordnen und sich damit gegen die Hinweise von Pflegefachkräften »auflehnen«.)
- »*Die Einführung von Expertenstandards fördert zugleich die Einführung von Methoden der internen Qualitätsentwicklung in Gesundheitseinrichtungen und damit das Qualitätsmanagement insgesamt.*«[51] Die Beschäftigung mit den Expertenstandards schafft unweigerlich eine anregende Auseinandersetzung mit wachsendem Wissen und steigender Fachlichkeit. Der nächste Schritt – die Implementierung in das eigene Qualitätsmanagementsystem – bleibt dann nicht aus. Die Lebendigkeit des QM-Systems kann dadurch zustande kommen, dass Pflegende sich immer weiter mit Expertenstandards auseinandersetzen.
- »*Expertenstandards stellen der Praxis evidenzbasiertes und handlungsrelevantes Wissen zu wichtigen Risiken und Handlungsbereichen der Pflege zur Verfügung.*«[52] Die Standards liefern ein solides Wissen, das in der Praxis Sicherheit gibt.

---

[47] ebd.
[48] ebd.
[49] *Moers, Schiemann* 2004
[50] ebd.
[51] ebd.
[52] ebd.

- »*Die Einführung von Expertenstandards fördert den Theorie-Praxis-Transfer und sorgt damit nicht nur für die Qualitätsentwicklung in der Praxis, sondern schafft auch die notwendige Verbindung von Pflegewissenschaft und -praxis.*«[53] Die Vermittlungsfunktion von pflegewissenschaftlich qualifizierten Pflegeexperten ist immens wichtig. Es kann auf der anderen Seite nicht hoch genug geschätzt werden, dass Pflegepraktikerinnen sich mit der Materie nachhaltig und praxisnah beschäftigen und den Kontakt zur Pflegewissenschaft halten. Ein Praxis-Theorie-Transfer war seit Jahren fällig, nun sind auf diesem Wege die ersten Schritte gegangen.[54]

- »*Die Implementierung von Expertenstandards bietet den Pflegekräften praxisrelevante Fortbildung und Anleitung vor Ort.*«[55] Sie optimieren den ansonsten oft mühsamen Transfer von Fortbildungswissen in die Praxis. Letztendlich sorgt die Art und Weise von Fortbildungen für die Qualität, nicht ausschließlich der Inhalt. Dies sollte bedacht werden.

- »*Die Einführung von Expertenstandards erhöht die Patientenorientierung der Pflege und die Einbeziehung der Angehörigen.*«[56] Dass hier von »Patienten« gesprochen wird, macht deutlich, wie sehr die Expertenstandards auf die Einrichtungen zugeschnitten sind, in denen Patienten versorgt werden. Bewohner von Altenpflegeeinrichtungen sind hier nicht genannt, ebenso wenig Klienten. Die Aussage trifft aber auf jeden Fall zu, denn in sämtlichen Ebenen, nach denen die Standards aufgebaut sind, steht die Einmaligkeit des Klienten und die individuelle Prophylaxe oder Versorgung im Fokus.

- »*Das Qualitätsaudit ermöglicht die weitere Qualitätsentwicklung vor Ort. Darüber hinaus machen die Ergebnisse des Audit die pflegerische Arbeit sichtbar und erhöhen die Zufriedenheit von Patienten und Pflegekräften.*«[57] Die konkreten Kriterien für die Überprüfung in den einzelnen Ebenen, speziell die Ebene der Ergebnisqualität, geben den Pflegefachkräften vor Ort Vorgaben, an denen sie sich orientieren können. Die Ausrichtung auf eine individuelle Prophylaxe und Versorgung ist die Basis für zufriedene Klienten.

- »*Nicht zuletzt ergibt sich eine Ausstrahlung vom Niveau und von der Arbeitsweise der Expertenstandards auf andere Themen.*«[58] Der Einsatz von Assessmentverfahren, die Einbeziehung von Patienten und Angehörigen sowie deren Schulung und Beratung und die Evaluation der Pflegeergebnisse werden über das jeweilige Standardthema hinaus zur Richtschnur für pflegerisches Handeln. In der Altenpflege ist ein detailliertes Assessment schon seit geraumer Zeit gang und gäbe. Weil dort Menschen mit Pflegebedarf über längere Zeiträume gepflegt werden, ist es sinnvoll, weit reichende Informationen über ihr Leben und ihren Pflegebedarf zu erheben. Der genaue Blick auf die pflegerische und tatsächliche Situation, speziell auf mögliche Risikofaktoren, ist das Fundament des Pflegeprozesses.

---

[53] ebd.
[54] ebd.
[55] ebd.
[56] ebd.
[57] ebd.
[58] ebd.

3 Der nationale Expertenstandard Dekubitusprophylaxe in der Pflege

Es grenzt für länger im Beruf verweilende Pflegekräfte an ein Wunder, wenn junge Nachwuchspflegekräfte gar keinen Dekubitus kennen. So erlebte ich es in einer Berliner Sozialstation. Doch der Alltag sieht leider immer noch anders aus, wie das nachfolgende Beispiel aus einer Pflegedokumentation zeigt:

»Neuigkeiten vom XY. Mai 2007

Wunddokumentation der aktuellen Wunde (Dekubitus)
- **Auftreten der aktuellen Wunde am Steiß:** *Eintrag Pflegebericht vom 19. Mai 2007, 11.20 Uhr. »Bew. hat neue offene Stelle am Steißbein, wurde nach Plan versorgt. Montag Hausarzt informieren.« Keine weiteren Einträge bei ärztlichen Anordnungen oder in der Wunddokumentation*
- *Sichtung der Pflegeplanung, diejenige, die in der aktuellen Dokumentation hängt: (Bezug nehmen auf »Versorgung nach Plan«) ergibt Folgendes: Nichts zum Thema Dekubitusgefährdung.*
- **Wunddoku: nicht aktuell,** *ärztlich angeordnete Therapie ist nicht in Wunddoku aufgeführt. Es gibt einen Eintrag im Pflegebericht: »23.5.07, 12.15 Uhr. Hr. O. hat Dekubitus am Steißbein, ca. III Grad → telefonische Anordnung von Dr. S. Suprosorb H mit Fixomull fixieren, je. 3. Tag Verb. Wechsel.« Die Anordnung findet sich auf dem Blatt Ärztliche Kommunikation vom 23. Mai 2007*

Insgesamt Umgang mit dem Thema Dekubitus:

Bewohner ist am XY. September 2006 eingezogen. Es wurde keine Dekubitusrisikoerfassung vorgenommen. Die erste laut alter Formulare und aktueller Dokumentation am 30.04.2007, dies ist der Tag, an dem der Dekubitus aufgetreten ist.

Erster Eintrag zum Thema Dekubitus:
»30.04.07. 17.30 Uhr. Bewohner hat kleine Hautdefekt an li. Gesäßhälfte, mit Panthenol versorgt, Praxis Dr. S. angerufen, sind Ø Sprechstunde, bitte nach den Feiertagen informieren, bitte Ø Rü. Lagerung.«

Angesichts dieser Pflegedokumentation ist es kein Wunder, dass der nationale Expertenstandard von Fachexpertinnen herbeigesehnt wurde. Immer noch gehört der Dekubitus zum Alltag, auch wenn eine gewisse »Dekubitusprophylaxe« verbreitet ist.

Zu meiner Zeit gab es skurrile Praktiken. Als junge Praktikantin von 21 Jahren arbeitete ich 1993 in einem norddeutschen Altenheim. Der Frühdienst war angefüllt mit der Versorgung alter, pflegebedürftiger Menschen. Ich war unerfahren, erschreckte mich in vielen Situationen und fand besonders die »Abführregelung« sehr befremdlich: So hatten die Männer montags Abführtag und wurden dann am Dienstag gebadet. Dienstags hatten die Frauen ihren Abführtag, sie wurden am Mittwoch gebadet.

Dieses Beispiel zeigt deutlich die starke zeitliche Struktur der Abläufe auf der Pflegestation. Meine Kolleginnen wurden entsprechend eingeteilt. Für den Bereich der morgendlichen Unterstützung bei der Körperpflege der Bewohner gab es eine »echte wöchentlich festgelegte Bezugspflege«, ansonsten wurde frei nach Gusto der Stationsleitung eingeteilt.

Das betraf z.B. die häufig vorkommende Tätigkeit des »Pöttens«. Das heißt, die vielen Menschen, die ihren Tag im Bett verbracht hatten, wurden auf Nachtstuhl oder »Schieber« gesetzt, oder die Vorlagen wurden gewechselt. In diesem Zusammenhang wurde tagsüber bei allen »bettlägerigen Bewohnern« das »Eisen und Fönen« vorgenommen.

Ein Ritual, das mir den Schweiß auf die Stirn trieb. Denn ich war nicht darauf vorbereitet, gleich am ersten Tag meines Praktikums auf Knochen zu blicken, die offen dalagen. Aber der Alltag der Dekubitusprophylaxe war angefüllt mit der typischen Tätigkeit: Für die examinierten Pflegekräfte musste ich Einmalhandschuhe mit Eiswürfeln vorbereiten, damit sie entsprechend »eisen« konnten.

Ein Dekubitus ist ein Hautschädigung, entstanden »*durch länger anhaltenden Druck (Druck mal Zeit)*«[59] und es gibt ihn trotz Prophylaxe immer noch: »*Heute kann davon ausgegangen werden, dass in der Bundesrepublik Deutschland schätzungsweise 1,2 Millionen Dekubitusfälle existieren.*«[60] Im Originaltext des Expertenstandards wird von folgender Häufigkeit ausgegangen: »*Nach Schätzungen von Experten sind etwa 5–10 % der Krankenhauspatienten (Pelka 1997), bis zu 30 % der Patienten in Geriatrischen Kliniken und Pflegeheimen und 20 % der häuslich betreuten Pflegefälle von Dekubitalulcera betroffen (Schöffski 1998).*«[61]

Sicherlich werden die Zahlen je nach Quelle weiterhin schwanken, denn nicht immer wird ein Dekubitus auch als solcher benannt.

Beispiel:

Die Dame war schon 93 Jahre alt, als sie in ein Krankenhaus kam. Nach einer »Bauch-OP« kam sie zunächst auf die Intensivstation, dann auf die chirurgische Station. Nach wenigen Stunden gab es einen amtsrichterlichen Beschluss für diverse Fixierungsmaßnahmen im Bett.
Die Patientin wurde innerhalb weniger Stunden zum klassischen »bettlägerigen Pflegefall«. Bei meinen Besuchen suchte ich vorsichtig nach Hautveränderungen. Kurz vor ihrem Tod – dazu kam sie wieder in das Altenheim zurück, in dem sie die letzten Jahre verbrachte – fand ich einen Hinweis im Verlegungsbericht des Krankenhauses: »Frische Narbe an der linken Ferse«. Bei Inaugenscheinnahme stellte ich fest: »Nekrose, Durchmesser 1,5 cm, am linken Außenknöchel.«

Obwohl es sich um einen Dekubitalulcus handelte, wurde er nicht als solcher benannt. Grund genug also, mit Zahlen in Sachen Dekubitus vorsichtig umzugehen und die Verbesserung der Pflegequalität durch die nationalen Expertenstandards schätzen zu lernen.

---

[59] DNQP 2004
[60] Dekubitus 2002
[61] DNQP 2004

Das o. g. Beispiel berührt primär gleich zwei notwendige Standards:
1. Dekubitusprophylaxe und
2. Entlassungsmanagement

Dekubitalulcera sind ein echtes Übel in der Pflege, um die sich die absonderlichsten Prophylaxen ranken – und sie erschweren die Pflegebedarfssituationen vieler Menschen.

Die Folgen eines Dekubitus für die betroffene Person sind extrem unangenehm:

- Schmerzen
- Verlängerte Aufenthalte im Bett (leider nicht selten anzutreffen ist die Frage: »Warum ist denn Frau S. nicht mehr tagsüber mit ihrem Therapiestuhl im Tagesraum am Fenster?« – »Na, sie hat doch einen Dekubitus am Steiß, deshalb bleibt sie erst einmal im Bett, bis dieser abgeheilt ist.«)
- Isolation
- Angst (Angst, leiden zu müssen, starke, unkontrollierbare Schmerzen zu haben, zu verelenden, zu verwahrlosen, unansehnlich zu werden. Angst, gedemütigt, vernachlässigt, von einer zur anderen Station abgeschoben und immer abhängiger zu werden. Angst, Würde, Selbstwert und die Kontrolle zu verlieren, bei jedem Verbinden entblößt, fremdverfügt, um jeden Preis therapiert zu werden[62])
- Einschränkungen der Selbstständigkeit
- Psychisch relevante Aspekte

»Dekubitus ist kein rein körperliches Leiden, sondern auch von pyschosozialen Faktoren abhängig. In einem Teufelskreis verschlechtert Dekubitus das Wohlbefinden, und das schlechte Befinden verschlimmert den Dekubitus. Aktuelles Wohlbefinden ist abhängig vom körperlichen und psychosozialen aktuellen und habituellen Wohlbefinden.«[63]

Skurrile Prophylaxen kennt wohl mittlerweile jede Pflegekraft:

- Ein Eimer kaltes Wasser unter das Bett der Klientin: In einem alten Krankenpflegelehrbuch findet sich folgender Text: *»Um das Durchliegen zu verhüten, muss das Lager des Kranken so rein wie möglich gehalten, oft frische Tücher unter das Kreuz gelegt und letzteres oft mit kühlem Wasser abgewaschen werden. Man pflege auch wohl, um das Bett kühl zu erhalten, ein Gefäß mit kaltem Wasser unter dasselbe zu setzen, was wenigstens nicht schadet, wenn es auch nicht viel helfen sollte.«*[64]
- Eisen und Fönen
- Einsatz von Schaffellen
- Massieren der betroffenen Hautareale mit hyperämisierenden Salben
- Einsatz von Zinksalben
- Einsatz von quecksilberhaltigen Lösungen wie Mercurocrom®
- Hautreizende Einreibungen mit Franzbranntwein oder ähnlichem
- Gerben der Haut mit diversen Tees

In den letzten Jahren zeigte sich durch die Zunahme pflegewissenschaftlich basierter Untersuchungen Schritt für Schritt die wahre (Un-)Wirksamkeit von manchen prophylaktischen Maßnahmen.

---

[62] vgl. *Bienstein* et al. 1997
[63] ebd.
[64] ebd.

3.1 Der Expertenstandard im Überblick

Struktur	Prozess	Ergebnis
Die Pflegefachkraft **S 1** – verfügt über aktuelles Wissen zur Dekubitusentstehung sowie Einschätzungskompetenz des Dekubitusrisikos.	**Die Pflegefachkraft** **P 1** – beurteilt das Dekubitusrisiko aller Patienten / Betroffenen, bei denen die Gefährdung nicht ausgeschlossen werden kann, unmittelbar zu Beginn des pflegerischen Auftrages und danach in individuell festzulegenden Abständen sowie unverzüglich bei Veränderungen der Mobilität, der Aktivität und des Druckes u. a. mit Hilfe einer standardisierten Einschätzungsskala, z. B. nach Braden, Waterlow oder Norton.	**E 1** Eine aktuelle, systematische Einschätzung der Dekubitusgefährdung liegt vor.
S 2 – beherrscht haut- und gewebsschonende Bewegungs-, Lagerungs- und Transfertechniken.	**P 2** – gewährleistet auf der Basis eines individuellen Bewegungsplanes sofortige Druckentlastung durch die regelmäßige Bewegung des Patienten / Betroffenen, z. B. durch 30°-Lagerung, Mikrobewegung oder reibungs- und scherkräftearmen Transfer, und fördert soweit wie möglich die Eigenbewegung des Patienten/Betroffenen.	**E 2** Ein individueller Bewegungsplan liegt vor.
S 3a – verfügt über die Kompetenz, geeignete druckreduzierende Hilfsmittel auszuwählen. **S 3b** Druckreduzierende Hilfsmittel (z. B. Weichlagerungskissen und -matratzen) sind sofort zugänglich, Spezialbetten (z. B. Luftkissenbetten) innerhalb von 12 h.	**P 3** – wendet die geeigneten druckreduzierenden Hilfsmittel an, wenn der Zustand des Patienten / Betroffenen eine ausreichende Bewegungsförderung bzw. Druckentlastung nicht zulässt.	**E 3** Der Patient/Betroffene befindet sich unverzüglich auf einer für ihn geeigneten druckreduzierenden Unterlage, druckreduzierende Hilfsmittel werden unverzüglich angewendet.
S 4 – kennt neben Bewegungsförderung und Druckreduktion weitere geeignete Interventionen zur Dekubitusprophylaxe, die sich aus der Risikoeinschätzung ergeben.	**P 4** – leitet auf der Grundlage der Risikoeinschätzung für alle identifizierten Risikofaktoren weitere Interventionen ein, die z. B. die Erhaltung und Förderung der Gewebetoleranz betreffen.	**E 4** Die durchgeführten Interventionen zu den Risikofaktoren sind dokumentiert

S 5 – verfügt über Fähigkeiten, Informations- und Schulungsmaterial zur Anleitung und Beratung des Patienten/Betroffenen und seiner Angehörigen zur Förderung der Eigenbewegung des Patienten/ Betroffenen und zur Druckreduktion.

Die Einrichtung

S 6 – stellt sicher, dass alle an der Versorgung des Patienten/Betroffenen Beteiligten den Zusammenhang von Kontinuität der Intervention und Erfolg der Dekubitusprophylaxe kennen, und gewährleistet die Informationsweitergabe über die Dekubitusgefährdung an externe Beteiligte.

Die Pflegefachkraft

S 7 – verfügt über die Kompetenz, die Effektivität der prophylaktischen Maßnahmen zu beurteilen

P 5 – erläutert die Dekubitusgefährdung und die Notwendigkeit von prophylaktischen Maßnahmen, plant diese individuell mit dem Patienten/ Betroffenen und seinen Angehörigen.

P 6 – informiert die an der Versorgung des dekubitusgefährdeten Patienten/Betroffenen Beteiligten über die Notwendigkeit der kontinuierlichen Fortführung der Interventionen (z. B. Personal in Arztpraxen, OP- und Röntgenabteilungen oder Transportdienste).

P 7 – begutachtet den Hautzustand des gefährdeten Patienten/Betroffenen in individuell zu bestimmenden Zeitabständen.

E 5 Der Patient/Betroffene und seine Angehörigen kennen die Ursachen der Dekubitusgefährdung sowie die geplanten Maßnahmen und wirken auf der Basis ihrer Möglichkeiten an deren Umsetzung mit.

E 6 – Die Dekubitusgefährdung und die notwendigen Maßnahmen sind allen an der Versorgung des Patienten/Betroffenen Beteiligten bekannt.

E 7 Der Patient/Betroffene hat keinen Dekubitus.

3.2 Maßnahmen des nationalen Expertenstandards Dekubitusprophylaxe in der Pflege

Im Folgenden stelle ich eine Auswahl notwendiger Maßnahmen aus dem Expertenstandard vor:

Struktur	Information und ein »Training on the job« der Pflegekräfte zu folgenden Themen:
Die Pflegefachkraft S 1 – verfügt über aktuelles Wissen zur Dekubitusentstehung und Einschätzungskompetenz des Dekubitusrisikos.	1. Funktion der Haut 2. Entstehung eines Dekubitus 3. Risikoeinschätzung Dieses Wissen sollte in Form von Gesprächen, Begleitungen vor Ort und Fallbesprechungen überprüft werden.

Prozess	**1. Risikoeinschätzung** der Klienten hinsichtlich ihres individuellen Dekubitusrisikos. Dabei wird eine standardisierte Skala verwendet und ebenso findet die Risikoeinschätzung mittels einer Pflegeanamnese statt, denn die jeweiligen Risikofaktoren stehen in engster Verbindung zu den einzelnen Fähigkeiten oder Lebensbereichen eines Menschen:
Die Pflegefachkraft P 1 – beurteilt das Dekubitusrisiko aller Patienten/Betroffenen, bei denen die Gefährdung nicht ausgeschlossen werden kann, unmittelbar zu Beginn des pflegerischen Auftrages und danach in individuell festzulegenden Abständen sowie unverzüglich bei Veränderungen der Mobilität, der Aktivität und des Druckes, u.a. mit Hilfe einer standardisierten Einschätzungsskala, z.B. nach Braden, Waterlow oder Norton.	**Kommunizieren** oder **anzuregen:** Wie ist die Wahrnehmungsfähigkeit einer Klientin? Wie nimmt sie sich wahr, wie nimmt sie Körpersignale wahr und wie teilt sie diese mit? **Orientieren:** Wie ist diese Fähigkeit ausgeprägt? Ist die Klientin über ihre Situation orientiert? Kann sie bspw. Beratung annehmen und umsetzen? **Bewegen:** Wie genau ist die Bewegungsfähigkeit der Klientin (Mikro- und Makrobewegungen, Kopf, Schulter/Hals, Arme, Hände, Brustkorb, Rumpf, Becken, Beine, Füße etc., die Bewegung im Liegen, im Sitzen, im Stehen, im Gehen, das gesamte Bewegungsverhalten der Klientin!) **Pflegen und kleiden:** Hautbeschaffenheit, -feuchtigkeit, Körperpflege- und Kleidungsgewohnheiten **Essen und Trinken:** Fähigkeit an sich, Ernährungsstatus, BMI, Ø Trinkmenge, Versorgung mit Eiweiß, Vitaminen, Mineral- und Nährstoffen **Ruhen und Schlafen:** Wachheit, Schlafverhalten, -orte (manche Klienten schlafen gern in Tageskleidung im Sessel) **Soziale Bereiche des Lebens:** Gibt es Angehörige, die aktiv eine adäquate Dekubitusprophylaxe fördern oder gar verhindern (speziell in der ambulanten Pflege), Überlastung von zuständigen Angehörigen **Existenzielle Erfahrungen:** Wie ist die Gesamtstimmung der Klientin? Ihr Befinden, ihre Sorgen, Ängste, etwas, was sie entspannen oder verkrampfen lässt? Umgang mit der eigenen Pflegebedürftigkeit **2. Zeitpunkt und Häufigkeit:** Die Risikoeinschätzung z.B. mittels der Bradenskala sollte zu folgenden Zeitpunkten durchgeführt werden: **Unmittelbar zu Beginn des pflegerischen Auftrags:** Also sofort in den ersten Stunden. Wenn dann die Situation der Klientin noch »weitgehend« unbekannt ist, am zweiten Tag gleich noch einmal. Diese Ersteinschätzung ist deshalb wichtig, damit bei einer evtl. Dekubitusgefahr die ersten Maßnahmen umgehend ausgeführt werden können.

▶

Bei dekubitusgefährdeten Menschen sollte die **erneute Bearbeitung** der Dekubituseinschätzungsskala nach 4 bis 6 Wochen wiederholt werden. (Allerdings darf nicht davon ausgegangen werden, dass das bloße Ausfüllen der Skala schon die Prophylaxe ist.) Es ist der ganzheitliche Blick auf die individuellen Risikofaktoren eines Menschen. Die Dekubitus-risikoeinschätzungsskala bietet lediglich einen roten Faden und einen Zahlenwert, der sich anschließend vergleichen lässt.

Eine **erneute Risikoeinschätzung** sollte stattfinden, wenn:
* sich die pflegerische Ist-Situation einer Klientin geändert hat;
* sich einer oder mehrere der Risikofaktoren geändert haben;
* der Gesundheitszustand sich geändert hat.

Struktur

Die Pflegefachkraft S 2 – beherrscht haut- und gewebeschonende Bewegungs-, Lagerungs- und Transfertechniken.

Information und ein »Training on the job« der Pflegekräfte über:
* Ziele und Möglichkeiten der Bewegungsförderung
* Grundsätze der Bewegungs- und Positionsunterstützung mit dem Ziel der Dekubitusprophylaxe (hier ist besonders darauf zu achten, dass es Positionierungen gibt, die primär keine Dekubitusprophylaxe sind, wie z.B. die Bobath-Lagerung). Pflegekräfte sollten je nach Indikation eine geeignete Position für eine Klientin auswählen
* Kenntnisse des kinästhetischen Bewegungskonzeptes (z.B. Kenntnisse über die Wirkung von Massen und Zwischenräumen)
* Haut- und gewebeschonende Prinzipien
* Erkennung und Umsetzung eines klientenindividuellen Intervalls zur Positionsänderung
* Kenntnisse über geeignete Mikro-und Makrobewegungen
* Andere Konzepte zur Bewegungsförderung, wie z.B. Feldenkrais, Basale Stimulation, Esther Klein-Tarolli®
* Unterstützungsmöglichkeiten und Auswahl von geeigneten Hilfsmitteln zur Positionsunterstützung

Dieses Wissen sollte in Form von Gesprächen, Begleitungen vor Ort, Fallbesprechungen überprüft werden.

Prozess

Die Pflegefachkraft P 2 – gewährleistet auf der Basis eines individuellen Bewegungsplans sofortige Druckentlastung durch die regelmäßige Bewegung des Patienten/ Betroffenen, z.B. durch 30°-Lagerung, Mikrobewegung oder reibungs- und scherkräftearmen Transfer, und fördert soweit wie möglich die Eigenbewegung des Patienten/Betroffenen.

Achtung: Der »Bewegungsplan« ist eher ein Teil der Pflegeplanung, in der die individuellen Bewegungsförderungsmaßnahmen und Positionierungen geplant werden. Anschließend werden sie dokumentiert. Diese Dokumentation sollte auf dem »Bewegungsplan« oder besser gesagt: im »Bewegungs- oder Positionsnachweis« geschehen.

* Die Pflegefachkraft erkennt und beschreibt die Bewegungsfähigkeit einer Klientin fachsprachlich und plant eine notwendige Bewegungsförderung mit ganzheitlichem Blick. D.h., dass sie andere Bewegungen, die mit der Klientin gemeinsam durchgeführt werden, wie z.B. eine Inkontinenzversorgung oder ein Aufrichten zum Essen, mit einbezieht.
* Wenn die Bewegungsförderung nicht ausreicht, um das Dekubitusrisiko entsprechend zu reduzieren, wählt sie für diese Klientin geeignete Positionen aus, in denen sie einerseits eine Förderung der Bewegung und der Körperwahrnehmung erhält und andererseits eine Druckentlastung von dekubitusgefährdeten Körperregionen. Diese wird in individuellen Intervallen festgelegt.
* Dieser Schritt steht in engem Zusammenhang mit der Pflegeplanung für die Pflegebedarfssituation »Dekubitusgefahr« dieser Klientin.

▶

Struktur

Die Pflegefachkraft ...
S 3a – verfügt über die Kompetenz, geeignete druckreduzierende Hilfsmittel auszuwählen

Information und ein »Training on the job« der Pflegekräfte über:
- Geeignete und ungeeignete Hilfsmittel (Wasserringkissen!)
- Umgang mit (druckreduzierenden) Hilfsmitteln
- Prinzipien und grundlegende Wirkungsweisen, wie z.B. Weichlagerung und Speziallagerung
  (Unterschied von Weichlagerung zu Wechseldruck etc.), Nachteile sowie Kontraindikationen
- Grenzen der Hilfsmittel
- Anforderungsmodus, Handling der Beschaffung

1. Die Bewegungs- und Körperwahrnehmungsförderung dekubitusgefährdeter Klienten steht an erster Stelle. Darüber hinaus gilt: Wenn eine eigenständige Bewegung und Druckentlastung, bspw. im Liegen nicht ausreicht, erhalten die Klienten Unterstützung in Form von Positionsveränderungen. Das notwendige Intervall zur Positionsveränderung wird auf einer Anti-Dekubitusmatratze länger sein als auf einer »Normalmatratze«.
2. Es wird die Matratze ausgewählt, die am besten geeignet ist. Jedoch sollte die Indikation immer wieder überprüft werden, denn die Situation der Klienten ändert sich evtl.
3. Auch wenn Klienten auf einer druckreduzierenden Unterlage liegen, erhalten sie eine individuelle Bewegungsförderung und Positionsunterstützung.
4. Jede Pflegekraft sollte in den Umgang mit jedem Hilfsmittel eingeführt werden.
5. Die Pflegekraft sollte eine deutlich Indikation für eine druckreduzierende Unterlage oder Hilfsmittel in der Pflegeplanung erstellen können, sodass eine Verordnung durch Arzt und Kostenträger zügig gewährleistet ist.

S 3b – Druckreduzierende Hilfsmittel (z. B. Weichlagerungskissen und -matratzen) sind sofort zugänglich, Spezialbetten (z.B. Luftkissenbetten) innerhalb von 12 h.

Hier ist es Aufgabe der Einrichtung, für entsprechende Hilfsmittel zu sorgen.
- Dazu gehört eine interprofessionelle Zusammenarbeit zur Bereitstellung druckreduzierender Hilfsmittel.
- Sinnvoll ist der regelmäßige Besuch von Fachmessen, um sich einen aktuellen Überblick zu verschaffen.
- Kenntnisse und Vereinbarungen über Mietmöglichkeiten vor Ort.
- Arbeitserleichternd ist die Festlegung von Kriterien zum Einsatz von druckreduzierenden Systemen.
- Eine wertschätzende und direkte Kommunikation zu Krankenkassen und Herstellerfirmen vereinfachen
  die unverzügliche Beschaffung von Anti-Dekubitus-Matratzen.
- Die Einrichtung hat dafür Sorge zu tragen, dass entsprechende Schulungen stattfinden.

▶

Prozess

Die Pflegefachkraft
P 3 – wendet die geeigneten druckreduzierenden Hilfsmittel an, wenn der Zustand des Patienten/Betroffenen keine ausreichende Bewegungsförderung bzw. Druckentlastung zulässt.

In der konkreten Umsetzung bedeutet dieses:
- Nach der Erhebung der Bewegungsfähigkeit wird festgestellt, inwieweit diese incl. Bewegungsförderung und Positionsunterstützung auf einer »normal festen Matratze« dazu dient, einen Dekubitus zu vermeiden.
Wenn dies nicht der Fall ist, wählt die Pflegefachkraft eine druckreduzierende Unterlage aus.
- Auch bei der Verwendung einer druckreduzierenden Unterlage ist Bewegung und Positionierung notwendig.
Denn sonst verlieren die Klienten wesentliche Informationen über ihr Körperschema und Körperbild. (Laut *Knobel-Bachmann* gilt: Je nach Weichheitsgrad der Matratze bedarf es eines erhöhten Kraftaufwands für eigene Bewegungen. Der Risikofaktor »Bewegungseinschränkung« wird also durch die Weichlagerung, insbesondere Superweichlagerung, verstärkt).[65]
- Selbstverständlich werden die Klienten mit dem Umgang der Matratze vertraut gemacht.
- Die Pflegefachkraft dokumentiert die tägliche Einstellung und Kontrolle der Matratze.
- Sobald die Pflegesituation und Gewebetoleranz der Klienten es zulässt, wird die »Stufe der Weichlagerung« reduziert.

Struktur

Die Pflegefachkraft
S 4 – kennt neben Bewegungsförderung und Druckreduktion weitere geeignete Interventionen zur Dekubitusprophylaxe, die sich aus der Risikoeinschätzung ergeben.

Information und ein »Training on the job« der Pflegekräfte über:
- Die Verbindung und menschliche Verknüpfung der individuellen Risikofaktoren.
- Gezielte und geeignete Hautpflegemaßnahmen (Erhaltung der Schutzfunktion der Haut, Beurteilung der Hautbeschaffenheit, Differenzierung von geeigneten oder schädigenden Maßnahmen) – Dies ist eine wichtige Neuerung, denn es ist nach wie vor stark verbreitet, das Gesäß zur Dekubitusprophylaxe mit Panthenolsalbe® einzucremen.
- Maßnahmen und Kenntnisse zur Steigerung einer adäquaten Ernährung, wie z.B. Feststellung des Nährstoffbedarfs von dekubitusgefährdeten Klienten, zum Wesen und zur Ursache einer Mangelernährung sinnvolle Maßnahmen, etc.
- Maßnahmen der Basalen Stimulation®
- Maßnahmen zur geistigen und seelischen Anregung/Aktivierung der Klienten, Wahrnehmungsförderung.

Hinweis: Dieser Punkt des Expertenstandards ruft dazu auf, eingefahrene Pflegeabläufe zu hinterfragen sowie Platz und Akzeptanz für Innovationen in den Pflegehandlungen und -abläufen zu schaffen. Ganz unter dem Motto: »Alte Zöpfe abschneiden«.

---

[65] *Lubatsch* 2004

▶

Prozess

Die Pflegefachkraft
P 4 – leitet auf der Grundlage der Risikoeinschätzung für alle identifizierten Risikofaktoren weitere Interventionen ein, die z.B. die Erhaltung und Förderung der Gewebetoleranz betreffen.

Dieser Punkt mag kurz sein, er hat es aber in sich, denn gemäß der jeweiligen Erhebung des individuellen Risikos werden geeignete Maßnahmen ausgewählt, geplant und durchgeführt.
Beziehen wir uns auf die Kriterien der Bradenskala, dann könnte das heißen:

Sensorisches Empfindungsvermögen: Maßnahmen der Basalen Stimulation® (wie z.B. bestimmte Formen des Waschens, Vibrationen oder Umgebungsgestaltung (Klänge, Düfte, visuelle Reize) etc., Bewegungsförderung

Feuchtigkeit: Abklärung mit dem Hausarzt über mögliche Krankheitsanzeichen oder Medikamentennebenwirkungen, Maßnahmen im Bereich »Sich zu pflegen und zu kleiden«, Bettwäschewechsel, Lüften etc.

Mobilität: Bewegungsförderung, Zusammenarbeit mit Physiotherapeuten

Aktivität: Bewegungsförderung, Basale Stimulation®, Einsatz von druckreduzierenden Unterlagen, Zusammenarbeit mit Physiotherapeuten

Reibungs- und Scherkräfte: Bewegungsförderung, Ausrüstung mit Hilfsmitteln zum reibungsarmen Transfer, geeignete Bewegungsformen und Positionen

Ernährung: Beratung durch »Ernährungsexperten«, Berechnung der Nahrungszusammenstellung, Esstraining, diverse Maßnahmen, um die Fähigkeiten zu verbessern

Einbeziehung spezieller Risikofaktoren: Maßnahmen der Stärkung und Herausbildung der Kommunikations- und Orientierungsfähigkeit, Maßnahmen zur Optimierung der sozialen Beziehung (auch Stärkung der primären Bezugsperson/Angehörige), andere Prophylaxen (z.B. Kontrakturenprophylaxe), Maßnahmen zur Verbesserung des Stoffwechsels

Die Pflegefachkraft
S 5 – verfügt über Fähigkeiten, Informations- und Schulungsmaterial zur Anleitung und Beratung des Patienten/Betroffenen und seiner Angehörigen zur Förderung der Eigenbewegung des Patienten/Betroffenen und zur Druckreduktion.

Information und ein »Training on the job« der Pflegekräfte über:
• Beratungskompetenz (fachlich-inhaltlich sowie zum »Prozess« Beratung)
• Schulung und Beratung vor Ort
• Dokumentation von durchgeführten Beratungs- und Schulungsangeboten
• Kenntnisse über die aktuelle Weiterentwicklung der Dekubitusprophylaxe
• Konzepte von Selbstpflege, Pflege und Gesundheit
• Pädagogische und kommunikative Kompetenzen

Die Pflegefachkraft
P 5 – erläutert die Dekubitusgefährdung und die Notwendigkeit von prophylaktischen Maßnahmen, plant diese individuell mit dem Patienten/Betroffenen und seinen Angehörigen.

Schulung und Beratung sind in Deutschland recht neue Disziplinen für Pflegefachkräfte. Hier ist eine einfache Richtschnur zur Beratung und Schulung von Klienten:
• Einschätzung der Selbstpflegekompetenz bzw. -fähigkeit und des individuellen Dekubitusrisikos der Klienten durch eine Pflegefachkraft.
• Erhebung eines klientenspezifischen Beratungs- oder Schulungsbedarfs. Hier wird genau abgewogen, was die jeweilige Einrichtung generell an Schulungs- und/oder Beratungsleistungen anbietet. Kontaktherstellung zu Kooperationspartnern, wie z.B. Ernährungsberater, Hilfsmittelexperten etc.
• Auswahl geeigneter Beratungs- oder Schulungsmaterialien (Broschüren, Faltblätter etc.).
• Terminierung, Information und Einladung zur ausgewählten Beratung der Klienten und ihrer primären Bezugspersonen.

▶

- Durchführung der Beratung bzw. Schulung, evtl. incl. Anleitung. Dokumentation des Beratungs- oder Schulungsprozesses im Beisein der Klienten. Sinnvoll ist es auf jeden Fall, diesen Punkt mit der »gemeinsamen Pflegeplanung« zur Situation Dekubitusprophylaxe zusammenzuführen.
- Nach geraumer Zeit findet eine Evaluation statt.

Struktur

Die Einrichtung

S 6 – stellt sicher, dass alle an der Versorgung des Patienten / Betroffenen Beteiligten den Zusammenhang von Kontinuität der Intervention und Erfolg der Dekubitusprophylaxe kennen, und gewährleistet die Informationsweitergabe über die Dekubitusgefährdung an externe Beteiligte.

Hier sollten folgende Grundlagen vorhanden sein:
- Alle an der Pflege der Klientin beteiligten Personen kennen die Bedeutung von Kontinuität in der Dekubitusprophylaxe und der interdisziplinären Zusammenarbeit.
- Innerbetriebliche und interprofessionelle Fortbildungen, Fallbesprechungen oder Gesprächsrunden.
- Ein gut funktionierendes Netzwerk mit bekannten Ansprechpartnern, das innerhalb der Einrichtung bekannt ist und in zuständigen Verantwortlichkeiten festgelegt ist.
- Eine funktionierende Kommunikationsmatrix mit klaren, nachvollziehbaren Kommunikationswegen.
- Vorhandenes Material, z.B. vorgefertigte Formulare, zur Information von anderen an der Pflege Beteiligten, oder Überleitungsbögen.

Prozess

Die Pflegefachkraft

P 6 – informiert die an der Versorgung des dekubitusgefährdeten Patienten / Betroffenen Beteiligten über die Notwendigkeit der kontinuierlichen Fortführung der Interventionen (z.B. Personal in Arztpraxen, OP- und Röntgenabteilungen oder Transportdienste).

Nach *Lubatsch* »*reichen fließende Informationen allein nicht aus, sie müssen im Fall der notwendigen Dekubitusprophylaxe auch zu Handlungen führen*«.

Hier gibt es Folgendes zu tun:
- Detaillierte Pflegeplanung für die Klientin, aus der heraus die Aufgabenverteilung für die einzelnen Mitglieder des interdisziplinären Teams nachvollziehbar sind.
- Die Pflegefachkraft gibt Informationen mit dem entsprechenden Formular an die jeweiligen Personen oder Stellen weiter, ggf. dokumentiert sie die Weitergabe.
- Das Management sorgt für die notwendigen Rahmenbedingungen, wie Fallbesprechungen, Fortbildungen, und hält ein Netzwerk für Kommunikationswege aufrecht.

Die Pflegefachkraft

S 7 – verfügt über die Kompetenz, die Effektivität der prophylaktischen Maßnahmen zu beurteilen.

Information und ein »Training on the job« der Pflegekräfte über:
- Sehr ähnlich wie unter der 1. Ebene, verstärkt jedoch hier: Kenntnisse über die Frühsymptome eines Dekubitus, Grenzen der prophylaktischen Möglichkeiten, Pflegeprozess, speziell: Dokumentation von Veränderungen.
- Die Pflegefachkraft sollte in der Lage sein, die Situation der Klientin immer wieder genauestens einschätzen zu können. Dies gilt auch für geringfügige Veränderungen und erfordert eine sehr gute Beobachtungs- und Wahrnehmungsgabe, die sich auch in der Form Dokumentation wiederfinden lassen sollte.
- Die Pflegefachkraft sollte in der Lage sein, das eigene Pflegehandeln zu reflektieren, sich auch eingestehen können, dass eine von ihr geplante und durchgeführte Maßnahme evtl. nicht sinnvoll war.

▶

Die Pflegefachkraft
P 7 – begutachtet den Hautzustand des gefährdeten Patienten / Betroffenen in individuell zu bestimmenden Zeitabständen.

3.3   Formulare

Um das Dekubitusrisiko einer Klientin sowie die nachfolgend notwendigen Interventionen korrekt einzuschätzen und zu dokumentieren, bedarf es einiger Formulare.
Dies sind u. a.:

- Bradenskala (Einschätzung der Risikofaktoren)
- Pflegeanamnese (um andere, die Risikofaktoren beeinflussenden Faktoren einzuschätzen – Potenzialerhebung)
- Pflegebericht (um das Verhalten und die Reaktion der Klientin auf durchgeführte Maßnahmen zu dokumentieren)
- Bewegungsanalyse (um die Bewegungsfähigkeit einzuschätzen)
- Bewegungsnachweis (häufig als Lagerungs- oder Bewegungsplan bezeichnet. Hier werden die durchgeführten Positionierungen bzw. Bewegungen nachgewiesen, also dokumentiert.
- Pflegeplanung (um Maßnahmen und Interventionen genau zu planen, wie z. B. Bewegungen oder den Wechsel einer Position)

3.3.1 Die erweiterte Bradenskala

	Sens. Empfindungsvermögen Fähigkeit, adäquat auf druckbedingte Beschwerden zu reagieren	Feuchtigkeit Ausmaß, in dem die Haut Feuchtigkeit ausgesetzt ist	Aktivität Ausmaß der physischen Aktivität	Mobilität Fähigkeit, die Position zu wechseln und zu halten	Ernährung Ernährungsgewohnheiten	Reibung und Scherkräfte
1. P.	**fehlt** keine Reaktion auf scherzhafte Stimuli mögliche Gründe: Bewusstlosigkeit, Sedierung **oder** Störung der Schmerzempfindung durch Lähmungen (z. B. hoher Querschnitt)	**ständig feucht** durch Urin, Schweiß oder Kot; immer, wenn der Patient gedreht wird, liegt er im Nassen	**bettlägerig** ans Bett gebunden	**komplett immobil** kann auch geringfügigen Positionswechsel nicht ohne Hilfe ausführen	**sehr schlechte Ernährung** isst selbst von kleinen Portionen nur etwa 2/3; isst weniger als 2 Eiweißportionen (Milchprodukte, Fisch, Fleisch); trinkt zu wenig; nimmt keine Ergänzungskost zu sich **oder** darf oral keine Kost zu sich nehmen; darf nur klare Flüssigkeiten; erhält länger als 5 Tage Infusionen;	**Problem ist:** braucht viel bis massive Unterstützung bei Lagewechsel; Anheben ist ohne Schleifen nicht möglich; rutscht im Bett oder Rollstuhl herunter, muss immer wieder hochgezogen werden; hat spastische Kontrakturen; ist sehr unruhig (scheuert auf dem Laken)
2. P.	**stark eingeschränkt** eine Reaktion erfolgt nur auf starke Schmerzreize; Beschwerden können kaum geäußert werden (Stöhnen, Unruhe) **oder** Störung der Schmerzempfindung durch Lähmung, wobei die Hälfte des Körpers betroffen ist	**oft feucht** aber nicht immer; Bettzeug oder Wäsche muss mindestens einmal pro Schicht gewechselt werden	**sitzt auf** kann mit Hilfe etwas laufen; kann das eigene Gewicht nicht allein tragen; braucht Hilfe beim Aufsetzen (Bett, Stuhl, Rollstuhl)	**stark eingeschränkt** bewegt sich manchmal geringfügig; kann sich aber nicht regelmäßig allein ausreichend umlagern	**mäßige Ernährung** isst selten eine normale Essensportion auf; isst etwa 3 Eiweißportionen; nimmt unregelmäßig Ergänzungskost zu sich **oder** erhält zu wenig Nährstoffe; über Sondenkost oder Infusion	**potenzielles Problem** bewegt sich etwas allein oder braucht wenig Hilfe; beim Hochziehen schleift die Haut nur wenig über die Laken; kann sich über längere Zeit in einer Lage halten (Stuhl, Rollstuhl); rutscht nur selten herunter

53

	Sens. Empfindungsvermögen Fähigkeit, adäquat auf druckbedingte Beschwerden zu reagieren	Feuchtigkeit Ausmaß, in dem die Haut Feuchtigkeit ausgesetzt ist	Aktivität Ausmaß der physischen Aktivität	Mobilität Fähigkeit, die Position zu wechseln und zu halten	Ernährung Ernährungsgewohnheiten	Reibung und Scherkräfte
3. P.	**leicht eingeschränkt** eine Reaktion auf Ansprache; Beschwerden können nicht immer ausgedrückt werden **oder** Störung der Schmerzempfindung durch Lähmung, wovon eine oder zwei Extremitäten betroffen sind	**manchmal feucht** etwa einmal pro Tag wird neue Wäsche benötigt	**geht wenig** geht am Tag allein, aber selten und nur kurze Distanzen; braucht für längere Strecken Hilfe; verbringt die meiste Zeit im Bett oder Stuhl	**gering eingeschränkt** macht regelmäßig kleine Positionswechsel	**adäquate Ernährung** isst mehr als die Hälfte der normalen Essenportionen; isst etwa 4 Eiweißportionen; verweigert gelegentlich eine Mahlzeit, nimmt aber Ergänzungskost **oder** erhält genügend Nährstoffe über Sondenkost und Infusionen	**kein Problem** bewegt sich in Bett und Stuhl allein; hat genügend Kraft, sich zu erheben; kann eine Position über lange Zeit halten ohne herunterzurutschen
4. P.	**vorhanden** Reaktion auf Ansprache; Beschwerden können geäußert werden	**selten feucht** Wäschewechsel normal	**geht regelmäßig** 2–3 mal pro Schicht; bewegt sich regelmäßig	**mobil** kann allein seine Position umfassend verändern	**gute Ernährung** isst immer auf, mehr als 4 Eiweißportionen; Zwischenmahlzeiten; braucht keine Ergänzungskost	

Datum	Sens. Empfinden	Feuchtig-keit	Aktivität	Mobilität	Ernährung	Reibung/ Scherkräfte	Summe	Bewertung	Hdz.

Zusätzliche Risikofaktoren:

- **Ein bereits vorhandener Dekubitus**
- **Herabgesetzte Gewebetoleranz,** bedingt durch:
  Ödeme, Anämie (HB<9), Gefäßsklerose, Fieber (>38°), Allgemein-/Lokalinfektion, Hautschädigung, Dehydration, niedriger PR (< 60 mmHg diastolisch), Katecholamine
- **Ungünstige Druckverteilung infolge der Körperform,** bedingt durch:
  Kachexie, Kontrakturen, Gelenkveränderungen, Spastiken
- **Eingeschränkte Fähigkeit zur Kooperation,** bedingt durch:
  Eingeschränktes Wissen, Kognitive Einschränkungen, eingeschränkte Einschätzungsfähigkeit, eingeschränkte Handlungsfähigkeit, eingeschränkte Motivation, Kommunikations- und Beziehungsstörung

3.4 Pflegeplanungsbeispiele

27.3. 07

Sich bewegen
Dekubitusgefahr
Bedingt durch Bewegungseinschränkung eingeschränkte Wahrnehmung von Druckschmerz.
Geringe Eigenbewegungen im Liegen, schmerz- und diagnosebedingt (Frakturen Lendenwirbelsäule. Lt. Nortonskala 17 Punkte.
Neigt zu Hautrötungen am Steißbereich, diese verschwinden bei Druckentlastung.
Sie bleibt in durchgeführter Positionierung liegen.
Weiterer Risikofaktor: schlechter Ernährungszustand.
Hatte in der Vergangenheit Dekubitus.

- Sie bleibt dekubitusfrei.
- Komplikationen werden rechtzeitig erkannt.
- Hautrötungen werden sofort erkannt.
- Führt unter Anleitung im Liegen und Sitzen kleine Bewegungen durch.

- Nachts alle 3 Stunden, bei Bedarf häufiger, 30°-Positionierung im Wechsel, incl. Mikrolagerungen.
- Hautbeobachtung der betroffenen Hautareale bei allen pflegerischen Versorgungen (z.B. Toilettengängen, tagsüber 3 x pro Schicht).
- Steigerung der Ernährung und Eiweißzufuhr, siehe FEDL »Essen und Trinken«.
- PDL wegen Gelkissen im Rollstuhl informieren.
- Bzgl. des Sitzens tagsüber für Druckentlastung durch Mittagsschlaf sorgen.
- Bei allen Kontakten verbal und nonverbal zu kleinen Bewegungen und Druckentlastungen anregen.
- Hautpflege durch zeitnahes Wechseln von nassen Vorlagen und durch geschwitzten Nachthemden.

Hohe Dekubitusgefahr
bei bestehendem Dekubitus
Hauptrisikofaktor:
Bewegungseinschränkung
Seit 1, 5 Wochen einen Dekubitus, Stadium I, am Gesäß, siehe Wunddoku. Bew. führt kaum Mikrobewegungen durch. Reagiert mit Hautrötungen nach 3 bis 4 Stunden, dann verschwinden diese wieder. Benennt manchmal Druckschmerz. Besonders gefährdete Körperstellen: Gesäß.

- Bew. wird dekubitusfrei (siehe »sich pflegen und kleiden)
- Weitere Dekubitalulcera sind verhindert.
- Bew. liegt auf einer Antidekubitusmatratze.

- WBL bemüht sich wiederholt bei Hausarzt um Verordnung einer Anti-Dekubitusmatratze sowie Gelkissen).
- Unterstützung des Bew. bei der Positionierung (30° Seite im Wechsel) wenn er liegt. Alle 2 Stunden.
- Sitzen max. 3 Stunden am Stück im Rollstuhl auf Gelkissen.
- Hautbeobachtung alle 2 Stunden im Liegen, oder tagsüber bei den Toilettengängen, bzw. Inko-kontrolle, wenn er tagsüber im Rollstuhl sitzt, 3-stündlich, incl. Kompressionstest bei Bedarf.

Sich bewegen (ambulante Pflege)
Dekubitusgefahr
- Hohe Druckbelastung bei eingeschränkter Beweglichkeit
- Lt. Bradenskala 17 Punkte
- Bew. zeigt bei Druckbelastung keine Hautrötung.

- Unterstützung der Familie weiterhin so stark.

- 2 x tägl. Positionswechsel durch PK: morgens nach der Körperpflege, ca. 8:30–9:30 Uhr, abends zwischen 17:30 und 18.00 Uhr, 30°, Seite

▶

- Stark gefährdete Stellen: Fersen, Gesäß, Schulter, Ohren.
- Liegt auf WDM
- 4-stündl. Positionswechsel ist gewährleistet.
- Bewegung ist sehr stark eingeschränkt, kaum Eigenbewegung (bewegt Kopf minimal).
- Druckschmerz wird verbal geäußert.
- Familie ist aktiv in der Dekubitusprophylaxe engagiert, nehmen Beratung an, setzen diese positiv um.

- Druckschmerz wird weiterhin wahrgenommen (Nachfrage, Mimik).
- Dekubitusfreiheit.

- Restliche Positionswechsel werden von Töchtern ausgeführt.
- Beratung der Familie bei Bedarf.
- Morgens tägl. Kontrolle der WDM- Einstellung-
- Bei Positionswechseln hinsichtlich Druckschmerz befragen.

Sich bewegen (ambulante Pflege)
Dekubitusgefahr
- Ursache: hohe Druckeinwirkung durch Bewegungseinschränkung.
- Klient hat laut Bradenskala … Punkte, Steiß und andere Hautstellen sind immer gerötet, Druckstellen, Fersen oft gerötet.
- Hautrötung verschwindet nach Druckentlastung.
- Klient liegt von 19:00 bis 09:00 Uhr auf dem Rücken (ADM) im Bett.
- Klient hat bis auf Kopf und Hände kaum/keine Eigenbewegungen.
- Tagsüber wechselnde Druckverteilung durch Verstellung des Rollstuhls.
- Klient wünscht bestimmte Positionen, da sie lange Fernsehzeiten hat, speziell nachts/abends.
- Klient ist seit Jahren dekubitusfrei, hohe Gewebetoleranz.

- Klient bleibt dekubitusfrei.
- Klient ist in der Lage, Mikrolagerungen durchzuführen.
- Klient nimmt Beratung zur Dekubitusprophylaxe an und setzt diese um.

- 1 x tägl. Kontrolle der ADM.
- Ca. 10:00–10:30 Uhr Positionierung im Rollstuhl auf Gelkissen, abends gegen 19:00–19:30 Uhr ins Bett.
- Immer Fersen hohl lagern, incl. Hautbeobachtung der gefährdeten Regionen.
- Nach Wunsch positionieren.
- Mikrolagerungen, Steigerungen der Eiweiß-/Vitaminzufuhr.
- Flüssigkeitszufuhr.

Bewegen (stationär)
Hohe Dekubitusgefahr:
Bedingt durch hohe Druckeinwirkung im Liegen, bei stark eingeschränkter Bewegung.
Lt. Bradenskala 12 Punkte.
- Bew. liegt auf ADM, zurzeit ausschließlich an den Fersen wegdrückbare (Kompressionstest) Hautrötungen. Diese verschwinden nach Druckentlastung. Hohe Druckeinwirkung auf Fersen, da Knie durch Kontrakturen gebeugt
- Zurzeit dekubitusfrei.
- Keine entlastenden Bewegungen im Bett erkennbar, z.B. Gesäß und Hüfte.

- Bew. bleibt dekubitusfrei

- Über 24 Stunden 2- bis 3-stündliche 30°-Lagerung und Rückenpositionierung im Wechsel, dabei Hochlagerung der Fersen mit Bananenkissen.
- Intervall der Positionierung mit anderen pflegerischen Verrichtungen (Inko-Versorgung, Essen anreichen etc.) angleichen.
- Hautbeobachtung der gefährdeten Hautareale.

▶

Bewegen (stationär)
Dekubitusgefahr
Hohe Druckeinwirkung durch
verkrümmte Haltung.
Bew. hat lt. Bradenskala 13 Pkt.
- Bew. zeigt im Liegen und Sitzen
  bisher keine Hautrötungen.
- Bew. setzt Maßnahmen zur Pro-
  phylaxe nach Beratung durch PK
  nicht um.
- Liegt auf Lieblingsseite, kaum
  wahrnehmbare Makrobewegungen
  im Liegen.
- Bisher dekubitusfrei.

- Bew. bleibt
  dekubitusfrei.
- Bew. führt
  weiterhin
  kleine Mikro-
  und Makrobe-
  wegungen
  durch, speziell
  im Liegen.

- Bew. bei allen Kontakten
  zur Druckentlastung im Sitzen
  anregen, diese durchführen.
- Hautbeobachtung bei den
  Toilettengängen, 1 x pro
  Schicht.
- Im Liegen einen ca. 2-stdl.
  Positionswechsel durchführen,
  30°-Seitenlagerung; wenn dies
  Unbehagen auslöst, auf der
  Lieblingsseite liegen lassen
  und kleine Mikrolagerungen
  durchführen, Positionierungen
  dokumentieren.

Sich bewegen (ambulant)
Dekubitusgefahr
Ursache: hohe Bewegungsein-
schränkung
Klient hat laut Nortonskala
28 Punkte.
- Sehr geringe Bewegungen,
  ausschließlich Augen, sehr selten
  Kopf.
- Risikofaktoren: Hautfeuchtigkeit
  (starkes Schwitzen) durch ständige
  Stuhl- und Harnausscheidung.
- Sehr starke Druckbelastung
  im Gesäß massive Kontrakturen
  (Beine, Arme).
- Klient ist mit Wechseldrucksystem
  und 3–4 stdl. Positionierung
  dekubitusfrei.
- Klient neigt zu Hautrötungen durch
  Druck an den Ohren.
- Laut Aussage der Ehefrau guter
  Ernährungs- und Flüssigkeitsstatus
  (siehe Pflegeanamnese).

- Klient bleibt
  weiterhin
  dekubitusfrei.
- Frau und
  Familie stehen
  weiterhin für
  Positionie-
  rungen zur
  Verfügung,
  ihre Motivation
  bleibt.
- Hautrötungen
  an gefährdeten
  Körperstellen
  werden recht-
  zeitig wahr-
  genommen.

- **Positionierung:** Morgens
  ca. 10.30 Uhr nach pflege-
  rischer Versorgung 30° rechts
  durch PK.
- Ehefrau: 13.30 Uhr Rücken
  bis 15.00 Uhr, dann 30° links,
  18.00 Uhr Rücken, ca. 21.00 Uhr
  rechts, gegen 6.00 Uhr
  morgens durch Frau auf
  Rücken.
- PK achtet auf Positionierung
  durch Frau, lobt und berät bei
  Bedarf.
- Hautbeobachtung der gefähr-
  deten Körperteile in der
  Dokumentation.
- Überprüfung der Wechsel-
  druckmatratze.
- PK spricht bei Hausarzt
  Ernährungsempfehlung (Eiweiß,
  Vitamine) der Frau an, dito
  Regelung der Kalorienzufuhr.

4 Der nationale Expertenstandard Entlassungsmanagement in der Pflege

Meine Mutter arbeitete viele Jahre als Sekretärin und rechte Hand des Chefarztes in einem Krankenhaus. Sie kam jeden Abend mit einer Fülle von Erzählungen, Berichten und Glaubenssätzen nach Hause. Natürlich erzählte sie nie, um wen es ging. Aber einiges kam sehr klar rüber:

* Patienten bleiben so lange im Krankenhaus, wie es irgendwie geht.
* Entlassungen sind immer vor Feiertagen oder Wochenenden.
* Der Drehtüreffekt ist bekannt und spart so einiges an Absprachen.
* Patientenschicksale sind bekannt, auch wenn sie nicht dokumentiert sind.

»Die Verlegung von Patienten aus dem Krankenhaus, einem ambulanten Pflegedienst, einem Pflegeheim oder einer Rehabilitationseinrichtung in eine andere Institution hat in den letzten Jahren zunehmend an Bedeutung gewonnen. Dabei tauchen zwei Begriffe immer wieder auf: der »Drehtüreffekt« und die »Schnittstellenproblematik«.«[66]

* Der **Drehtüreffekt** bezeichnet die erneute Aufnahme eines Patienten mit derselben Diagnose, nachdem er das Krankenhaus erst kurz zuvor verlassen hat.
* Von der **Schnittstellenproblematik** spricht man, wenn es zu Informationsverlusten oder fehlerhaften Informationen bei der Zusammenarbeit von Personen innerhalb einer oder zwischen verschiedenen Berufsgruppen und Institutionen kommt. Dies geht in der Regel mit erhöhtem Arbeitsaufwand und erhöhten Kosten einher.

Beispiel (so geschehen 1993 in einer Berliner Sozialstation):

Anna
Der Kissenbezug ist ungebügelt. Dein weiches, weißes Haar liegt weit ausgebreitet auf dem großen Kissen.

Du schaust mich an und Deine ganze Angst spiegelt sich in deinen Augen.
Ich habe den Griff Deiner alten, löchrigen Reisetasche in meiner Hand und frage die kleine, frech ausschauende Schwester, wo ich Deine ganzen Sachen hin sortieren kann.

Auf ihrem Namensschild steht Schwester Sandra. Sie ist freundlich, zeigt mir den Schrank, den Platz für Deinen Blumenstrauß und ich beginne auszuräumen. Viel ist es nicht, was in dieser Reisetasche Platz hat, genau genommen habe ich beim Einpacken gestern gewusst, dass Dir nicht mehr viel Zeit bleibt. Und wenn ich in Dein Gesicht schaue, dann bestätigt sich diese Vorahnung.

---

[66] *Dangel* 2004

Schwester Sandra öffnet das Fenster, es zieht kalt herein. Ich sehe, wie Du die Bettdecke immer höher ziehst, weil Dir kalt ist. Die Mitarbeiter hier, in dieser Berliner Mischung aus Krankenheim und Pflegeheim, wissen noch nicht, dass Du es gern warm hast.
Ich möchte, dass die Menschen, die Dich jetzt hier versorgen werden, alles wissen, was wichtig ist, damit Du Dich wohl fühlst.

Du heißt Anna, bist 94 Jahre alt und wir von der Sozialstation pflegen Dich jetzt schon seit ein paar Jahren. Dreimal täglich waren wir bei Dir zu Pflegeeinsätzen. Haben Dir morgens als erstes einen Kaffee ans Bett gebracht, und zu unser aller Wohlbehagen selber einen mitgetrunken. Dich gewaschen, angezogen, Deine langen schönen Zöpfe geflochten und Dich in Deinen Lieblingssessel direkt an die Balkontür gesetzt. Peter Alexander begleitet uns dabei, jeden Tag. Geduldig haben wir Deine Lieblingsmusik mit angehört, manchmal auch eher ertragen. Sogar das eine oder andere Lied haben wir mitgesungen, wenn wir es kannten.
Und diese Musik haben wir jetzt, wo Du hier für die letzten Tage Deines langen Lebens einziehst, auch dabei.
Deiner Nasenspitze sehe ich an, dass Du sie auch hören möchtest.
Also schaue ich auf dem Flur, ob ich Schwester Sandra finden kann. Ich sehe sie dort nicht und drücke die Klingel. Zwei Minuten später steht sie in der Tür.
»Schwester Sandra, die Frau Nauke hört so gerne Peter Alexander. Wo kann ich denn den Kassettenrecorder hinstellen?«
»Oh, das ist schlecht, in der Mittagspause möchten wir hier keine Musik, das stört die anderen Patienten. Das verstehen Sie doch sicher, oder?«
»Das verstehe ich überhaupt nicht«, denke ich so bei mir. Und: »Das fängt ja gut an.«

Meine nächste Frage: »Ist es möglich, jetzt noch ein Weißbrot mit Nutella zu bekommen? Dass isst sie so gerne, bitte.«
Schwester Sandra sieht mich über ihre Brillenränder hinweg an: »Na ja, ausnahmsweise. Ich bringe Ihnen das Brot gleich vorbei.«

Anna schaut mich aus ihren blauen Augen an, ich schaue zurück. Wir sind beide unsicher, fühlen uns hier nicht wirklich willkommen. Ich setze mich zu Anna ans Bett, rücke mir den kleinen Tisch heran und beginne zu schreiben, um den ganzen großen Überleitungsbogen auszufüllen.

Schreibe davon, dass Anna sich viel über die Augen mitteilt, dass sie nicht immer alles hört, besonders dann nicht, wenn wir Pflegekräfte viel zu schnell über sie hinweg gesprochen haben. Ihre Brille ist wichtig, sie will sie immer aufhaben, auch im Schlaf.
Wichtig ist auch, dass Annas Sprache manchmal leise wird. Dann hat sie entweder Durst oder ist müde. Vor zwei Jahren war ihre Körpersprache noch sehr ausgeprägt, dann wurde diese Fähigkeit immer reduzierter, ihre Stimmungen und Gefühle lassen sich aber ganz deutlich in ihrem Gesicht ablesen.
Und so geht es weiter, ich beantworte alle Fragen, die auf diesem großen Papierbogen stehen. Alle ihre Gewohnheiten und Wünsche, die ich kenne, gebe ich an. Was sie noch kann, was ihr schwer fällt, wo sie unsere Hilfe angenommen hat. Wovor sie Angst hat und was ihr Freude macht.

»Kann ich den Überleitungsbogen schon haben?«, fragt mich Schwester Sandra, die nach einer Viertelstunde mit dem Brot und einem Kakao für Anna herein kommt. Es freut mich zu sehen, dass sie für mich auch einen Kaffee dabei hat.
»Fast«, antworte ich ihr, »ich brauche nur noch wenige Minuten. Aber eine Sache möchte ich Ihnen direkt sagen. Frau Nauke ist stark dekubitusgefährdet, sie bekommt sehr schnell an den Fersen und am Gesäß Hautrötungen. Bei dem Besuch von Ihrer Pflegedienstleitung schilderte ich die Situation bereits. Bitte seien Sie vorsichtig.«

»Das wissen wir schon selber, was wir da zu tun haben«, erwidert sie barsch.
Sprachlos blicke ich sie an. »So hatte ich das eigentlich nicht gemeint«, denke ich bei mir. Dann gebe ich ihr einfach den großen Bogen und wende mich wieder Anna zu. Die jedoch schläft friedlich, es war ja auch ein anstrengender Tag für sie. Ich hauche ihr einen kleinen Kuss auf die Stirn, nehme meinen Rucksack und radele die paar Meter bis zur Station zurück.

Einen Tag später besuche ich Anna. Sie scheint froh zu sein, ein bekanntes Gesicht zu sehen. Nach den vielen Monaten, die ich sie gepflegt habe, merke ich, wie sehr sie mir ans Herz gewachsen ist. Routiniert wie jeden Morgen ziehe ich die Bettdecke hoch, um an ihre Fersen zu schauen.
Am linken Fuß ist eine fünfmarkstückgroße Hautrötung, direkt hinten an der Ferse, wo der Fuß auf der Matratze liegt. Ich kann es kaum glauben und möchte am liebsten eine der Pflegekräfte sprechen. Ich lasse es lieber, mir ist jetzt nicht nach Ärger.

Am nächsten Tag lebt Anna nicht mehr.

Der Expertenstandard Entlassungsmanagement ist für mich einer der wesentlichsten, denn er
- schafft einen Denk- und Prozessrahmen für die interdisziplinäre Zusammenarbeit,
- macht die Notwendigkeit der klientenorientierten Überleitung deutlich,
- zeigt auf, wie die einzelnen Bereiche der Gesundheitsbranche miteinander verzahnt sein sollten und
- macht deutlich, dass individuelle Ziele erreichbar sind.

Wenn Entlassung unkoordiniert geschieht, wenn **Schnittstellenprobleme** auftreten, zeigen sich Defizite im Entlassungsmanagement:
- Der **Informationsfluss** zwischen den Einrichtungen und Berufsgruppen erweist sich für die Belange langzeitpflegebedürftiger, multimorbider Menschen als **unvollständig** und weitgehend reduziert auf akut-medizinische Inhalte, die über entsprechend etablierte Informationskanäle übermittelt werden.
- Es erfolgt **keine gemeinsame Zielsetzung** und Interventionskonzeption zwischen Einrichtungen und Berufsgruppen.
- **Austausch- und Abstimmungsbarrieren** zwischen professionellen und Laiensystemen, besonders im Hinblick auf die Einbeziehung der **Perspektive der Pflegebedürftigen** und ihrer Angehörigen, kennzeichnen den Alltag der Versorgungspraxis. Die **Komplexität der Versorgungsbedarfe** und die Wechselwirkungen zwischen einzelnen Bedin-

gungsfaktoren und Bewältigungserfordernissen der Betroffenen bleiben in professionellen Handlungsstrategien weitgehend unberücksichtigt.

- Die Verlegungsvorbereitungen im Krankenhaus werden weitgehend auf **akut-medizinische/akut-rehabilitative** Gesichtspunkte reduziert.
- Eine mangelnde Kooperation bei der **Heil- und Hilfsmittelbeschaffung** verhindert – besonders beim Übergang in den **ambulanten Bereich** – eine patientenangemessene Gesundheitsversorgung.
- Den an einer Verlegung oder Überleitung beteiligten Professionellen und Laien fehlen in hohem Maße Kenntnisse über **regionale Versorgungsangebote** und deren inhaltliche Ausrichtung.
- Im kollegialen Umgang herrscht überwiegend Unwissenheit über die **Handlungsgrundlagen und -strategien** der anderen Berufsgruppen und **Gesundheitseinrichtungen**. Vor diesem Hintergrund gelingt es den Professionellen nicht, systematisch inhaltliche Gestaltungsspielräume für die Versorgungspraxis zu eruieren.[67]
- In der Regel wird der Entlassungsorganisation zu **wenig Bedeutung** beigemessen. Sie wird vorrangig unter institutionellen Gesichtspunkte betrieben (»Betten frei machen«), nicht aber mit Blick auf die Gestaltung der Versorgungsabläufe der Patienten.
- Aufgaben der Entlassungsorganisation und generell Aufgaben, die auf »care« (Versorgung) statt auf »cure« (Behandlung) zielen, werden als »dirty work« betrachtet.
- Die Entlassungsorganisation gilt als Aufgabe der Medizin, die sie unter Zuhilfenahme der Sozialarbeit erfüllt. Die Pflege spielt in diesem Prozess keine Rolle und ist bestenfalls informell involviert.[68]

Diese Punkte machen deutlich, dass das Thema »Entlassungsmanagement« eine hohe Brisanz hat. Demzufolge liegt der Expertenstandard genau richtig: *»Mit dem vorgelegten Standard wird seitens der Pflege ein wichtiger Schritt in diese Richtung unternommen und für einen Teilbereich – die Entlassung aus dem Krankenhaus und dessen Integration mit anderen Versorgungsbereichen – ein Beitrag vorgelegt. Mit dem nicht einzig modellhaft eine Innovation erprobt, sondern die alltägliche Versorgungspraxis auf ein neues Qualitätsniveau gehoben werden soll.«*[69]

Nichtsdestotrotz sollten sich alle Einrichtungen der stationären, teilstationären und ambulanten Pflege an diesem Expertenstandard orientieren. Er betrifft alle, denn im Zentrum stehen die Klienten und die Kommunikation zwischen den jeweiligen Einrichtungen.

Braun leitet entsprechende Konsequenzen ab:
*»Wenn der Expertenstandard zum Entlassungsmanagement in den Krankenhäusern umgesetzt wird, müssen sich die **ambulanten Dienste und die Heime** um drei Bereiche kümmern.*
*1. Die nachsorgenden Einrichtungen müssen ihr **Leistungsspektrum eindeutig darstellen** können, damit die Krankenhäuser wissen, mit wem sie überhaupt **Kontakt** aufnehmen. Das heißt, dass auch transparent werden muss, was eine nachsorgende Einrichtung nicht leisten kann und ob sie auf die körperliche und seelische Verfassung der entlassenen Patienten sowohl apparativ als auch personell vorbereitet ist.*

---

[67] *Gittler-Hebestreit* 2006
[68] DNQP 2004
[69] ebd.

2. Es müssen **systematische Kooperationsstrukturen** mit dem Krankenhaus aufgebaut werden. Die vorhandenen **Praxisstandards** und die **Überleitungsbögen**, die die Einrichtungen der Altenhilfe verwenden, müssen mit dem Entlassungsmanagement der Krankenhäuser in Einklang gebracht werden.

3. Innerhalb von 48 Stunden nach der Entlassung sollte die Pflegefachkraft, die mit der Entlassung beauftragt war, mit der weiterbetreuenden Einrichtung Kontakt aufnehmen und, so wie es im Standard steht, die Umsetzung der Entlassungsplanung überprüfen. Diese Kontaktaufnahme sollte nicht als autoritäre Kontrolle, sondern als qualitätssichernde Maßnahme verstanden werden, in der es vorrangig um die **gemeinsame Verantwortung für den Patienten oder Bewohner** und Gesundungsprozess geht.«[70]

Wer kennt diese fruchtlose Diskussion nicht: »Frau Meyer hat einen Dekubitus am Gesäß. Die im Krankenhaus waren schuld!« – »Nein, die von der Sozialstation!« – »Das sehe ich anders, die im Heim sind schuld!«

Hier wird deutlich, dass es oft wenig Gemeinsames gibt. Die Suche nach etwas Verbindendem, außer dem Thema Schuld, das gern hin- und her geschoben wird, bleibt meist erfolglos.
Ansprechpartner sind unbekannt. Überleitungen und Entlassungen gehen »hopphopp« und dafür »sind ja die anderen verantwortlich, nicht wir. Wir füllen immer unseren Bogen aus, wenn die ihn nicht lesen, tja, da können wir auch nichts zu.«

Fakt ist aber, dass alle an einem Gesamtprojekt beteiligt sind, an der Lebenssituation des Klienten. Die Form, in der Pflegebedarfe derzeit eingeschätzt und dokumentiert werden, verrät allerdings wenig Kenntnis der tatsächlichen Situation von Klienten. Ich erlebe dieses Phänomen bundesweit bei Audits von Pflegedokumentationen.

Pflegeanamnesen, Biografieerhebungen, Stammblätter sind – natürlich gibt es Ausnahmen – durchweg lückenhaft und teilweise oberflächlich beschrieben. Und das ist fatal, denn wenn der tatsächliche Pflegebedarf, die genaue Lebenssituation eines Klienten, nicht bekannt ist, kann man niemandem davon berichten. So ist es kein Wunder, dass Klienten als »unbekannte Wesen« übergeleitet werden und dabei Wesentliches auf der Strecke bleibt. Daraus entstehen dann schlimmstenfalls Pflegefehler, die anschließend der Einrichtung »inoffiziell« vorgeworfen werden: »Guckt Euch mal an, wie Herr M. aus dem Krankenhaus wiedergekommen ist! Es geht ihm viel schlechter als vorher!«

Es ist von großer Wichtigkeit, dass die Pflegesituation von Klienten so genau und wertfrei wie möglich dargestellt wird. Hier ist der Expertenstandard ein wirklicher Meilenstein, allerdings nicht der erste. Es gab bereits vorher einige Projekte zum Thema:

So beschäftigte sich das **Das Deutsche Institut für angewandte Pflegeforschung e.V.** in der Vergangenheit stark mit der Thematik. Hier ein Auszug aus Projekten und Konzepten der Pflege-Überleitung:
• **»Von der Lücke zur Brücke«**: Das wohl bekannteste Modell, Vorbild für viele weitere Modelle, Einsatz zusätzlichen Personals (Gemeinschaftskrankenhaus Herdecke)

---

[70] *Braun* 2003

- **Verket-Projekt:** Multiprofessionelle, sektorenübergreifende Zusammenarbeit am Beispiel des Verket-Projektes, Aufbau von Versorgungsketten; Entwicklung von Leitfäden zum Aufbau von Versorgungsketten und Vorstellung eines allgemeinen Evaluationsbogens für die Kooperationsmodelle (Klinikum der Stadt Ludwigshafen, privater ambulanter Pflegedienst Aura GmbH)
- **Die »koordinierte Entlassung«:** Verbindung einrichtungsinterner und -externer Maßnahmen zur Kooperation und Koordination (Städtisches Krankenhaus Neuperlach)
- **Pflegeüberleitungsmodell Borken:** Kooperation eines Krankenhauses mit ambulanten Pflegediensten (Borken)
- **Brückenschwestern in der onkologischen Versorgung:** Initiative zur Verbesserung der Versorgung krebskranker Patienten, spezielle Abstimmung auf die Versorgung onkologischer Patienten (Baden-Württemberg)
- **Modellprojekt Betreute Überleitung:** Nimmt die Strukturen eines der ersten Modelle in Deutschland auf (Humboldt Krankenhaus Berlin)
- **Die Sozialvisite:** Die Sozialvisite – mehr als eine Überleitung. Eines der ältesten Modelle in der BRD, keine zusätzlichen Personalressourcen (Essen)
- **Gerontopsychiatrische Übergangspflege:** Entlassungsvorbereitung und Unterstützung für psychisch kranke ältere Menschen, Vorbild für andere (Diakonie-Station Tempelhof, Wenckebach Krankenhaus, Berlin-Tempelhof)
- **Das Augsburger Nachsorgemodell »Der Bunte Kreis«:** Case Management Modell für schwerkranke Kinder und ihre Familien, Beispiel für bürgerschaftliches Engagement eines pharmazeutischen Unternehmens (Kinderklinik Augsburg, Betapharm Arzneimittel GmbH)
- **Übergangspflege:** In Anlehnung an Böhm konzipierte Entlassungsplanung für gerontopsychiatrische Patienten (Klinikum Nürnberg)
- **Gelungene Kooperation:** Case Management durch ambulanten Pflegedienst. Agnes-Karll-Krankenhaus (Ambulante Krankenpflege Bremermann, GbR, Hannover-Laatzen)[71]

---

[71] Deutsches Institut für angewandte Pflegeforschung e.V. 2004

4.1 Der Expertenstandard im Überblick

Struktur	Prozess	Ergebnis
Die Einrichtung **S 1a** – verfügt über eine schriftliche Verfahrensregelung für ein multidisziplinäres Entlassungsmanagement. Sie stellt sicher, dass die für ihre Patientengruppen erforderlichen Einschätzungskriterien, Assessment- und Evaluationsinstrumente vorliegen.	**Die Pflegefachkraft** **P 1** – führt mit allen Patienten und deren Angehörigen innerhalb von 24 Stunden nach der Aufnahme eine erste kriteriengeleitete Einschätzung des zu erwartenden Unterstützungsbedarfs durch. Diese Einschätzung wird bei Veränderung des krankheits- und Versorgungsverlaufs aktualisiert.	**E 1** Eine aktuelle, systematische Einschätzung des zu erwartenden poststationären Unterstützungs- und Versorgungsbedarfs liegt vor.
Die Pflegefachkraft **S 1b** – beherrscht die Auswahl und Anwendung von Instrumenten zur Einschätzung des Versorgungs- und Unterstützungsbedarfs nach der Entlassung.	– nimmt bei poststationärem Unterstützungsbedarf ein differenziertes Assessment mit dem Patienten und seinen Angehörigen mittels eines geeigneten Instruments vor.	
S 2 – verfügt über Planungs- und Steuerungswissen in Bezug auf das Entlassungsmanagement.	**P 2** – entwickelt in Abstimmung mit dem Patienten und seinen Angehörigen sowie den beteiligten Berufsgruppen unmittelbar im Anschluss an das differenzierte Assessment eine individuelle Entlassungsplanung.	**E 2** Eine individuelle Entlassungsplanung liegt vor, aus der die Handlungserfordernisse zur Sicherstellung einer bedarfsgerechten poststationären Versorgung hervorgehen.
S 3 – verfügt über die Fähigkeiten, Patienten und Angehörige in Bezug auf den poststationären Pflegebedarf zu beraten und zu schulen sowie die Koordination der weiteren, an der Schulung und Beratung beteiligten Berufsgruppen vorzunehmen.	**P 3** – gewährleistet für den Patienten und seine Angehörigen eine bedarfsgerechte Beratung und Schulung.	**E 3** Patient und Angehörigen sind bedarfsgerechte Beratung und Schulung angeboten worden, um veränderte Versorgungs- und Pflegeerfordernisse bewältigen zu können.

Struktur	Prozess	Ergebnis
S 4 – ist zur Koordination des Entlassungsprozesses befähigt und autorisiert.	**P 4** – stimmt in Kooperation mit dem Patienten und seinen Angehörigen sowie den intern und extern beteiligten Berufsgruppen und Einrichtungen rechtzeitig den voraussichtlichen Entlassungstermin und den Unterstützungsbedarf des Patienten ab. – bietet den Mitarbeitern der weiterbetreuenden Einrichtung eine Pflegeübergabe unter Einbeziehung des Patienten und seiner Angehörigen an	**E 4** – Mit dem Patienten und seinen Angehörigen sowie den weiterversorgenden Berufsgruppen und Einrichtungen sind der Entlassungstermin sowie der Unterstützungs- und Versorgungsbedarf abgestimmt.
S 5 – verfügt über die Fähigkeiten zu beurteilen, ob die Entlassungsplanung dem individuellen Bedarf von Patienten und Angehörigen entspricht.	**P 5** – führt mit dem Patienten und seinen Angehörigen spätestens 24 Stunden *vor* der Entlassung eine Überprüfung der Entlassungsplanung durch. Bei Bedarf werden Modifikationen eingeleitet.	**E 5** Die Entlassung des Patienten ist bedarfsgerecht vorbereitet.
S 6 – ist befähigt und autorisiert, eine abschließende Evaluation der Entlassung durchzuführen.	**P 6** – nimmt innerhalb von 48 Stunden *nach* der Entlassung Kontakt mit dem Patienten und seinen Angehörigen oder der Weiterbetreuenden Einrichtung auf und prüft die Umsetzung der Entlassungsplanung.	**E 6** Der Patient und seine Angehörigen haben die geplanten Versorgungsleistungen und bedarfsgerechte Unterstützung zur Bewältigung der Entlassungssituation erhalten.

4.2 Maßnahmen des nationalen Expertenstandards Entlassungsmanagement in der Pflege

Im Folgenden stelle ich eine Auswahl notwendiger Maßnahmen vor. Da dieser Expertenstandard vorzugsweise für die Krankenhäuser geschrieben ist, ergänze ich die Inhalte um notwendige Aufgaben und Interventionen eines erfolgreichen Transfers für die stationäre und ambulante Pflege. Die Maßnahmen gehen allerdings ineinander über und sind deshalb auch nicht explizit differenziert.

Struktur
Die Einrichtung ...
S 1a – verfügt über eine schriftliche Verfahrensregelung für ein multidisziplinäres Entlassungsmanagement. Sie stellt sicher, dass die für ihre Patientengruppen erforderlichen Einschätzungskriterien, Assessment und Evaluationsinstrumente vorliegen.

Mit einer Verfahrensregelung wird festgelegt, wie etwas in der Organisation geregelt wird.
Sie hat zum obersten Ziel, dass die Überleitung/Entlassung geplant und überlegt geschieht.

Die **Verfahrensregelung** sollte auf einfache und umsetzbare Art und Weise das Entlassungsmanagement bzw. die Überleitung regeln: Ablauf, Organisations- und Kommunikationswege, entsprechende Ansprechpartner mit ihren Verantwortlichkeiten, Einsatz von Assessmentinstrumenten, Verknüpfung mit dem Pflegeprozess etc.

Inhalte (u.a.):
- Ein Organigramm, mit dem Kooperationen und Zuständigkeiten der einzelnen Berufsgruppen geklärt werden.
- Ein Ablaufdiagramm für das Entlassungsmanagement.
- Die Auswahl von Einschätzungskriterien, Assessment- und Evaluationsinstrumenten.
- Die Vorgehensweise bei der Einschätzung bzw. Identifizierung von Klienten mit Risiko.
- Eine Aussage zur generellen Einbeziehung von Angehörigen unter Wahrung der Patientenautonomie.
- Vorgaben zur Dokumentation des Entlassungsmanagements.

Assessmentinstrumente für ein adäquates Entlassungsmanagement.
Wie bereits beschrieben, sehe ich gerade in diesem Bereich einige Verbesserungen. Im Expertenstandard selber gibt es keine zwingende und differenzierte Vorgabe zu Assessmentinstrumenten. Dies gibt zum einen Freiheit, zum anderen sorgt es für Unsicherheit in einigen Einrichtungen.
Das Assessment sollte jedoch:
- systematisch, d.h. anhand von klar definierten Items bzw. Kriterien und damit instrumentengestützt, erfolgen;
- auf die jeweilige Patientengruppe zugeschnitten sein;
- den Unterstützungsbedarf der Klienten und ggf. Angehörigen umfassend berücksichtigen, also neben den Pflegeproblemen/Ressourcen des Klienten und dem Bedarf der poststationären Leistungen insbesondere die Situation der Angehörigen und den Bedarf im Bereich der Anleitung/Schulung von Klienten und Angehörigen in Rechnung stellen.[72]

▶

[72] DNQP 2004

Das Assessment sollte Bezug nehmen auf:
- die erforderlichen krankheits- und pflegebezogenen Bewältigungsarbeiten,
- die alltagsbezogenen Bewältigungsarbeiten und
- die biografischen Rekonstruktions- und psychosozialen Bewältigungsarbeiten der Klienten und Angehörigen[73] sowie den
- Unterstützungsbedarf hinsichtlich der Selbstmanagementaufgaben als auch Erfordernisse, die sich bei Koordination der Hilfeleistungen ergeben.

Bekannte und nützliche **Assessmentinstrumente**:
- Ausführliche **Pflegeanamnese,** nach dem jeweiligen Pflegemodell strukturiert. Achtung! Bitte detailliert beschreiben – sonst besteht die Gefahr der Fehlinterpretation (siehe auch Kapitel 5.1).
- **Barthel-Index**: Der Barthel-Index ist die weltweit am häufigsten verwendete Skala zur Ermittlung der Selbsthilfeleistung.[74] Er ist ein Index zur Bewertung von alltäglichen Fähigkeiten und dient der systematischen Erfassung von Selbstständigkeit bzw. Pflegebedürftigkeit. Entwickelt wurde der Barthel-Index 1965 von *Mahoney* und *Barthel* als Index der Unabhängigkeit von Patienten mit neuromuskulären oder muskuloskelettalen Erkrankungen. Es werden Punktwerte verteilt für die wichtigsten »Aktivitäten des täglichen Lebens« wobei minimal 0 Punkte (komplette Pflegebedürftigkeit) und maximal 100 Punkte (Selbstständigkeit) erreicht werden können.[75] Es werden folgende Kriterien eingeschätzt: Essen und Trinken, Umsteigen aus dem Rollstuhl ins Bett und umgekehrt, Persönliche Pflege, Benutzung der Toilette, Baden/Duschen, Gehen auf ebenem Untergrund, Fortbewegen mit dem Rollstuhl auf ebenem Untergrund, Treppensteigen auf/ab, An-/Ausziehen, Stuhlkontrolle, Harnkontrolle.
- **FIM®**: Mittels des FIM® kann die Selbstständigkeit in den Verrichtungen des täglichen Lebens erfasst werden. Neben funktionsbezogenen, alltäglichen Verrichtungen beinhaltet der FIM® auch psychosoziale und kognitive Merkmale. Häufig wird er eingesetzt, um bei einer Rehabilitation Funktionsfähigkeiten bzw. deren Veränderungen zu messen. Das Instrument gliedert sich in sechs Dimensionen: Selbstversorgung, Kontinenz, Transfers, Fortbewegung, Kommunikation, soziale und kognitive Fähigkeiten. Diese Dimensionen besitzen 18 Ausprägungen, die mit einer 7-Punkte-Skala von 1 »völlige Unselbstständigkeit« bis 7 »vollständige Selbstständigkeit« bewertet werden. Der FIM® misst, was der Patient tatsächlich »macht« oder »kann«, er erfasst dabei die wesentlichen Merkmale, um den Schweregrad einer Einschränkung sowie deren Verlauf zu beurteilen.[76]
- **RAI (Resident Assessment Instrument®)**: Das RAI® stellt eine Anleitung zur strukturierten Klientenbeurteilung, Dokumentation, Abklärung von Ursachen gesundheitlicher und pflegerischer Probleme sowie zur Pflegeplanung dar. Es ist amerikanischer Herkunft und wurde für »Residents«, d.h. Bewohner, Klienten und Patienten in Pflegeheimen, geriatrischen Kliniken, Krankenhäusern und Krankenheimen, für chronisch Kranke und alte Menschen in stationären Einrichtungen für Behinderte und in Hospizen entwickelt.[77] Das RAI® bietet Einschätzungsbögen und Abklärungshilfen zu den Bereichen Aktivität und Beschäftigung, Aktivitäten des täglichen Lebens, Akute Verwirrtheit und Delir, Dekubitus und Hautzustand, Ernährungszustand und Dehydration, Freiheitsbeschränkende Maßnahmen, Kognitive Beeinträchtigung und

▶

---

[73] DNQP 2004
[74] *Henke* 2006
[75] www.wikipedia.org
[76] *Dangel* 2004
[77] *Garms–Homolova* 2000

Demenz, Kontinenz, Mund- und Zahnstatus, Psychosoziales Wohlbefinden, Psychopharmaka, Seh- und Hörfähigkeit, Stimmungslage, Stürze, Verhalten.
- **Nursing Needs Assessment Instrument:** Das niederländische **NNAI** bietet folgende Kriterien: Allgemeine Informationen zur Person des Patienten (Lebenssituation, Angehörige, Grund des Krankenhausaufenthaltes, wichtige Ansprechpartner außerhalb des Krankenhauses wie Hausarzt etc.); gesundheitliche Situation (Erkrankungen und andere gesundheitliche Probleme, gesundheitliche Risiken, Erwartungen von Patienten und Angehörigen zum weiteren Krankheitsverlauf); Kognitive Fähigkeiten, Verhaltensauffälligkeiten, emotionaler Status; Selbstständigkeit im Bereich der Lebensaktivitäten (AEDL etc.); Merkmale der Wohnsituation (z.B. Barrieren, materielle Ausstattung, soziales Umfeld); verfügbare und benötigte Hilfsmittel; voraussichtlicher Versorgungsbedarf nach der Krankenhausentlassung (differenzierte Einschätzung); aktuelle Versorgungssituation (Unterstützung durch Angehörige oder andere informelle Helfer, durch Pflegedienste und andere Leistungsanbieter); finanzielle Situation (einschl. Leistungsansprüche); ggf. spezieller Versorgungsbedarf.[78]

Die Pflegefachkraft S 1 b – beherrscht die Auswahl und Anwendung von Instrumenten zur Einschätzung des erwartbaren Versorgungs- und Unterstützungsbedarfs nach der Entlassung.

Hier kommt der Pflegefachkraft eine der wesentlichsten Aufgaben des Pflegeberufes zu:
Die Einschätzung des Pflegebedarfs eines Menschen.

Einschätzung der Selbstpflege

»*Die Einschätzung der Selbstpflegefähigkeiten ist anspruchsvoll und wird durch verschiedene Faktoren erschwert, wie z.B. kurze Hospitalisationsdauer, wechselnde Bezugspersonen usw., wenn nicht verunmöglicht ... Ricka et al. untersuchten in einer großangelegten Studie die Übereinstimmung der Selbstpflegefähigkeiten des Patienten aus der Sicht des Patienten und der Krankenschwester. Die Ergebnisse zeigen auf, dass die Krankenschwestern durchwegs die Selbstpflegefähigkeiten des Patienten deutlich tiefer einschätzten als die Patienten selbst ... In den meisten Fällen kann die Krankenschwester nur die Spitalsituation als Grundlage für die Bewertung der Selbstpflegefähigkeiten des Patienten nehmen, weil sie entweder den Patienten noch nicht genügend kennt oder keine systematische Einschätzung der Pflegesituation vorgenommen hat.*«[79]

Ich stelle ich bei Schulungen und Beratungen viel zu oft fest, dass Klienten negativ wahrgenommen und eingeschätzt werden.

Notwendige Maßnahmen:
Information und »Training on the job« der Pflegekräfte über:
- Verständnis von Pflegebedürftigkeit – Selbstpflege
- Pflegeassessment
- Wahrnehmung und Beobachtung
- Pflegediagnostik
- Kenntnisse über die Entlassungsplanung/Überleitung

Laut *Schwerdt* erleben Klienten »gute Pflege«, wenn die Pflegekräfte »Bescheid wissen«, d.h., das individuelle Krankheitserleben kennen und in ihrem Handeln berücksichtigen.[80]

▶

---

[78] DNQP 2004
[79] *Käppeli* 1999
[80] *Schwerdt* 2002

Prozess
Die Pflegefachkraft
P 1 – führt mit allen Patienten und ihren Angehörigen innerhalb von 24 Stunden nach der Aufnahme eine erste kriteriengeleitete Einschätzung des zu erwartenden Unterstützungsbedarfs durch. Diese Einschätzung wird bei Veränderung des krankheits- und Versorgungsverlaufs aktualisiert.

– nimmt bei erwartbarem poststationärem Unterstützungsbedarf ein differenziertes Assessment mit dem Patienten und seinen Angehörigen mittels eines geeigneten Instruments vor.

- Die Pflegefachkraft schätzt in den ersten 24 Stunden nach der Aufnahme einer Klientin den Pflegebedarf und hier explizit den poststationären Unterstützungsbedarf ein.
- Dazu verwendet sie ein Assessmentformular, das für diese Klientin geeignet ist.
- Sie aktualisiert diese Einschätzung bei Veränderungen der Pflegebedarfssituation (vor allem, wenn abzusehen ist, dass sich diese ändert).

Struktur
Die Pflegefachkraft
S 2 – verfügt über Planungs- und Steuerungswissen in Bezug auf das Entlassungsmanagement.

Information und »Training on the job« der Pflegekräfte über:
- Kenntnis und Sicherheit im einrichtungsinternen Entlassungsmanagement bzw. Überleitungsmanagement
- Differenzierte Kenntnis über Versorgungsangebote in der Region
- Möglichkeiten der Kontaktaufnahme (bzw. Networking-Kompetenz)
- Kenntnisse über Hilfsmittelbeschaffung, Wohnraumanpassung, Finanzierung
- Kooperationsmöglichkeiten mit anderen Einrichtungen, Hilfsmittellieferanten etc.
- Kenntnisse über weitere Ansprechpartner (z.B. Koordinationsstellen, Pflegekassen, Selbsthilfegruppen, Hausärzte [81]
- Umfassendes pflegerisches Wissen im entsprechenden Bereich
- Kenntnisse zu Kommunikation und Gesprächsführung für die Interaktion mit Patienten und Angehörigen
- Beratungskompetenz
- Pädagogische Fähigkeiten zur Information, Anleitung und Schulung von Klienten und Angehörigen
- Methodische und fachliche Kompetenz für die Auswahl und Anwendung von geeigneten (Assessment-) Instrumenten, z.B. Expertenstandard zur Dekubitusprophylaxe
- Sichere Kenntnis des Pflegeprozesses

▶

[81] In Anlehnung an den Expertenstandard Entlassungsmanagement in der Pflege

- Didaktische und methodische Kenntnisse zur Anleitung neuer Mitarbeiter und Auszubildender in der Entlassungsplanung
- Wissen über die Tätigkeitsbereiche anderer Berufe für eine berufs- und einrichtungsübergreifende Zusammenarbeit
- Kooperation mit anderen Berufen und Einrichtungen
- Kenntnis über Möglichkeiten und Struktur weiterversorgender Einrichtungen
- Planungs- und Moderationskompetenz
- Kenntnisse zur Struktur der Kostenträger, ihrer Zuständigkeit und geregelter Grundlagen
- Fachwissen zu relevanten rechtlichen Regelungen und Verfahren
- Kenntnisse zu pflegebezogenen Hilfen, z.B. Hilfsmittel, ehrenamtliche Dienste
- Fähigkeit zu Reflexion und abstraktem Denken [82]

Hinweis: Die ANA (American Nursing Association) hat einen Tätigkeitskatalog erstellt, in dem noch weitaus mehr Kompetenzen und Fähigkeiten aufgeführt sind, über die eine Pflegefachkraft verfügen sollte:
Genannt werden administrative, beratende, edukative, praktisch-pflegerische und forschende Tätigkeiten. Kenntnisse zum Gesundheits-, Pflege- und Versorgungssystem – auch in rechtlicher und ökonomischer Hinsicht – sowie zu individuell benötigten öffentlichen und privaten Ressourcen. Weitere Fähigkeiten betreffen die Kommunikation, Arbeit mit Gruppen, den Aufbau von Kontakten zwischen Einrichtungen und Professionellen, die Entwicklung, Implementation, Schulung und Evaluation von Entlassungsmanagement-verfahren sowie Grundlagen der quantitativen und qualitativen empirischen Forschung. [83]

Prozess
Die Pflegefachkraft
P 2 – entwickelt in Abstimmung mit dem Patienten und seinen Angehörigen sowie den beteiligten Berufsgruppen unmittelbar im Anschluss an das differenzierte Assessment eine individuelle Entlassungsplanung.

Das Kernstück: Die Entlassungsplanung
Die Pflegefachkraft hat eine zentrale Rolle im Überleitungs- und Entlassungsprozess. Durch ihre Art zu handeln und die Entlassung zu planen, bestimmt sie die wirkliche Qualität der Entlassung.
Bevor sie mit der Klientin und ihrer primären Bezugsperson eine Beratungssituation schafft, klärt sie Erforderliches im Vorfeld (z.B. Beantragung der Pflegestufe) und tauscht sich mit in Frage kommenden Berufskolleginnen über die jeweilige Entlassung aus. Sie nimmt Kontakt zur nachversorgenden Einrichtung auf.

Diese Aufgabe geht weit über das Ausfüllen des Pflege-Überleitungsbogens hinaus!

Mögliche Maßnahmen zur Sicherstellung anschließender Versorgung:
- **Angehörigenintegration:** *»Eine adäquate Schulung und Beratung der Patienten und Angehörigen wird in der Theorie als wichtigstes Kriterium einer bedarfsgerechten Entlassungsplanung bewertet. Einerseits sollen Erfahrungswissen und Ressourcen des Patienten und der Angehörigen aufgebaut und gestärkt werden, andererseits soll die Beratung auf mögliche Hilfen zur Unterstützung bei der Bewältigung der veränderten Lebenssituation, z.B. durch Selbsthilfegruppen und die Entlastung pflegender Angehöriger abzielen.«* [84] Beispiele für Angehörigenedukation und Beratung gibt es immer mehr, z.B. in Witten-Herdecke. [85]

▶

---

[82] *Dangel* 2004
[83] ebd.
[84] Deutsches Institut für angewandte Pflegeforschung e.V. 2004
[85] s. hierzu: Abt-Zegelin, A. (Hrsg.) (2007): Patienteninformationszentren als pflegerisches Handlungsfeld. Aufbau und Gestaltung. Schlütersche Verlagsgesellschaft, Hannover

- **Lebens- und Wohnsituation (Pflegeumfeldgestaltung):** »*Eine gelungene Vorbereitung der Entlassung in die häusliche Versorgung kann nur unter der Bedingung einer differenzierten Kenntnis der Lebens- und Wohnungssituation gelingen.*«[86] Das bedeutet, dass die Pflegefachkraft in irgendeiner Form eine Einsicht in die häusliche Situation bekommen sollte, was sie delegieren oder selber ausführen kann. Hier bezieht sie die Kooperation zu Wohnraumberatungsstellen ein.
- **Informelle Informationssysteme:** Das Netzwerk informeller Strukturen und Beziehungen (Familie, Freunde, Bekannte) wird begutachtet, ob es ausreicht und ggf. ergänzt oder unterstützt werden kann.
- **Begleitende Dienste:** Hier plant die Pflegefachkraft das Hinzuziehen evtl. begleitender Dienstleistungen, wie z. B. Essen auf Rädern, Hausnotrufdienst, Putzhilfen etc.
- **Medikamentenmanagement:** Es sollte in jedem Fall geklärt werden, wie das Medikamentenmanagement zu regeln ist. Auch wenn es sich um eine einfache Entlassung aus dem Krankenhaus handelt, ist es für die häusliche Versorgung wichtig, zu klären, ob die Klientin ihre Medikamente selber nehmen kann und wie diese zu beschaffen sind. Dabei sind immer einige Tage Vorlauf einzuplanen, speziell dann, wenn sich die Medikamente geändert haben.
- **Schmerzmanagement:** Hier findet die unmittelbare Verknüpfung zum Expertenstandard »Schmerzmanagement in der Pflege« statt (incl. Schmerzassessment, Therapie [medikamentös und nicht medikamentös, Beratung etc.]). Auch hier gilt das rechtzeitige Organisieren von Schmerzmedikamenten. »*Bei der Entlassung oder Verlegung kann es zu Versorgungsbrüchen kommen. Daher sollte frühzeitig sichergestellt werden, dass Patient und Angehörige die Prinzipien der Schmerztherapie verstanden haben und die Applikation beherrschen. Weiterhin wird empfohlen einen schriftlichen Plan mitzugeben. Wichtige Aspekte sind: Bezeichnung der Medikamente, Häufigkeit der Einnahme, mögliche Nebenwirkungen, spezielle Vorsichtsmaßnahmen sowie Angabe des Namens einer Person, die für Fragen zur Schmerzbehandlung zuständig ist.*«[87]
- **Behandlungspflege:** Hier organisiert die Pflegefachkraft die Fortführung der Behandlungspflege. Sie nimmt z. B. Kontakt zu entsprechenden Pflegediensten oder anderen Einrichtungen auf.
- **Psychosoziale Situation:** Um eine ganzheitliche und nicht primär somatisch ausgerichtete Überleitung zu gewähren, bezieht die Pflegefachkraft Angebote ein, damit sich die Klientin in Geist und Seele wohl fühlt und auch in krisenhaften Situationen seelischen Beistand, Seelsorge oder ähnliche Beratung erhält.
- **Hilfsmitteleinsatz:** Die Pflegefachkraft sorgt, auch in Kooperation mit der nachversorgenden Einrichtung, für ein bedarfsgerechtes Bereitstellen von Hilfsmitteln. Sie sorgt ebenfalls dafür, dass die Klientin mit dem Hilfsmittel umgehen kann.
- **Transport:** Die Pflegefachkraft plant jetzt schon den Transport nach Hause oder in die nachfolgende Einrichtung.
- **Ansprechpartnerin:** Die Pflegefachkraft stellt einen Kontakt zu den für die Pflege und Versorgung verantwortlichen Ansprechpartnern der nachfolgenden Versorgung her und plant die Entlassung und Überleitung genau.

▶

---

[86] Deutsches Institut für angewandte Pflegeforschung e.V. 2004
[87] DNQP 2005

• **Finanzielle Situat**ion: Die Pflegefachkraft trägt Sorge dafür, dass die Klientin und ihre primäre Bezugsperson bei Unkenntnis und Bedarf Beratungsleistungen zur finanziellen Unterstützung bekommt. Sie bezieht die Kostenträger in die Entlassungsplanung mit ein und berät und unterstützt ggf. selber oder in enger Kooperation mit der dafür in der eigenen Einrichtung zur Verfügung stehenden Person.

Struktur
Die Pflegefachkraft
S 3 – verfügt über die Fähigkeiten, Patienten und Angehörige in Bezug auf den poststationären Pflegebedarf zu beraten und zu schulen sowie die Koordination der weiteren an der Schulung und Beratung beteiligten Berufsgruppen vorzunehmen.

»*Die Aussage* [unter S3] *hebt die besondere Eignung der Pflegefachkraft für die Durchführung bzw. die Koordination beratender und schulender Tätigkeiten hervor, die durch die Nähe zu dem Patienten und seinen Angehörigen sowie den hohen Anteil an unmittelbaren Patienteninteraktionen bedingt ist.*«[88]

Die Beratung zum Entlassungsmanagement bezieht immer die Klientin und ihre primäre Bezugsperson mit ein, da diese meist von den Veränderungen durch die Erkrankung oder Entlassung mit betroffen sind.

Es wird hier in Kurzform unterschieden und dann im Alltag später je nach Pflegesituation variiert:
• »*Schulungen dienen der Vermittlung von Wissen und technischen Fertigkeiten, der Befähigung zu Verhaltensänderungen sowie der Stärkung von Selbstpflege- und Selbstmanagementkompetenzen. Zu den Selbstmanagementkompetenzen von Patienten und Angehörigen zählt unter anderem die Fähigkeit, die erforderlichen Hilfeleistungen auszuwählen.*
• *Beratung beinhaltet neben dem Aspekt der Information insbesondere die individuelle Hilfestellung für den Patienten und seine Angehörigen. Es gilt, Patienten und Angehörige in die Lage zu versetzen, den eigenen Hilfebedarf zu analysieren und selbst zu situationsangemessenen Lösungen zu gelangen.*«[89]

Es ist selbstverständlich, dass die Pflegefachkraft über die entsprechenden Kompetenzen verfügen sollte, um diese Beratung und Schulung adäquat durchführen zu können. Dazu bedarf es eines ausgewogenen Konzeptes von Schulungen, Ausbildung und evtl. eines begleitenden »Training on the job«. Ebenfalls sollte die Einrichtung festlegen, wer in welchem Umfang mit welchen Mitteln eine Beratung und/oder Schulung durchführt. Hilfreich sind hier immer Verfahrensanleitungen oder »rote Fäden« für die Gesprächsführung.

Die Pflegefachkraft
P 3 – gewährleistet für den Patienten und seine Angehörigen eine bedarfsgerechte Beratung und Schulung.

Die Beratungs- und Schulungsleistungen sollten sich nach *Gittler-Hebestreit* inhaltlich an Folgendem orientieren:
A) **Alltagsbezogene Beratungsschwerpunkte**
1. **Sicherung finanzieller Grundlagen** (z.B. gesetzliche Leistungsansprüche, berufliche Perspektiven, weitere finanzielle Hilfen)
2. **Alltagsgestaltung und Alltagsroutinen** (z.B. angepasste Strukturierung des Tagesablaufs, Sicherung der hauswirtschaftlichen Versorgung und weiterer alltäglicher Arbeiten)
3. **Pflegeumfeldgestaltung und Wohnraumanpassung** (z.B. Einrichten des Pflegezimmers, barrierefreie und sichere Gestaltung des Umfeldes)
4. **Informelle Unterstützungssysteme** (z.B. Organisation von Hilfe aus der Familie, Unterstützung durch Nachbarschaftshilfe)
5. **Ergänzende Dienste** (z.B. Mahlzeitendienste, Hausnotrufdienste, Fahrdienste, ehrenamtliche Leistungsangebote)

▶

---

[88] ebd.
[89] ebd.

B) Krankheits- und pflegebezogene Beratungsschwerpunkte

1. **Perspektiven der Pflegeübernahme** (z.B. Möglichkeiten und Grenzen der häuslichen Pflege und alternative Versorgungsmöglichkeiten)

2. **Pflegefertigkeiten und Pflegeprävention** (z.B. allgemeinpflegerische Handlungen, schonende Pflegetechniken, Anwendung von Prophylaxen, aktivierende Pflege)

3. **Spezielle Versorgungsanforderungen** (z.B. Medikamenteneinnahme, spezielle Ernährung, behandlungspflegerische Verrichtungen)

4. **Professionelle Unterstützungssysteme** (z.B. ambulante Pflegedienste, Beratungs- und Koordinierungsstellen, Selbsthilfegruppen)

5. **Hilfsmittelversorgung und Hilfsmittelgebrauch** (z.B. Organisation und geschulte Anwendung von Pflegehilfsmitteln)

6. **Gesundheitsstatus und Perspektiven** (z.B. Verstehen der Krankheit und des Krankheitsverlaufs, Auseinandersetzung mit krankheitsbedingten Einschränkungen)

7. **Symptomwahrnehmung und Symptommanagement (**z.B. Beobachtung und Stabilisierung krankheitsbedingter Verläufe, Wahrnehmung von Gesundheitsgefährdung, Notfallmanagement)

C) Psychosoziale und biografiebezogene Beratungsschwerpunkte

1. **Gestaltung der Pflegebeziehung (**z.B. Umgang mit gegenseitiger Abhängigkeit und gegenseitigem Anspruchsdenken, Aushandeln der Arbeitsteilungen)

2. **Belastungsmindernde Verhaltensweisen (**z.B. Achtung eigener Ressourcen, Wahrnehmung eigener Grenzen, Offenheit für Hilfe, Selbstpflege, Möglichkeiten der Stressbewältigung)

3. **Sicherung sozialer Beziehungen (**z.B. Umgang mit sozialen Verpflichtungen, Umgang mit Konflikten in der Familie, Verhinderung sozialer Isolation)

4. **Anpassung der Lebensgestaltung** (z.B. Akzeptanz krankheitsbedingter Begrenzungen, angepasste familiäre und berufliche Zukunftsplanung)

5. **Wahrnehmung und Bewältigung von Krisen** (z.B. Verarbeitung von Krisenerfahrungen, Anwendung von Bewältigungsstrategien, Hilfen zur Problemlösung) [90]

Die Beratung sollte dadurch gekennzeichnet sein, dass die Klientin und ihre primäre Bezugsperson sich informiert, handlungsfähig und kenntnisreich fühlen. Sie sollten ihre jeweiligen Möglichkeiten kennen und wissen, wie es weitergeht. Auf jeden Fall sollten sie sich mit ihren evtl. Sorgen und Nöten angenommen fühlen und von der Beratung profitieren.

Struktur
Die Pflegefachkraft
S 4 – ist zur Koordination des Entlassungsprozesses befähigt und autorisiert.

Laut Expertengruppe »*stellt die Pflege diejenige Berufsgruppe im Krankenhaus und anderen stationären Einrichtungen dar, die unmittelbar und kontinuierlich am Versorgungsprozess der Patienten beteiligt ist. Hiermit begründet sich die Forderung, dass der Pflegefachkraft die Koordination für das Entlassungsmanagement übertragen wird.*« [91] Das heißt konkret, dass die Pflegefachkraft für die Entlassung zuständig ist, ihr diese Kompetenz zugesprochen wird, und die Verfahrensanleitung zum Entlassungsmanagement dies auch so vorsieht.

▶

---

[90] *Gittler–Hebestreit* 2006
[91] DNQP 2004

Diese Koordinierungsbefugnis der Pflegefachkraft muss von allen anderen beruflichen Disziplinen im Krankenhaus akzeptiert und unterstützt werden, sonst ist sie wenig wirksam. Es bedeutet für die Pflegefachkraft jedoch auch, diese Kompetenz zu erlangen und zu füllen, und diesen Platz einzunehmen!

Je nach Organisationsform der Entlassung wird die Koordination wie folgt festgelegt:
- Dezentrale/indirekte Entlassung: durch eigens dafür spezialisierte Überleitungskraft (die »Überleitungsschwester«
- Zentrale/direkte Entlassung: durch jede Pflegefachkraft

Welche Form des Entlassungsmanagements auch gewählt wird, die Pflegefachkraft ist immer die zuständige Person.

Prozess
Die Pflegefachkraft
P 4 – stimmt in Kooperation mit dem Patienten und seinen Angehörigen sowie den intern und extern beteiligten Berufsgruppen und Einrichtungen rechtzeitig den voraussichtlichen Entlassungstermin und den Unterstützungsbedarf des Patienten ab.

– bietet den Mitarbeitern der Weiterbetreuenden Einrichtung eine Pflegeübergabe unter Einbeziehung des Patienten und seiner Angehörigen an.

Hier ist Koordinations- und Organisationsgeschick gefragt. Den Entlassungstermin stimmen alle primär beteiligten Personen miteinander ab – sowohl mit den im Krankenhaus betroffenen Beteiligten als auch mit den externen Beteiligten. Auf jeden Fall werden die Klienten und ihre primäre Bezugsperson mit einbezogen. Es gilt, hier verschiedenste organisatorische Vorgaben abzustimmen (frühe Entlassung aufgrund DRG-Vorgaben aus dem Krankenhaus, Abstimmung mit evtl. Wohnraumanpassung, Umbauten, Warten auf einen Altenheimplatz, auf ein Hilfsmittel, einen speziellen medizinischen Apparat etc.).
»Im Austausch mit der weiterbetreuenden Einrichtung sind sowohl der Entlassungstermin als auch der zu erwartende Unterstützungsbedarf des Patienten zu klären. Dies beinhaltet sowohl die Berücksichtigung von personellen und räumlichen Kapazitäten zur Übernahme des Patienten als auch von notwendigen Zeitressourcen zur Beschaffung von Hilfsmitteln in der weiterbetreuenden Einrichtung bzw. im häuslichen Bereich.«[92]
Ebenfalls stellt die zuständige Pflegefachkraft Kontakt zu einer Ansprechpartnerin der weiterversorgenden Einrichtung her, arrangiert, wenn möglich, eine »Übergabe am Bett« mit Nachbesprechung. Damit gewährleistet sie eine direkte Überleitung von Angesicht zu Angesicht.
Vielfach herrscht bei der nachfolgenden Einrichtung die Meinung, diese Besuche kosten Zeit und seien nicht mehr zu leisten. Hier ist anzumerken, dass sie auch Zeit sparen, da vieles vor Ort besprochen werden kann, was im Nachhinein sonst mühevoll nachorganisiert, »erklingelt« oder abtelefoniert werden muss. Zudem kennt die Klientin schon eine Ansprechpartnerin, was ihr Sicherheit gibt.

In den Jahren in Berlin, in denen ich im Krankenhaus, in der Sozialstation und im Altenheim gearbeitet habe, war es selbstverständlich, Erstbesuche und Besuche zu machen, so dass wir Ansprechpartnerinnen uns kannten. Es gab sogar stadtteilbezogene Sitzungen, auf denen die Ansprechpartner vierteljährlich zusammenkamen.
Somit konnten wir uns problemlos in den Einrichtungen besuchen und wussten ohne lange Wege, wie wir Überleitungen einfach organisieren.

►

---

[92] ebd.

Struktur
Die Pflegefachkraft
S 5 – verfügt über die Fähigkeiten zu beurteilen, ob die Entlassungsplanung dem individuellen Bedarf von Patienten und Angehörigen entspricht.

Information und »Training on the job« der Pflegekräfte über«:
• Kenntnis des Pflegeprozesses, speziell Assessment und Evaluation
• Kenntnis der Überleitung

Die Pflegefachkraft braucht für diesen Schritt eine große Portion an Wahrnehmung, Reflexion, Beratung etc. Sie überprüft hier ihre eigene durchgeführte Entlassungsplanung auf aktuelle Gültigkeit und bessert ggf. nach.

Sie nimmt dabei Bezug auf:
• **Krankheits- und pflegebezogener Unterstützungs- und Versorgungsbedarf** (z. B. Wundversorgung, Medikation oder Mobilisation),
• **Erfahrungswissen** und Ressourcen des Patienten, insbesondere seine **Selbstmanagementkompetenzen** einschließlich der Möglichkeiten, diese zu stärken (z. B. durch Schulungen und Übungen),
• **Unterstützungs- und Versorgungsmöglichkeiten** (z. B. durch Angehörige, ambulante Pflegedienste, Hausarzt) sowie die angemessene Auswahl und Koordination der erforderlichen Hilfeleistungen (z. B. Absprachen zwischen Angehörigen und ambulanter Pflege) und
• Unterstützung bei der **Bewältigung der veränderten Lebenssituation** (z. B. Selbsthilfegruppen für Patienten, Entlastung pflegender Angehöriger).

Prozess
Die Pflegefachkraft
P 5 – führt mit dem Patienten und seinen Angehörigen spätestens 24 Stunden *vor* der Entlassung eine Überprüfung der Entlassungsplanung durch. Bei Bedarf werden Modifikationen eingeleitet.

Die Pflegefachkraft überprüft gemeinsam mit anderen Beteiligten und der Klientin mit ihrer primären Bezugsperson spätestens 24 Stunden vor der geplanten Entlassung die Entlassung.
Sie evaluiert:
• ihre eigene Entlassungsplanung und
• die Situation der Klientin (z. B. plötzliche Veränderung des Gesundheits- oder Pflegebedarfszustandes o. ä.).

24 Stunden werden empfohlen, da in dieser Zeit noch kurzfristige Änderungen organisiert werden könnten.

Es empfiehlt sich die Evaluation mittels einer Checkliste: Hier sind mögliche Inhalte der Checkliste (in Auszügen, denn sie kann sehr wohl an der ursprünglichen Liste der Entlassungsplanung orientiert sein), wobei die Frage nach den **Hilfsmitteln** bei jedem Punkt relevant ist (Sind alle notwendigen Hilfsmittel vorhanden? Werden sie sinnvoll genutzt? Gilt es noch etwas zu besorgen?)
• **Gesamtsituation:** Was muss die Klientin und ihre primäre Bezugsperson noch wissen? Gibt es noch etwas zu organisieren?
• **Ernährung:** Hat die Klientin Diätanweisungen erhalten? Kennt sie die »erlaubten« und »verbotenen« Nahrungsmittel? Sind evtl. Mittagsdienste etc. organisiert?
• **Medikamente:** Ist die Klientin und ihre primäre Bezugsperson über Namen und Wirkung der einzelnen Medikamente informiert? Sind die »jetzt« verordneten Medikamente in der zukünftigen Einrichtung vorhanden bzw. deren Weiterverordnung gewährleistet?
• **Hausarzt:** Ist der Hausarzt der Klientin informiert? Ist ein zeitnaher Termin zur Visite anberaumt? Hat die Klientin alle notwendigen Telefonnummern etc.?
• **Aspekte der Versorgung:** Kennen die Klientin und ihre Bezugsperson die Ziele der Behandlung? Können die Klientin und ihre primäre Bezugsperson mit notwendigen Maßnahmen umgehen? Sind alle Hilfsmittel vorhanden, bekannt, organisiert? Ist die nachfolgende Behandlungspflege organisiert? Sind Notrufe, begleitende Dienste organisiert?

▶

- **Mobilität:** Ist der sichere Einsatz von Hilfsmitteln gewährleistet, ist die nachfolgende Physiotherapie organisiert? Etc.
- **Management von Komplikationen:** Kennen die Klientin und ihre primäre Bezugsperson Anzeichen von Komplikationen? Wissen sie, wen sie im Notfall kontaktieren können? Ist bekannt, wie sie Komplikationen verhindern können?
- **Begleitende Dienste etc.:** Gibt es einen Zeitplan, der noch einmal überprüft werden muss? Müssen noch weitere Leistungen organisiert werden?
- **Gesundheitsförderung:** Planung von Maßnahmen, Ziele, Organisation
- **Primäre Bezugsperson:** Ist die primäre Bezugsperson in der Lage, weiterhin Ansprechpartnerin zu sein, falls die Klientin selber nicht in der Lage ist? Welche Unterstützung, Entlastung, Information braucht sie?
- **Verlassen des Krankenhauses:** Ist der Transport geregelt? Sind alle Papiere etc. fertig?

Letztendlich wird hier in diesem Schritt auch der Überleitungsbogen ausgefüllt. Er ist eine wichtige und einfache Maßnahme. Die Qualität des Formulars gibt eine indirekte Vorgabe über die Art und Weise sowie den Umfang der zusammengefassten Informationen vor.

Tipp:

Wenn es um eine spezielle oder auch eine Bündelung ganz individueller Pflegebedarfe geht, empfehle ich in jedem Falle die Weitergabe (wenn auch auszugsweise) der **aktuellen Pflegeplanung.**

Beispiel: Wenn im Überleitungsbogen steht: »Frau X ist sturzgefährdet«, ist das eine einfache Aussage. Als Pflegefachkraft der nachfolgenden Einrichtung habe ich darüber hinaus jedoch keine Informationen. Es bleiben offen: individuelle Risikofaktoren, bisher sinnvolle und erfolgreich durchgeführte Maßnahmen.

Meiner Einschätzung nach handelt es sich um eine starke Kompetenz einer Pflegefachkraft, wenn sie Pflegeplanungen weitergibt. Sie drückt damit nicht nur ihre Fürsorge der Klientin gegenüber aus, sondern gibt auch Vorschläge für Maßnahmen, die sie selber für geeignet hielt. Dies erscheint mir gerade bei Menschen mit Demenz unerlässlich!

Struktur
Die Pflegefachkraft
S 6 – ist befähigt und autorisiert, eine abschließende Evaluation der Entlassung durchzuführen.

Hier wird die gesamte Qualität der Entlassungsplanung überprüft.

Es ist erforderlich, in einem Teil der Verfahrensregelung festzulegen, dass und vor allem wie die Pflegefachkraft diesen Schritt des Entlassungsmanagements ausführt (verbindliche Regelung sowie Nennung personeller und zeitlicher Ressourcen).

Die im Assessment entwickelte individuelle Entlassungsplanung mit ihren Schritten und Maßnahmen wird nun mit der »Realität – dem tatsächlichen Alltag« – verglichen.

Die Pflegefachkraft steht hier vor der Aufgabe, den Erfolg der in der stationären Einrichtung durchgeführten Maßnahmen, bezogen auf den poststationären Bedarf, zu überprüfen.

▶

Ziele:
- Evaluation der Angemessenheit der Entlassungsplanung
- Sicherstellung der Kontinuität der Versorgung über den Krankenhausaufenthalt hinaus
- Überprüfung, ob die Klientin und ihre primäre Bezugsperson mit der geplanten und durchgeführten Entlassung zufrieden sind.
  (Wenn es Unzufriedenheiten gab, kann dies ein Hinweis auf eine mögliche Lücke im Entlassungsmanagement sein. Auf dieser Basis kann das Entlassungsmanagement dann weiter optimiert werden

Prozess
Die Pflegefachkraft
P 6 – nimmt innerhalb von 48 Stunden *nach* der Entlassung Kontakt mit dem Patienten und seinen Angehörigen oder der weiterbetreuenden Einrichtung auf und prüft die Umsetzung der Entlassungsplanung.

- Die Pflegefachkraft kontaktiert innerhalb von 48 Stunden nach der Entlassung den Klienten bzw. dessen primäre Bezugsperson oder die weiterversorgende Einrichtung.
- Dies geschieht persönlich durch einen Besuch vor Ort oder telefonisch.
- Die Pflegefachkraft überprüft, ob ihre Entlassungsplanung angemessen war und umsetzbar ist.
- Sie vergewissert sich, dass die Vereinbarungen mit der weiterbetreuenden Einrichtung angemessen waren und von beiden Seiten eingehalten werden konnten.
- Sie bezieht den Klienten ein.
- Sie steht für Fragen des Klienten, seiner primären Bezugsperson sowie die der dortigen Pflegefachkraft zur Verfügung.
- Sie dokumentiert den Besuch bzw. das Telefonat: Inhalte, teilnehmende Personen, Ergebnisse, ggf. weiterführende Maßnahmen.

»Entsteht der Eindruck einer unzureichenden Versorgung, so kontaktiert die Pflegefachkraft des Krankenhauses die Zentrale der zuständigen Einrichtung bzw. des Pflegedienstes.« … »Ein weiterer Grund für mögliche Probleme nach der Entlassung besteht darin, dass Patienten und Angehörige die häusliche Situation anders empfinden, als sie in der Klinik erwartet haben.« [93]

Es gibt sehr wohl Gründe, einen Klienten in der weiterversorgenden Einrichtung zu kontaktieren.
Darüber hinaus ist es eine einmalige Chance, die interdisziplinäre Zusammenarbeit zu optimieren. Dies erfordert aber, dass die Pflegefachkräfte aus der nachfolgenden Einrichtung »den Besuch« nicht als Kontrolle empfinden, sondern vielmehr als gute Möglichkeit, sich kennenzulernen und damit auch zukünftige Entlassungen und Überleitungen zu optimieren.

Folgende Fragen können eine Struktur für das Gespräch nach der Entlassung sein:
- »Wurde bei der Aufnahme ein Gespräch mit Ihnen und Ihren Angehörigen über die Zeit nach der Entlassung geführt?«
- »Sind Sie und Ihre Angehörigen zu Ihrem Bedarf, z.B. an pflegerischer Versorgung, Unterstützung, Hilfe im Haushalt befragt worden?«
- »Hat die Pflegefachkraft einen Plan aufgestellt für notwendige Maßnahmen, z.B. Beratung, Vorbereitung auf Ihre Entlassung? Waren Sie an der Aufstellung dieses Plans beteiligt?«
- »Sind Sie informiert, beraten, geschult und angeleitet worden?«

▶

[93] *Dangel* 2004

- »Waren die vermittelten Informationen und Schulungen ausreichend und verständlich? Konnten Sie das Vermittelte anwenden? Hätten Sie mehr Zeit zum Nachfragen oder Üben benötigt? Fühlen Sie sich den Anforderungen zu Hause gewachsen?«
- »Konnten Sie in der Klinik jederzeit Fragen zu Ihrer Entlassung stellen?
- »Ist der Entlassungstermin mit Ihnen abgesprochen worden?«
- »Haben Sie Wünsche geäußert hinsichtlich der weiterversorgenden Einrichtung?«
- »Wussten Sie, welche Hilfsmittel beantragt waren?«
- »Wurde Ihre Entlassungsplanung spätestens 24 Stunden vor der Entlassung überprüft?«
- » Wurde die Pflegefachkraft des Pflegedienstes/des Pflegeheims an Ihrem Bett darüber informiert, welche Pflege Sie benötigen? Wurde Ihnen dieses Vorgehen angeboten?«[94]

Das mag dem einen oder anderen zu viel sein. Bedenken wir aber, dass es Menschen gibt, die nach einem Krankenhausaufenthalt nicht mehr in ihre Wohnung kommen, dann kommt eine Entlassung schon einem Umzug gleich!

4.3 Beispiel für ein gelungenes Entlassungsmanagement

Der Expertenstandard Entlassungsmanagement in der Pflege ist das Kernstück der bisherigen Standards, denn er bezieht sämtliche bisherigen Standards mit ein und widmet sich zwei wesentlichen Aspekten der Pflege:
- **dem Klienten und**
- **der Schnittstellenproblematik.**

Aus Sicht einer Klientin und aus Sicht einer Pflegefachkraft sieht ein **gelungenes Entlassungsmanagement** wie folgt aus:[95]

1. Ebene aus Sicht der Klientin:	1. Ebene aus Sicht der Pflegefachkraft
- »Ich bin mitten drin im Pflegeprozess – von Anfang an.« - »Die Schwestern wissen, was sie tun, dass sie eine Verfahrensanleitung haben, nach der sie vorgehen.« - »Sie setzen sich fast gleich nach meiner »Aufnahme« mit mir und meinem Angehörigen zusammen und bedenken meine Situation: Jetzt und nach der Entlassung. Das ist wirklich Klasse!« - »Sie bedenken dabei auch, wie ich zu Hause lebe und was ich dort evtl. für Hilfsmittel brauche.«	- »Anhand einer Verfahrensanleitung, die für uns Pflegefachkräfte vorliegt, bereite ich das erste Gespräch zum möglichen Unterstützungsbedarf nach der Entlassung vor.« - »In der Verfahrensanleitung ist auch geregelt, welches Einschätzungsinstrument ich dabei verwende.« - »Ich arbeite eng mit meinen Kollegen aus unserem multidisziplinären Team zusammen.« - »Ich trage die Verantwortung für die Entlassung der Patientin!«

▶

---

[94] ebd.
[95] Dieser Text stammt aus einem meiner Fachtrainings zum Thema.

1. Ebene aus Sicht der Klientin:

- »Sie sprechen mit mir auch über Geld, oder wie ich mögliche Leistungen, die ich evtl. in Anspruch nehmen muss, erbringen kann, oder wo ich sie beantragen kann.«
- »Sie achten genau auf meine Pflegesituation, auf meine Gesundheit und Krankheit.«
- »Sie nehmen sich Zeit und schreiben alles auf.«
- »Die Pflegefachkraft kümmert sich wirklich um mich und ist für mich da!«

1. Ebene aus Sicht der Pflegefachkraft

- »Ich habe eine entsprechende Fortbildung zum Thema gemacht und kann darüber hinaus sehr gut den Pflegebedarf eines Menschen einschätzen.«
- »Es haben sich dabei für mich neue Tätigkeitsfelder aufgetan!«
- »Ich nutze für die Einschätzung z.B. den Barthel-Index, eine Einschätzung anhand der Verrichtungen nach der Pflegeversicherung, den FIM® und eine aussagekräftige Pflegeanamnese.«

2. Ebene aus Sicht der Klientin:

- »Ich habe gelernt, dass ich mich anders einschätze als die Schwester. Deshalb sprechen wir alles ab.«
- »Durch ihre Erklärungen und weil sie mich immer wieder einbezieht, fühle ich mich immer kompetenter, was meine Situation angeht.«
- »Mich wundert, dass sie immer alles aufschreibt, aber sie hat auch einen echten Plan meiner Entlassung erstellt.«
- »Ich kann die ganze Entlassung, die noch ein bisschen hin ist, sehr gut nachvollziehen.«
- »Sie hat sogar schon mit der Einrichtung, wo wir ins »Betreute« Wohnen« ziehen, Kontakt aufgenommen.«

2. Ebene aus Sicht der Pflegefachkraft

- »Ich entwickle auf den Grundlagen der erhobenen Daten eine individuelle Entlassungsplanung.«
- »Die individuelle Entlassungsplanung stimme ich mit der Patientin ab.«
- »Ich weiß um die typischen »Entlassungskarrieren« und sorge dafür, dass die Patientin eine wirklich gute Entlassung hat.«
- »Ich habe einen Überblick über die Versorgungsangebote der Region, in der ich arbeite.«
- »Ich habe einen wirklichen Aktionsplan erstellt, bei dem alle wissen, was sie zu tun haben.«

3. Ebene aus Sicht der Klientin:

- »Die Schwester hat mich und meine Angehörigen beraten.«
- »Jetzt kenne ich viel mehr Möglichkeiten, mit meiner Situation umzugehen, gerade bei den pflegerischen Problemen, die ich habe.«
- »Ich weiß jetzt auch, wo ich mir noch mehr Hilfe holen kann, zum Beispiel bei einer Beratungsstelle.«
- »Meine Angehörige und ich sind uns sicher, dass wir wirklich wissen, wie und wo es nach meiner Entlassung weiter gehen wird.«
- »Sogar mein Hausarzt weiß schon Bescheid.«

3. Ebene aus Sicht der Pflegefachkraft

- »Meine ganzen Kenntnisse zeige ich in der Beratung der Patientin und ihrer Angehörigen.«
- »Die Beratung erfolgt natürlich auf Basis der Erhebung des absehbaren Unterstützungsbedarfs.«
- »Einen Teil der Beratung führe ich selber durch, anderes delegiere ich an Berufskollegen aus anderen Disziplinen.«
- »Ich nenne die Beratung und Schulung der Patientin und ihrer Angehörigen jetzt »Edukation«, das schließt mehr ein.«

4. Ebene aus Sicht der Klientin:

- »Die Schwester kümmert sich um alles, ich fühle mich sicher und gut begleitet.«
- »Sie hat sich mit der Oberschwester des »Betreuten Wohnens« schon zusammengesetzt, die wissen dann ja, was mit mir ist.«
- »Sie hat darauf geachtet, dass meine ganzen persönlichen Daten geschützt sind.«

4. Ebene aus Sicht der Pflegefachkraft

- »Ich habe mich zur speziellen »Überleitungsschwester« ausbilden lassen.«
- »Es reicht aber auch, wenn wir in einer personenorientierten Organisationsform arbeiten. Dann haben wir die Planungsverantwortung für die Pflege der Patientin während der ganzen Zeit, in der sie bei uns ist.«

▶

4. Ebene aus Sicht der Klientin:

4. Ebene aus Sicht der Pflegefachkraft

- »Unsere Leitung hat in einer Verfahrens-anleitung tatsächlich festgelegt, dass wir Pflegefachkräfte die Verantwortung bei der Entlassung haben.«
- »Immer noch neu ist für mich, dass wir den Entlassungstermin mit allen Beteiligten – auch der Patientin – abstimmen.«
- »Ich biete der weiterbetreuenden Einrichtung eine Pflegeübergabe an.«
- »Mit dieser stimme ich sowohl den Entlas-sungstermin als auch den zu erwartenden Unterstützungsbedarf ab.«

5. Ebene aus Sicht der Klientin:

- »Die Schwester bezieht mich immer wieder ein.«
- »Sie hat ihren Plan meiner Entlassung noch einmal überprüft, ob er auch wirklich klappt.«
- »Sie hat mich freundlich, sensibel und genau beobachtet.«
- »Bei allem hat sie meine Sichtweise mit einbezogen.«
- »Und sie hat mit mir diesen riesigen Überlei-tungsbogen ausgefüllt.«

5. Ebene aus Sicht der Pflegefachkraft

- »Ich habe die Fähigkeiten, genau zu schauen, ob die Planung der Entlassung dem individu-ellen Bedarf der Patientin entspricht.«
- »Dabei orientiere ich mich immer wieder am Pflegeprozess.«
- »Spätestens 24 Stunden vor der Entlassung führe ich deshalb noch einmal eine Über-prüfung der tatsächlichen Pflegesituation und des tatsächlichen Pflegebedarfs durch.«
- »Damit habe ich noch Zeit genug, Korrekturen an der ursprünglichen Entlassungsplanung vorzunehmen.«

6. Ebene aus Sicht der Klientin:

- »Ich bin jetzt in der neuen Einrichtung und alle Hilfsmittel standen hier.«
- »Alles war vorbereitet und ich fühlte mich sehr willkommen.«
- »Die Schwester aus der Einrichtung hat sich Zeit genommen und mich angerufen, um mögliche Fragen von mir, meinen Angehörigen und den Pflegekräften hier zu klären.«

6. Ebene aus Sicht der Pflegefachkraft

- »Nach der Entlassung nehme ich immer noch einmal Kontakt zum Patienten auf.«
- »Ich überprüfe den Erfolg der in unserer Einrichtung durchgeführten Maßnahmen auf den poststationären Bedarf hin.«
- »Dabei lasse ich mich von Fragen leiten, die unsere Einschätzung, aber auch unsere Pflegeinterventionen angehen.«
- »Ich überprüfe, ob meine geplante, individuelle Entlassung sinnvoll und umsetzungsfähig ist / war.«
- »Wenn etwas bei der Überleitung nicht geklappt hat, kann ich noch Kontakt zu den zuständigen Personen aufnehmen.«
- »Meist führe ich die Evaluation telefonisch durch, manchmal nehme ich mir auch Zeit für einen Hausbesuch.«

4.4 Formulare

Die Auswahl der Formulare für Entlassung oder Überleitung sind vielfältig. Jede Dokumentationsfirma stellt ähnliche Versionen her. Von besonderem Interesse sind in speziellen Arbeitszirkeln gemeinsam erstellte Formulare. Diese beziehen auch regionale Strukturen mit ein.

Es sind in jedem Fall im stationären und ambulanten Bereich zu verwenden:
- Überleitungsbogen

Zusätzlich im Krankenhaus:
- Ein Assessmentformular, um den poststationären Bedarf einzuschätzen

Empfehlung:
- Eine Kopie der aktuellen Pflegeplanung

5 Der nationale Expertenstandard Schmerzmanagement in der Pflege

- »*In einer halben Stunde ist Medikamentenausgabe. Warten Sie solange, dann bekommen Sie etwas gegen Ihre Schmerzen.*«[96]
- »So schlimm kann es doch gar nicht sein!«
- »Wir geben ihr Placebos, sie hat ja schon drei Mal ihre Tropfen bekommen!«
- »Die will doch nur Aufmerksamkeit!«
- »Die ist doch schon abhängig.«
- »Ich halte das nicht mehr aus, wenn sie so oft wegen ihrer Schmerzen klingelt …«

Diese Aussagen machen deutlich, dass Schmerzen bei Pflegekräften einerseits starke Helfersyndrome hervorrufen, andererseits auch Ängste und Hilflosigkeit ans Licht bringen.

Ich möchte hier ein Beispiel anführen, welches m. E. die Situation »Schmerz und Schmerzerleben« mit ihren Verkettungen deutlich macht:

Irmgard Schmidt ist eine Dame von 65 Jahren, die seit vielen Jahren an rheumatoider Arthritis leidet. Sie wurde wegen eines akuten Schubes eingeliefert, aber jetzt geht es ihr besser. Sie sitzt im Aufenthaltsraum, sieht fern und hat eine Zeitschrift offen in ihrem Schoß liegen. Sie hat soeben einer auszubildenden Pflegekraft gesagt, dass sie Schmerzen hat. Die Pflegekraft bekam daraufhin von der verantwortlichen Pflegekraft folgende Antwort: »Ich glaube nicht, dass die Schmerzen von Frau Schmidt so stark sind, wie sie sagt; wir wollen mal eine halbe Stunde abwarten.«
Weshalb? Auf welcher Grundlage hat diese Pflegekraft entschieden, dass die Patientin, die aufgrund jahrelanger Erfahrung weiß, wie ihre Krankheit sie beeinträchtigt, Unrecht hat? Als die verantwortliche Pflegekraft von der auszubildenden Pflegekraft gefragt wird, woher sie denn wisse, dass die Patientin keine so großen Schmerzen habe, zeigt diese auf die Patientendokumentation. Puls und Blutdruck waren bei der Messung eine halbe Stunde vorher normal. Die verantwortliche Pflegekraft erklärt, dass das Gesicht der Patientin keinen Ausdruck zeigt, der für Schmerzen typisch ist, und überhaupt, sie lese eine Zeitschrift und sehe fern, da kann sie doch wohl keine Schmerzen haben, oder?
Kurzum, die verantwortliche Pflegekraft glaubt in diesem Fall nicht, was die Patientin sagt. Es kommt ihr nicht in den Sinn, dass diese Patientin gelernt hat, mit Schmerzen zu leben und sich anzupassen, sodass keine Veränderungen der Vitalzeichen oder des Gesichtsausdrucks festzustellen sind. Es kommt ihr auch nicht in den Sinn, dass Frau Schmidt der Ansicht ist, man sollte keinen Wirbel veranstalten, wenn man Schmerzen hat. Die verantwortliche Pflegekraft hat nicht bedacht, dass Frau Schmidt aus Erfahrung weiß, wie sie durch Fernsehen oder Lesen ihre Aufmerksamkeit von den Schmerzen ablenken und sie so erträglicher machen kann.[97]

---

[96] *Walsh, Ford* 2000
[97] ebd.

»Jacox (1979) stellte fest, dass Pflegende verbalen Äußerungen von PatientInnen über Schmerzen wenig Aufmerksamkeit schenken und diese an fünfte Stelle von insgesamt sieben Möglichkeiten setzen, auf die sie sich bei der Beurteilung von Schmerzen verlassen würden.«[98]

Es ist für Pflegekräfte nicht einfach, Schmerzen zu messen und zu erfassen. Vielleicht liegt das daran, dass, wenn sie erfasst und bemerkt werden, natürlich auch Schmerzmittel »genommen werden wollen«. Und das ist gerade bei chronisch kranken Menschen nicht immer leicht.

Aber Schmerzen sind in der Pflege meist allgegenwärtig. *»Schmerzen beeinflussen das physische, psychische und soziale Befinden und somit die Lebensqualität der Betroffenen und ihrer Angehörigen.«*[99] Schmerz ist zugleich *»eine der am stärksten mit Angst besetzten menschlichen Erfahrungen. Schmerz ist demnach elementar, wie Feuer oder Eis.«*[100] Schmerz ist für jeden Menschen erfahrbar und *»anders als jede andere Empfindung.«*[101]

Schmerzempfinden ist zudem subjektiv. Denken wir bspw. an einen der typischsten »Alltagsschmerzen« wie den Kopfschmerz, wird deutlich, dass dieser für Betroffene an einem Tag gut erträglich ist und am nächsten Tag nicht mehr auszuhalten ist. Schmerz ist nicht objektiv messbar ist. *»Das Schmerzerleben hängt nicht nur von der Stärke des Stimulus ab, der die Schmerzempfindung ausgelöst hat, sondern die Schmerzwahrnehmung eines Menschen hängt davon ab, wie das Gehirn auf den Umgang mit den empfangenen Botschaften vorbereitet ist.«*[102]

Fast alle von uns haben schon einmal Schmerz erlebt. Nach konservativen Schätzungen der Weltgesundheitsorganisation vor einigen Jahren leiden mindestens vier Millionen Menschen unter Schmerzen mit und ohne zufriedenstellende Behandlung.
Wir können davon ausgehen, dass das Schmerzmanagement einen immer höheren Stellenwert in der Pflege bekommen wird, da:
- schmerzhafte Erkrankungen, wie etwa Arthritis, die stetig wachsende Zahl älterer Menschen Schmerz erleben lässt;
- immer mehr Menschen mit chronischen Krankheiten leben;
- neue Krankheiten auftauchen auf, die Schmerzerleben mit sich bringen.

Was aber ist Schmerz?
1. *»Schmerz ist stets so, wie die empfindende Person sagt, dass er ist, und vorhanden, wann immer sie sagt, dass er vorhanden ist.«*[103]
2. *»Schmerz ist eine unangenehme sensorische und emotionale Erfahrung in Verbindung mit einer tatsächlichen oder möglichen Gewebsschädigung oder beschrieben in Begriffen einer solchen Schädigung.«*[104]

---

[98] ebd.
[99] DNQP 2005
[100] *Osterbrink in: Carr, Mann 2002*
[101] *Carr, Mann 2002*
[102] ebd.
[103] *McCaffery, Beebe in: Carr, Mann 2002*
[104] International Association for the Study of Pain in: *Carr, Mann 2002*

Bei Schmerzen handelt es sich um eine subjektive Empfindung, die von früheren Schmerz-erfahrungen geformt und individuell ist.

Carr und *Mann*[105] gehen davon aus, dass es situationsbedingte Faktoren gibt, von denen das jeweilige Schmerzempfinden abhängt:
* Stimmung eines Menschen
* Erinnerung an eine frühere schmerzhafte Erfahrung
* Ursache des Schmerzes und ihrer Bedeutung für die leidende Person
* Betrachtungsweise von Schmerz, mit dem ein Mensch großgezogen wurde
* Tageszeit und dem, was im Umfeld sonst noch geschieht.

Die Autorinnen des Expertenstandards Schmerzmanagement in der Pflege meinen zu Recht, dass »*vielen Patienten Schmerzen und vor allem starke Schmerzen erspart bleiben, wenn die Erkenntnisse einer modernen Schmerztherapie konsequent umgesetzt würden.*«[106]

Sie sprechen von einer Unterversorgung – sogar bis hin zu einem vollständigen Fehlen oder einer inadäquaten Gabe von Schmerzmitteln.
Die Gründe sind vielfältig:
* Mangelndes Wissen und falsche Überzeugungen seitens der Pflegenden, Ärzte und Patienten behindern den adäquaten Umgang mit Schmerz. (*Lavies* et al. 1992 fanden heraus, dass sich 82 % der Ärzte (von 38) im Bereich der Schmerztherapie nicht ausreichend ausgebildet fühlten, bei den Pflegenden waren es 46 % (von 209).
* Eine Zurückhaltung von Opiaten wird oft mit der Sorge begründet, die Patienten könnten medikamentenabhängig werden.
* Eine systematische Einschätzung der Schmerzintensität mittels Schmerzskalen zur genauen Bedarfsermittlung wird selten praktiziert.
* Bei älteren Menschen sorgt der Glaubenssatz »Im Alter ist Schmerz normal« für eine nicht adäquate Schmerzbehandlung

Tabelle 1: Krankheiten und Schmerzformen.[107].

Krankheit	Schmerzform
Arthritis	Gelenkschmerzen, vor allem in den großen Gelenken wie Hüft- und Kniegelenk. Die Prävalenz dieses Schmerztyps ist bei ältern im Vergleich zu jüngeren Erwachsenen mehr als verdoppelt.[108] Schmerzen im Kreuzbeinbereich, Nackenschmerzen
Tumorerkrankung	Die Prävalenz einer Tumorerkrankung steigt mit dem Alter. Das Fortschreiten einer Erkrankung kann zu Nervenkompression, Schmerzen durch Knochenmetastasen, erhöhtem intrakraniellem Druck, viszeralem Schmerz, Lymphödem, neuropathischen Schäden nach einer Strahlentherapie, postoperativen Schmerzen oder zu medikamentös ausgelöstem Erbrechen, Verstopfung oder einer wunden Mundhöhle führen

▶

[105] *Carr, Mann* 2002
[106] DNQP 2005
[107] *Carr, Mann* 2002
[108] *Gibson, Helme* in: *Carr, Mann* 2002

Krankheit	Schmerzform
Diabetes	Nervenschäden infolge einer peripheren Neuropathie, Gewebsschäden, Ulzera
Herz-Kreislauf-System	Angina, Claudicatio intermittens der Beine, venöse Ulzera an den Beinen, Schmerzen nach einem Schlaganfall
Virusinfektion	Postherpetische Neuralgie, komplexes regionales Schmerzsyndrom
Störungen des Muskel-Skelett-Systems	Osteoporose, die Frakturen und Kontrakturen verursacht, komplexes regionales Schmerzsyndrom
Mehrfacherkrankungen	Kombinationen aller oder einiger der oben genannten Formen

Der Expertenstandard sorgt nunmehr für eine Kompetenzsteigerung auf Seiten der Pflegekräfte und des interdisziplinären Teams. Ebenso regt er eine heiße Diskussion darüber an, wie mit Schmerzen umgegangen werden muss.

5.1 Der Expertenstandard im Überblick

Struktur	Prozess	Ergebnis
Die Pflegefachkraft **S 1a** – verfügt über das notwendige Wissen zur systematischen Schmerzeinschätzung. **Die Einrichtung** **S 1b** – stellt zielgruppenspezifische Einschätzungs- und Dokumentationsinstrumente zur Verfügung.	**Die Pflegefachkraft** **P 1** – erhebt zu Beginn des pflegerischen Auftrages, ob der Patient/Betroffene Schmerzen oder schmerzbedingte Probleme hat. Ist dies nicht der Fall, wird die Einschätzung in individuell festzulegenden Zeitabständen wiederholt. – führt bei festgestellten Schmerzen oder schmerzbedingten Problemen eine systematische Schmerz-Ersteinschätzung mittels geeigneter Instrumente durch. – wiederholt die Einschätzung der Schmerzintensität sowie der schmerzbedingten Probleme in Ruhe und bei Belastung/Bewegung in individuell festzulegenden Zeitabständen.	**E 1** Eine aktuelle, systematische Schmerzeinschätzung und Verlaufskontrolle liegen vor.
Die Pflegefachkraft **S 2a** – verfügt über das erforderliche Wissen zur medikamentösen Schmerzbehandlung. **Die Einrichtung** **S 2b** – verfügt über eine interprofessionell geltende Verfahrensregelung zur medikamentösen Schmerzbehandlung.	**Die Pflegefachkraft** **P 2** – setzt spätestens bei einer Schmerzintensität von mehr als 3/10 analog der Numerischen Rangskala (NRS) die geltende Verfahrensregelung um oder holt eine ärztliche Anordnung zur Einleitung oder Anpassung der Schmerzbehandlung ein und setzt diese nach Plan um. – überprüft bei Neueinstellung bzw. Anpassung der Medikation den Behandlungserfolg in den Zeitabständen, die dem eingesetzten Analgesieverfahren entsprechen. – sorgt dafür, dass bei zu erwartenden Schmerzen präventiv ein adäquates Analgesieverfahren erfolgt.	**E 2** – Der Patient/Betroffene ist schmerzfrei bzw. hat Schmerzen von nicht mehr als 3/10 analog der Numerischen Rangskala (NRS).

Struktur	Prozess	Ergebnis
Die Pflegefachkraft **S 3** – kennt schmerzmittelbedingte Nebenwirkungen, deren Prophylaxe und Behandlungsmöglichkeiten.	**P 3** – führt in Absprache mit dem zuständigen Arzt Maßnahmen zur Prophylaxe und Behandlung von schmerzmittelbedingten Nebenwirkungen durch.	**E 3** Schmerzmittelbedingte Nebenwirkungen wurden verhindert bzw. erfolgreich behandelt.
S 4 – kennt nicht medikamentöse Maßnahmen zur Schmerzlinderung sowie deren mögliche Kontraindikationen.	**P 4** – bietet in Absprache mit den beteiligten Berufsgruppen dem Patienten/Betroffenen und seinen Angehörigen als Ergänzung zur medikamentösen Schmerztherapie nicht medikamentöse Maßnahmen an und überprüft ihre Wirkung.	**E 4** Die angewandten Maßnahmen haben sich positiv auf die Schmerzsituation und/oder die Eigenaktivität des Patienten/Betroffenen ausgewirkt.
S 5a – verfügt über die notwendigen Beratungs- und Schulungskompetenzen in Bezug auf Schmerz und schmerzbedingte Probleme. **Die Einrichtung** **S 5b** – stellt die erforderlichen Beratungs- und Schulungsunterlagen zur Verfügung	**P 5** – gewährleistet eine gezielte Schulung und Beratung für den Patienten/Betroffenen und seinen Angehörigen.	**E 5** Dem Patienten/Betroffenen sind gezielte Schulung und Beratung angeboten worden, um ihn zu befähigen, Schmerzen einzuschätzen, mitzuteilen und zu beeinflussen.

5.2 Maßnahmen des nationalen Expertenstandards Schmerzmanagement in der Pflege

Im Folgenden stelle ich eine Auswahl notwendiger Maßnahmen aus dem Expertenstandard vor:

Struktur

Die Pflegefachkraft
S 1a – verfügt über das notwendige Wissen zur systematischen Schmerzeinschätzung.

Information der Pflegekräfte durch Literatur, Broschüren und Fortbildungen über die folgenden Themen – einschließlich eines »Training on the job«:

1. **Definition Schmerz, Schmerzentstehung (Folgen von Schmerzen)**
2. **Schmerzerleben und -assessment**
3. **Dokumentation von Schmerz (-qualitäten), z.B. Schmerztagebücher**

Dieses Wissen sollte in Form von Gesprächen, Begleitungen vor Ort, Fallbesprechungen überprüft werden.
Der Expertenstandard gibt Folgendes zu bedenken:
• Selbsteinschätzung hat grundsätzlich Vorrang vor Fremdeinschätzung; da Schmerz subjektiv ist, kann er nur von den Patienten/Bewohnern selbst zuverlässig eingeschätzt werden [109]

Schmerz: »*Unangenehme oder leidvolle Empfindung mit unterschiedlicher Qualität, Intensität, Lokalisation und Dauer. Schmerz ist keine rein physiologische Reizwahrnehmung, sondern vielmehr eine individuelle Reaktion, die auch von psychischen und sozialen Faktoren beeinflusst wird. Schmerz kann auch ohne nachweisbare organische Ursache auftreten.*« [110]

Akuter Schmerz: Verursacht durch ein akutes Ereignis (Verletzung, Entzündung, mangelnde Durchblutung, Operation u.a.). Akutschmerz kann eine lebenserhaltende Warn- oder Schutzfunktion haben, indem er krankhafte Veränderungen anzeigt und endet i.d.R. mit deren Heilung.
Chronischer Schmerz: Zeitbezogene Definition für Schmerzen mit einer Dauer je nach Definition von mindestens drei oder sechs Monaten.
Tumorbedingter Schmerz: Entweder durch den Tumor selbst verursacht (Infiltration der Tumorzellen), durch Therapie (z.B. strahlen- oder chemotherapiebedingte Schleimhautentzündungen) oder Sekundärveränderungen, die durch den Tumor ausgelöst sind (z.B. Herpes Zoster). Gleichzeitiges Auftreten von akutem und chronischem Schmerz ist möglich.
Akut rezidivierender chronischer Schmerz: Tritt bei langjährigen Erkrankungen mit Unterbrechungen immer wieder auf; Ursache meist organisch (z.B. Migräne, Rheuma).
Chronifizierter Schmerz: Über die Heilung hinaus anhaltender, verselbstständigter Schmerz; die Entstehung bzw. Aufrechterhaltung ist von der ursprünglichen Schmerzursache losgelöst, es handelt sich um ein multidimensionales Krankheitsgeschehen, bedingt durch organische, psychische und soziale Faktoren. [111]

▶

---

[109] DNQP 2005
[110] ebd.
[111] ebd.

Die Einrichtung
S 1b – stellt zielgruppen-spezifische Einschätzungs- und Dokumentationsinstrumente zur Verfügung.

Folgende Anforderungen sollten beachtet werden:
- In der Einrichtung sollte es festgelegte Instrumente zum Schmerzassessment und der Dokumentation von Schmerzen geben.
- Alle schmerzbezogenen Informationen werden zeitnah und lückenlos dokumentiert (Eintragung Pflegebericht, Führen von Schmerztagebüchern und Schmerzverlaufsprotokollen).

Darunter fallen z.B. Numerische Skalen (NRS), oder verbale Ratingskalen (VRS), oder eine visuelle Analogskala (VAS) in gängigen Sprachen, ein Erhebungsbogen zur Schmerzersteinschätzung, andere Schmerzassessmentformulare, wie z.B. eine Gesichterskala.

NRS: Numerische Rating Skala: Bei der NRS handelt es sich um eine Skala mit zehn Stufen. Sie wird eingesetzt als Papierversion zum Ankreuzen, als Schmerzlineal, auf dem der Patient einen Schieber auf die entsprechende Zahl rückt oder in gesprochener Form: »*Auf einer Skala von null bis zehn, auf der die Ziffer 0 »kein Schmerz« und die Zahl 10 der »schlimmster vorstellbarer Schmerz« bedeutet, würden Sie welche Nummer für Ihre Schmerzen wählen?*«[112]

VRS: Verbale Rating Skala: Eine vier- oder fünfstufige sogenannte Ordinalskala, deren Schmerzintensität mit Adjektiven markiert ist: kein Schmerz, leichter Schmerz, mittelstarker bzw. mäßiger Schmerz, starker Schmerz, ggf. maximal vorstellbarer Schmerz. Sie kann schriftlich und mündlich eingesetzt werden, ihr Vorteil ist die einfache Anwendung.[113]

VAS: Die Visuelle-Analog Skala: Die VAS ist eine maximal 10 cm lange Linie, deren Ende in der Regel mit den Begriffen »kein Schmerz« und »stärkster vorstellbarer Schmerz« gekennzeichnet ist. Der Klient überträgt die Schmerzintensität mittels Markierung (Papierversion) oder mittels Schieber (mechanische Version) auf diese Linie.[114]

Die Experten empfehlen alle drei Skalen, weisen aber darauf hin, dass innerhalb einer Einrichtung einheitliche Instrumente zu bevorzugen sind. Es sollten aber auch die Vorlieben einzelner Klienten für bestimmte Instrumente gesehen werden, weil sie dann zuverlässiger sind. Ein Klient sollte immer dieselbe Skala bevorzugen.[115]

GRS: Die Gesichter-Rating-Skala: Darüber hinaus empfehlen die Experten auch die Gesichter Rating Skala. Der linke Pol beginnt mit einem fröhlichen Gesicht und der rechte mit einem weinenden Gesicht. Es gibt in der Regel sechs verschiedene Gesichter, aber auch eine achtstufige Gesichter-Skala brachte gute Ergebnisse.
In der Pflege alter oder auch kognitiv stark eingeschränkter Menschen empfiehlt es sich ebenfalls, ein Instrument zu verwenden, um nonverbale Schmerzäußerungen zu dokumentieren.[116]

▶

[112] *Sowinski* 2004b
[113] ebd.
[114] ebd.
[115] ebd.
[116] ebd.

Prozess

Die Pflegefachkraft
P 1 – erhebt zu Beginn des pflegerischen Auftrages, ob der Patient/Betroffene Schmerzen oder schmerzbedingte Probleme hat. Ist dies nicht der Fall, wird die Einschätzung in individuell festzulegenden Zeitabständen wiederholt.

– führt bei festgestellten Schmerzen oder schmerzbedingten Problemen eine systematische Schmerz-Ersteinschätzung mittels geeigneter Instrumente durch.

– wiederholt die Einschätzung der Schmerzintensität sowie der schmerzbedingten Probleme in Ruhe und bei Belastung/Bewegung in individuell festzulegenden Zeitabständen.

Es sollte nach folgendem Raster vorgegangen werden:
1. Jede Klientin wird im Aufnahme- oder Erstgespräch durch eine Pflegefachkraft gezielt nach Schmerzen gefragt. Dies geschieht schon in der Informationssammlung/Pflegeanamnese. Es ist laut KDA wichtig, dass Klienten bei jedem Erstkontakt routinemäßig nach Schmerzen gefragt werden. Dies gilt für alle Bereiche der Pflege. **Achtung**! Wenn die Klientin eine gesundheitliche Situation zeigt, in der Schmerzen wahrscheinlich sind, sollte die Pflegefachkraft auch auf nonverbale Hinweise oder versteckte Anzeichen einer Schmerzäußerung achten.
2. Wenn Klienten **keine Schmerzen** oder Schmerzprobleme haben, wird in regelmäßigen und festgelegten Zeitabständen nach Schmerzen gefragt. Damit ist sichergestellt, dass neu auftretende oder auch zunächst nicht genannte Schmerzen erkannt werden.
3. Beim Vorhandensein von **Schmerzen** wird durch die Pflegefachkraft eine Schmerzersteinschätzung vorgenommen. Berücksichtigt werden immer:
- **Lokalisation** (z.B. durch eine Körperskizze)
- **Schmerzintensität** (in Ruhe und bei Bewegung, jetzt, stärkster Schmerz, durchschnittlicher Schmerz, geringster Schmerz)
- **Schmerzqualität** (den Schmerz erst mit eigenen Worten beschreiben lassen, evtl. durch vorgegebene »Schmerzbeschreibungswörter«, Vorschläge machen)
- **Zeitliche Dimensionen** (erstes Auftreten, zeitlicher Verlauf, Rhythmus)
- **Verstärkende und lindernde Faktoren** (Beobachtung, Befragung, auch der primären Bezugspersonen)
- **Auswirkungen auf das Alltagsleben** (Beobachtung, Befragung, auch der primären Bezugspersonen)

Menschen, die eine kognitive Beeinträchtigung aufweisen, nennen ihren Schmerz evtl. nicht so, wie sie ihn empfinden. Dann ist die Beobachtungsgabe der Pflegefachkraft umso mehr gefragt.
Beachten Sie hierzu folgende Punkte:

Lautsprachliche Indikatoren
Verbal: unspezifische Äußerungen; um Hilfe (bei Bewegung) bitten; nach Schmerzmitteln fragen; bitten, allein gelassen zu werden; über Schmerzen reden; mehr als üblich reden; fluchen; verbale Ausbrüche; Unbehagen und/oder Protest äußern; abgehackte Sprache
Vokal: Stöhnen, Weinen, Schreien, Grunzen, Brummeln, Seufzen, Jammern, Winseln, Japsen, nach Luft schnappen, geräuschvoll atmen

Mimische Indikatoren
Grimassen schneiden, Gesicht verziehen; schnelles Augenblinzeln/-zwinkern; gesenkte Augenbrauen und offener Mund; Zähne zusammenbeißen, ängstlicher Gesichtsausdruck, Stirn runzeln; Kiefer fallen lassen, zugekniffene und/oder geschlossene Augen; trauriger Ausdruck; zusammengekniffene Lippen; Zuckungen im Gesicht; in Falten gelegte Stirn; vertikale Falten zwischen den Brauen, Schielen

▶

Verhaltensindikatoren (verhaltensbedingte Indikatoren für Schmerz)
körperlich unruhig; agitiert/zappelig; ängstlich und/oder ärgerlich; vor
Berührung zurückschrecken; bestimmte Körperteile reiben/festhalten;
aufgeregt; Jucken/Kratzen; Schonhaltung; steife, unterbrochene, vorsich-
tige Bewegung; ungeschickte Steh-/Sitzposition; häufiges Anlehnen, um
Stabilität zu halten; häufiger Lagerungswechsel; Schaukeln/Vor- und
zurückwippen; verdrehte Körperhaltung/Verrenkungen; Kopf vor- und
zurückwerfen; angespannte Körperhaltung; Nesteln[117]

Bitte bedenken Sie: Nicht identifizierte Schmerzen können nicht
behandelt werden!

Struktur

Information und »Training on the job« der Pflegekräfte über:

Die Pflegefachkraft
S 2a – verfügt über das
erforderliche Wissen zur
medikamentösen
Schmerzbehandlung.

- **Medikamentöse Schmerzbehandlung**
  Das heißt konkret:
- Kenntnisse über das WHO-Stufenschema, das eine Auswahl der
  Medikamente in Abhängigkeit von der Schmerzintensität empfiehlt
- Kenntnisse über die Notwendigkeit der Analgetikagabe nach festem
  Zeitschema sowie der Möglichkeit von Zusatzmedikation, z.B. bei
  Schmerzspitzen
- Kenntnisse über die Notwendigkeit einer Dosisanpassung
- Bevorzugung nicht invasiver Applikationen (z.B. orale und/oder
  transdermale Darreichungsformen
- Kenntnisse und ethisch wertvoller Umgang mit dem Thema »Physische
  und psychische Abhängigkeit von Schmerzmedikamenten«
- Kenntnisse über die Wirkung und Nebenwirkung von Schmerzmedika-
  menten

Schmerzmedikamente bei akuten Schmerzen
1. Analgetika gegen leichte Schmerzen:
Paracetamol: analgetische und fiebersenkende Wirkung. Hilft bei leichten
Schmerzen, kann in Kombination mit anderen Medikamenten bei leichten
bis mäßigen Schmerzen eingenommen werden, nützt nicht bei schweren
Schmerzen. Geeignet für Schmerzen, die nicht durch eine Entzündung
hervorgerufen werden.
Acetylsalicylsäure: Einsatz bei leichten Schmerzen, wirkt analgetisch,
entzündungshemmend und fiebersenkend.
NSAR (Nichtsteroidale entzündungshemmende Antirheumatika):
Große Gruppe von Substanzen, die entzündungshemmend, schmerzlin-
dernd und fiebersenkend wirken. Rufen meist nach einmaliger Dosis eine
Analgesie hervor, jedoch gilt die Empfehlung einer regelmäßigen Gabe,
um z.B. eine entzündliche Knochen- und Gelenkreizung, Schmerzen in der
Muskulatur oder Gelenksteifigkeit zu verringern. Bei NSAR gibt es eine
Höchstdosierung, ein Überschreiten der empfohlenen Dosis führt lediglich
zu vermehrten Nebenwirkungen. Bekannt sind: ASS (Salicylsäurederivate),
Ibuprofen, Naproxon, Ketoprofen (Arylpropylsäurederivate), Diclofenac
(Arylsäurederivate), Indometacin (Indolessigsäurederivate)
Metamizol: analgetische, fiebersenkende und spasmolytische Wirkung
(über Entspannung der glatten Muskulatur). Empfehlung: Metamizol i.v.
in Form einer Kurzinfusion über ca. 15 Minuten verabreichen.

▶

117 DNQP 2005

2. Opioide und ihre Anwendung:

Es wird in schwach wirksame und stark wirksame Opioide unterschieden. Sie eignen sich besonders bei mittelschweren bis schweren Schmerzen, z.B. nach einer schmerzhaften Operation. Kombinationen mit einem Nichtopioidanalgetikum (z.B. Metamizol, Diclofenac oder Ibuprofen) eignen sich vor allem dann, wenn eine dieser Substanzen bei akuten Schmerzen für sich allein genommen keine adäquate Analgesie bietet.

Schwächere Opioide:

Tramadol: unterliegt als schwaches Opioid nicht der Betäubungsmittel-verordnung, vielfältige Applikationsmöglichkeiten. Tageshöchstdosierung: 600 mg/. Gute Kombination mit Metamizol.

Tilidin N: steht ausschließlich oral zur Verfügung, wird als Retardtablette zur chronischen sowie zur Tumorschmerztherapie eingesetzt.

Stärkere Opioide:

Morphin: laut *Carr, Mann* immer noch »Goldstandard«[118] in der Therapie von mittelstarken bis starken Schmerzen. Bei chronischen Schmerzen sollte ein Retardpräparat eingesetzt werden.

Piritamid (Dipidolor): Ist annähernd gleich stark wie Morphium, wird in Deutschland im postoperativen Bereich verwendet.

Oxycodon: Bekannt unter dem Begriff Oxygesic®; liegt in Retardform vor, kommt zum Einsatz bei dauerhafter Behandlung von chronischen Schmerzen/Tumorschmerzen.

Fentanyl TTS: wirkt dreitägig in Pflasterform, verzögerte Wirkung (ca. 12 bis 15 Stunden), daher nicht für akute Schmerzen geeignet, stärker als Morphium. Bekannt als Durogesic® Pflaster.

Methadon: dient zur Substitutionsbehandlung von Drogenabhängigen, wird gelegentlich zur Behandlung akuter Schmerzen eingesetzt. In Deutschland bekannt als Levomethadon. Hochwirksam potent wie Morphium, die Wirkung hält aber länger an. Kommt auch zum Einsatz, wenn Morphium keine ausreichende Analgesie bietet.

Pethidin: (Dolantin) 10 x schwächer als Morphium, kurze Wirkdauer von 1 bis 3 Stunden. Die Indikation für Pethidin hat sich deutlich verringert – der Metabolit Norpethidin kann akkumulieren, wenn das Medikament in größeren Dosen oder länger als einige Tage verabreicht wird.

Schmerzmedikamente bei chronischen Schmerzen

Bei chronisch nicht malignen Schmerzen sollte der Gebrauch der Analgetika möglichst gering gehalten werden, stattdessen sollten nicht medikamentöse Therapien zum Einsatz kommen.

Laut *Carr* und *Mann* gibt es »*aber auch Patienten mit chronisch nicht-malignen Schmerzen, die spezielle Medikamente – sogenannte Coanal-getika – benötigen. Coanalgetika sind im eigentlichen Sinne keine Schmerzmittel, sie können jedoch bei bestimmten Schmerzsituationen und -ursachen einen eigenen analgetischen Effekt zeigen.*«[119]

- **Trizyklische Antidepressiva:** Diese Wirkstoffgruppe hemmt die Wiederaufnahme der Neurotransmitter (Serotonin, Noradrenalin, Dopamin) in den Nervenzellen des Gehirns. Die so vermehrt zur Verfügung stehenden Botenstoffe sollen den für Depressionen typischen relativen Mangel an Neurotransmitter[120] ausgleichen.

▶

---

[118] *Carr, Mann* 2002
[119] ebd.
[120] Angelehnt an www.wikipedia.org

Eine schmerzlindernde Wirkung wird durch eine Erhöhung der Neurotransmitteraktivität in den Synapsen der neuronalen körpereigenen Schmerzhemmung erzeugt. Es zeigt vor allem in der Behandlung von Nervenschmerzen eine gute Wirkung. Der Wirkeintritt eines Antidepressivums in der Schmerzbehandlung ist verzögert, d.h. in ausreichender Dosierung vergehen ca. 2 Wochen bis zur vollständigen analgetischen Wirksamkeit.[121]

- **Antikonvulsia:** Speziell der bei Nervenschmerzen vorkommende elektrisierende und einschießende Schmerz lässt sich mit Antikonvulsia einschränken. Bekannt sind zwei Substanzen: Carbamazepin und Gabapentin.
- **Carbamazepin** (z.B. Tegretal®): Dieser Wirkstoff stabilisiert krankhafte, spontane neuronale Entladungen, da er einen membranstabilisierenden Effekt hat. Er blockiert die Natriumkanäle der Neuronen und kommt speziell bei Trigeminusneuralgie zum Einsatz.
- **Gabapentin** (z.B. Neurontin®): Dieser Wirkstoff ist teuer, zeigt jedoch bei älteren Menschen, wenn die Therapie vorsichtig eingeschlichen wird, eine gute Wirkung, besonders bei Schmerzen nach einer Gürtelrose oder bei diabetischer Neuropathie.

Spasmolytische Substanzen:
- **Butylscopolamin** (z.B. Buscopan®): kommt bei krampfartigen Schmerzen der Organe mit glatter Muskulatur zum Einsatz.
- **Metamizol** (z.B. Novalgin®): hat zwei Wirkungen, zum einen eine stark analgetische, zum anderen eine spasmolytische. Diese reduziert das Schmerzerleben besonders gut bei krampfhaften viszeralen Schmerzen.
- **Myotonolytika:** verringert die Muskelspannung und löst Muskelspannungen.
- **Flupirtin** (z.B. Katadolon®): muskelentspannendes Medikament.
- **Tetrazepam:** starkes muskelentspannendes Medikament mit einer ausgeprägten sedierenden Wirkung.
- **Baclofen** (z.B. Lioresal®): ebenfalls mit muskelentspannender Wirkung, wird bei Hirninfarkten oder bei Querschnittslähmung genommen.
- **Clonidin** (z.B. Paracefan®): Primär handelt es sich um ein blutdrucksenkendes Medikament, das darüber hinaus eine analgetische Wirkung hat. Wird es bspw. mit Opioiden gemeinsam verabreicht, senkt es den Opioidbedarf.
- **Kortison:** Umgangssprachlich werden Medikamente mit Cortisolwirkung häufig als »Cortison« bezeichnet, im chemischen Bereich als Steroid. Speziell bei plötzlichen Zustandsverletzungen, die mit starken Entzündungen oder Schwellungszuständen einhergehen, kommt das Medikament zum Einsatz.
- **Benzodiazepine** (z.B. Diazepam®, Faustan®, Valium®): Gerade bei Klienten, die zum Schmerz auch noch eine starke Angst verspüren, können Benzodiazepine das Mittel der Wahl sein, z.B. bei Tumorschmerzen. Weiterhin wird dieses Medikament in der präfinalen Phase bei ausgeprägter Atemnot, Angst und Erstickungsängsten gegeben. Der Wirkstoff kommt auch bei der akuten Behandlung von epileptischen Grand-mal-Anfällen als Antikonvulsivum zum Einsatz. Benzodiazepine wirken angstlösend, krampflösend, muskelentspannend, beruhigend und schlaffördernd, amnestisch, leicht stimmungsaufhellend.

▶

[121] *Carr, Mann* 2002

- **Ketamin** (z. B. Ketanest® als Esketamin): primär ein Narkosemedikament, das bei niedrigen Dosierungen auch einen analgetischen Effekt hat. Ketamin zeigt eine Wirkung als NMDA-Antagonist. *»Der NMD-Rezeptor nimmt eine zentrale Funktion im Chronifizierungsprogramm von Schmerzen, speziell Nervenschmerzen ein. Durch eine Blockade dieses Rezeptors durch extrem niedrige Dosen Ketamin kommt es möglicherweise zu einer Verringerung der Ausprägung von Nervenschmerzen (z. B. Phantomschmerzen), aber auch zu einer verbesserten Ansprechbarkeit für Opioide, z. B. Morphin.«* [122]
- **Capsaicin:** Dieser Wirkstoff wird aus dem Chili-Pfeffer gewonnen und als Salbe oder Pflaster über die Haut eingegeben, speziell bei Nervenschmerzen wie nach einer Gürtelrose. Capsaicinoide reizen die Nervenenden bestimmter Nozizeptoren, die normalerweise Schmerzreize bei Einwirkung von Hitze oder chemischer Reizung erkennen. Die Ähnlichkeit der Empfindung »heiß« und »scharf« (engl. beides »hot«) ist bereits auf Rezeptorebene begründet. Der oft schmerzhaften (aber nur scheinbaren) Erhitzung durch Capsaicin wirkt der Organismus durch vermehrte Durchblutung des Gewebes zum Zweck der Wärmeabfuhr entgegen, dadurch kommt es zu einer lokalen Rötung wie bei einer leichten Verbrennung.
- **Bisphosphonate:** haben eine hohe Affinität zur Knochenoberfläche, insbesondere im Bereich der sogenannten Resorptionslakunen. Sie hemmen dadurch den Knochenabbau und können bei rechtzeitiger Gabe den Schmerz bei Knochenmetastasen verringern, werden sonst auch speziell bei Osteoporose eingesetzt.
- **Opioide:** Die deutsche Gesellschaft zum Studium des Schmerzes hat folgende Kriterien zur Opioidgabe zusammengestellt:*»Opioidgabe beim chronischen Schmerz nur mit feststehender Diagnose; schriftliche Einverständniserklärung des Patienten in Opioidtherapie unter strengen Bedingungen (Behandlungsvertrag), z. B: Fahrtüchtigkeit; standardisierte Therapiedokumentation; **begleitende Effektivitäts- und Nebenwirkungskontrolle (Schmerztagebuch)**; Bedarfsmedikation nur im Einzelfall; keine parenterale Therapie; Absetzen der Unwirksamkeit, sowie bei stetiger, kurzfristiger Dosiserhöhung; Absetzen bei erkennbarem Missbrauch; nur ein Arzt rezeptiert Opioide, **interdisziplinäre Therapieplanung (Kontakt zu Hausarzt)**.«* [123] Hier finden sich auch Aufgaben, die in das Aufgabengebiet einer Pflegefachkraft fallen, sie sind im vorangegangen Text gefettet, damit sie deutlich werden.

Die Prinzipien der medikamentösen Schmerztherapie
Die Aufgabe der Pflegefachperson:
- Bedarf an Schmerzbehandlung erfassen
- Arzt frühzeitig über Schmerzen bzw. eine veränderte Schmerzsituation in Kenntnis setzen
- Ärztliche Anordnungen zur Einleitung oder Anpassung einer Schmerztherapie ausführen
- Zeit- und fachgerechte Applikation von Schmerzmitteln sicherstellen
- Erfolg der Therapie überwachen
- Nebenwirkungen vorbeugen und erfassen [124]

▶

---

[122] *Carr, Mann* 2002
[123] ebd.
[124] *Sowinski* 2004

Die Einrichtung

S 2b – verfügt über eine interprofessionell geltende Verfahrensregelung zur medikamentösen Schmerzbehandlung.

Um ein ganzheitlich wirkendes Schmerzmanagement, in das alle an der Pflege Beteiligten eingebunden sind, zu gewährleisten, sollte Folgendes stattfinden:

Einsatz einer **Verfahrensregelung**:
- Benennung und Erreichbarkeit von für die Schmerztherapie zuständigen **Ärzten**.[125] (Dies ist besonders in der stationären und ambulanten Altenpflege wichtig, da erfahrungsgemäß nicht alle Haus- oder Fachärzte ein allumfassendes Schmerzmanagement unterstützen bzw. über die Kenntnisse verfügen. Es sollte klientenbezogen festgelegt werden, welcher Arzt wann und wie erreicht werden kann, bei welcher Schmerzintensität er angesprochen und wer für die Therapie verantwortlich wird).
- Benennung der **Behandlungsschemata**, nach denen in der Einrichtung gehandelt wird (Einsatz von Schmerzbehandlungsformen, Basis- und Bedarfsmedikation).
- Dokumentation der Schmerzen und -therapie.
- Aussagen zur **Schmerzprävention** vor schmerzhaften Prozeduren (pflegerischen, therapeutischen oder diagnostischen Interventionen). Dies können auch für Pflegekräfte »harmlos« erscheinende Pflegemaßnahmen sein, wie das Legen eines DK, eine Bewegungsübung oder eine angeordnete Positionsunterstützung etc.
- Anwendung von Empfehlungen und Verfahrensregelungen der medizinischen/pflegerischen Fachgesellschaften (z.B. Deutsche Gesellschaft zum Studium des Schmerzes, Deutsche Gesellschaft für Palliativmedizin).[126]

Diese Verfahrensregelung sollte spezifisch für die jeweilige Einrichtung erarbeitet und von allen Mitarbeiterinnen genutzt werden. Sie sollte Handlungsschritte und Verantwortlichkeiten festlegen und von allgemeiner Gültigkeit sein.

Prozess

Die Pflegefachkraft

P 2 – setzt spätestens bei einer Schmerzintensität von mehr als 3/10 analog der Numerischen Rangskala (NRS) die geltende Verfahrensregelung um oder holt eine ärztliche Anordnung zur Einleitung oder Anpassung der Schmerzbehandlung ein und setzt diese nach Plan um.

In diesem Schritt wird festgelegt, welche Therapie und/oder Unterstützung die Klientin mit Schmerzen erfährt.

Dabei gilt folgender Grundsatz des DNQP, der im Expertenstandard angesprochen wird:
»*Der Bedarf für eine Schmerzbehandlung wird vor allem von der Schmerzintensität abhängig gemacht. Der Wunsch des Patienten sowie Funktionseinschränkungen sind weitere Kriterien für das Einleiten bzw. Anpassen einer Schmerztherapie.*«[127]

- Die Pflegefachkraft erfasst den Bedarf einer Schmerzbehandlung und initiiert weitere Maßnahmen. Sie informiert die Ärzte frühzeitig über Schmerzen bzw. über eine veränderte Schmerzsituation der Klientin.
- Bei potenziellen Schmerzproblemen findet eine Beratung und/oder Schulung der Klientin statt.

▶

---

[125] DNQP 2005
[126] ebd.
[127] ebd.

– überprüft bei Neueinstellung bzw. Anpassung der Medikation den Behandlungserfolg in den Zeitabständen, die dem eingesetzten Analgesieverfahren entsprechen.

– sorgt dafür, das bei zu erwartenden Schmerzen präventiv ein adäquates Analgesieverfahren erfolgt.

- Bei Schmerzen mit mehr als 3/10 analog der NRS sollte eine medikamentöse Schmerztherapie eingeleitet werden.
Auswahl der Analgetika nach WHO-Stufenplan: Die Analgetika werden entsprechend der Schmerzintensität stufenweise angepasst. Als Basismedikation für leichte Schmerzen sind Nichtopioide das Mittel der Wahl (=WHO Stufe 1), mittelstarke Schmerzen werden mit schwachen Opioiden (in Kombination mit Nichtopioden und ggf. adjuvanten Schmerzmitteln = WHO Stufe 2), starke Schmerzen mit starken Opioiden (in Kombination mit Nichtopioden und ggf. adjuvanten Schmerzmitteln = WHO Stufe 3) behandelt.
- Der Pflegefachkraft speziell in der ambulanten und stationären Altenpflege kommt hier die besondere Aufgabe zu, der Lebensqualität der Klientin zuliebe eine einwandfreie Kommunikation und Therapieabsprache mit dem jeweiligen Arzt herzustellen.
- Die Pflegefachkraft beobachtet genauestens die Wirkung der Schmerzmittelgabe, achtet auf die genaue Gabe nach ärztlicher Anordnung und dokumentiert alles einwandfrei. Hierbei werden verbale und nonverbale Hinweise des Schmerzempfindens der Klientin erhoben und einbezogen.
- Prophylaktische Schmerzmittelgabe: Wenn zu erwarten ist, dass die Klientin durch eine pflegerische, therapeutische oder diagnostische Intervention Schmerzen erleiden wird, achtet die Pflegekraft auf die rechtzeitige Gabe einer entsprechenden Medikation.
- Die Pflegefachkraft überprüft den Behandlungserfolg bei i.v.-Analgesieverfahren nach 30 Minuten, bei oraler Gabe nach einer Stunde. Bei einer transdermalen Applikation findet die Effektivitätsüberprüfung nach 12 bis 16 Stunden statt. Dokumentation und Weitergabe der Ergebnisse an den Haus- oder Facharzt.

Struktur

Die Pflegefachkraft S 3 – kennt schmerzmittelbedingte Nebenwirkungen, deren Prophylaxe und Behandlungsmöglichkeiten.

Information und »Training on the job« der Pflegekräfte über:

Schmerzmittelbedingte Nebenwirkungen

Global können folgende Nebenwirkungen auftreten: Obstipation, Übelkeit/Erbrechen, Sedierung, Atemdepression, Juckreiz, Harnverhalt, Mundtrockenheit, Myoklonien

Im Einzelnen:
Analgetika gegen leichte Schmerzen
Paracetamol: starkes Schwitzen, gelegentlich eine allergische Reaktion, hochgradig toxisch bei Überdosierung (>8 bis 10 g am Tag). Paracetamol hat einen Ceiling-Effekt (Plateau der maximalen Wirkung).
Acetylsalicylsäure: Magenbeschwerden und Magenblutungen, kann bei 5 bis 10% der Patienten, die im Erwachsenenalter Asthma bekommen haben, einen schweren Anfall auslösen. Acetylsalicylsäure hemmt die Thrombozytenaggregation.
NSAR: Die meisten Nebenwirkungen treten bei langfristigem Gebrauch auf: Magengeschwüre, Asthmaanfälle und Niereninsuffizienz bei vorgeschädigten Nieren. Achtung! Speziell bei älteren Menschen mit Flüssigkeitsdefizit.
Metamizol: Gravierende Blutdruckabfälle.

►

Schwächere Opioide
Tramadol: Häufige Nebenwirkungen sind Übelkeit, Erbrechen, Schwindel und gelegentlich Sedierung.
Tilidin N: Häufige Nebenwirkungen sind Übelkeit, Erbrechen, Schwindel und gelegentlich Sedierung.

Stärkere Opioide
Morphium: schwere Obstipationen, Erbrechen, Schwindel und Sedierung. Außer der Obstipation verschwinden evtl. unerwünschte Nebenwirkungen nach einer Einstellungsphase von 2 Wochen.
Piritamid (Dipidolor): wie Morphium, jedoch geringere Atem- und Kreislaufdepression, Emesis und Euphorie.
Oxycodon: hohe Suchtgefahr, Wahrnehmungsstörungen, herabgesetzte Ansprechbarkeit des Atemzentrums.
Fentanyl TTS: Beeinträchtigung der Atmung bis hin zur Atemdepression, Verkrampfen und Erstarren der Muskulatur, insbesondere der glatten Muskulatur, verlangsamte Herztätigkeit, verengte Pupillen, Euphorie oder Angstzustände, Übelkeit, Erbrechen und Verstopfung. Bei schneller Injektion kommt es gelegentlich zu kurzzeitigem Hustenreiz.[128]
Methadon: starke Abhängigkeit, sedierende Wirkung, starkes Schwitzen, Konzentrationsstörungen, Euphorie, Miosis, Schlafstörungen, selten Tachykardie, Hypotonie; Verstopfung, da wie alle Opiate darmlähmend. Außerdem kann Methadon, wie alle Opioide, zum Harnverhalt vor allem durch Tonuserhöhung der glatten Muskulatur von Harnwegen und Blasensphincter führen. Weiterhin auftreten kann Atemdepression, d.h. der Atemantrieb wird reduziert, und bei Langzeiteinnahme Lymphozytose, Hyperprolaktinämie, Hyperalbuminämie, Konzentrationserhöhung der Globuline im Blut. Außerdem können erhebliche Schweißausbrüche entstehen.[129]
Pethidin: Norpethidin ist toxisch, erzeugt Krämpfe, bei Klienten mit MAO-Hemmern kann es zu einer hypertonen Krise kommen.

Analgetika gegen chronische Schmerzen
Trizyklische Antidepressiva: Müdigkeit, Schwindel, Mundtrockenheit, Harnverhalt und Gewichtszunahme.
Carbamazepin: stark ausgeprägte Nebenwirkungen wie Schwindel, Müdigkeit, Übelkeit, Blutbildveränderungen.
Butylscopolamin: Wichtig: Bei postoperativer Gabe können, wenn es i.v. verabreicht wird, schwere Tachykardien auftreten. Verminderte gastrointestinale Peristaltik.
Metamizol: Bei zu schneller Gabe kann es zu Blutdruckabfällen kommen.
Flupirtin: Leberwerte sollten regelmäßig überprüft werden. Ausgeprägte Müdigkeit.
Tetrazepam: hohes Abhängigkeitspotenzial (mit schwierigem Substanzentzug).
Baclofen: Sedierung, Verwirrtheit, Muskelschwäche.
Clonidin: Mundtrockenheit, Obstipation, Müdigkeit, Benommenheit; insbesondere beim Übergang vom Liegen/Sitzen zum Stehen kann eine Hypotonie auftreten.

▶

---

[128] www.wikipedia.org
[129] ebd.

Kortison: verfügt über eine hohe Anzahl an Nebenwirkungen. Bei andauernder Einnahme: Muskelatrophie, Muskelschwäche, Veränderungen der Haut (Dehnungsstreifen, Atropie, Petechien, verzögerte Wundheilung), Veränderungen an den Augen (Glaukom, Grauer Star, Linsentrübung), Veränderungen des Stoffwechsels (erhöhter Blutzuckerspiegel bis hin zum Diabetes mellitus Typ III.E.4), Wassereinlagerungen im Gewebe/Vollmondgesicht, vermehrte Kaliumausscheidung.
Bei Kindern: Wachstumsstörungen, Störungen der Sexualhormonsekretion (Ausbleiben der Menstruationsblutung, abnormer Haarwuchs, Impotenz). Außerdem: Blutbildveränderungen, Erhöhung des Infektionsrisikos, Immunschwäche. Nebenwirkungen bei kurzfristiger und hochdosierter Anwendung: vor allem neuropsychiatrische Störungen, wie Konvulsionen, Schwindel, Kopfschmerzen, Schlaflosigkeit, Euphorie, Depressionen, Psychosen, Manifestation einer latenten Epilepsie.

Benzodiazepine: Bei regelmäßiger Einnahme besteht eine hohe Abhängigkeitsgefahr, Amnesie, Beeinträchtigung der Fahrtüchtigkeit bzw. Reaktionszeit.

Ketamin: dysphorische Zustände, Alpträume und Angstzustände, Pseudohalluzinationen. Ketamin hat eine blutdruck- und pulssteigernde Wirkung. Wegen seiner bewusstseinsverändernden Wirkung ist Ketamin in vielen Ländern auch als »Partydroge« bekannt.

Capsaicin: Große Mengen an Capsaicin können eine Überreizung hervorrufen, bis hin zum Absterben der betroffenen Nervenzellen, Desensibilisierung.

Bisphosphonate: Bei 1 bis 10 % aller Klienten können Übelkeit, Bauchschmerzen, Erbrechen oder Durchfall auftreten.

Opioide: siehe oben, hohes Abhängigkeitsrisiko.

Eine Auswahl möglicher **Prophylaxen**, zu denen Maßnahmen geplant werden sollten:
- Aspiration
- Dehydration
- Dekubitus
- Deprivation
- Infektion
- Kontrakturen
- Obstipation
- Pneumonie
- Soor- und Parotitis
- Sturzprophylaxe
- Thromboseprophylaxe
- Verwirrtheit

Andere Auswirkungen und Anzeichen von Nebenwirkungen erfordern eine genaue Beobachtung, interdisziplinäre Zusammenarbeit, exakte Dokumentation und die Einleitung entsprechender Maßnahmen, die jedoch sehr individuell sind.

►

Prozess

Die Pflegefachkraft
P 3 – führt in Absprache mit dem zuständigen Arzt Maßnahmen zur Prophylaxe und Behandlung von schmerzmittelbedingten Nebenwirkungen durch.

- Die Pflegefachkraft informiert sich über mögliche und relevante Nebenwirkungen, spricht diese mit der Klientin und ihrem Haus- und/oder Facharzt ab.
- Sie bezieht mögliche und zu erwartende Nebenwirkungen in die Pflegeplanung mit ein, führt entsprechende Maßnahmen durch (z.B. Obstipationsprophylaxe).
- Sie gibt mögliche Nebenwirkungen oder deren Auftreten an Haus- und Fachärzte der Klientin weiter.
- Jegliche Hinweise auf Nebenwirkungen werden dokumentiert und regelmäßig überprüft.
- Sie achtet auf Wechselwirkungen mit anderen Medikamenten. Die Gabe von Medikamenten zur Behandlung von Nebenwirkungen unterliegt der ärztlichen Verordnung.

Struktur

Die Pflegefachkraft
S 4 – kennt nicht medikamentöse Maßnahmen zur Schmerzlinderung sowie deren mögliche Kontraindikationen.

Welche Pflegekraft kennt es nicht: Eine liebevolle Einreibung des Kniegelenks mit Nivea-Creme® oder einer anderen Hautcreme wird von einer Klientin als schmerzlind empfunden. Im Vordergrund stehen natürlich nicht die Wirkstoffe der Creme, sondern die Zuwendung und der Körperkontakt. Eine Maßnahme, die durchaus – zumindest bei leichten Schmerzen – ihre Wirkung zeigt.

Information und »Training on the job« der Pflegekräfte über:

Nicht medikamentöse Maßnahmen zur Schmerzlinderung
Unterscheidung primär peripher wirkender Maßnahmen – wie z.B. Kälte-, Wärmetherapie, Massage, TENS – von primär zentral wirkenden Maßnahmen – wie z.B. Ablenkung, Entspannungsübungen, Imagination.[130]

Akutschmerztherapie
- **Transkutane elektrische Nervenstimulation (TENS):** eine elektromedizinische Reizstromtherapie mit einem schwachen Wechselstrom niedriger Frequenz, die vor allem zur Behandlung von Schmerzen (Analgesie) und zur Muskelstimulation eingesetzt wird. Die TENS wurde in den 70er-Jahren entwickelt. Über Elektroden werden die elektrischen Impulse auf die Hautoberfläche übertragen. Die Frequenz beträgt 10-100Hz. Die Elektroden werden dabei in der Nähe der schmerzenden Stellen platziert. Der Reiz selbst ist nicht schmerzhaft und kann allenfalls zu einem Kribbeln auf der Haut führen. Ziel dieser Therapie ist es, sogenannte afferente (der Schmerzleitung dienende, sensible) Nervenbahnen so zu beeinflussen, dass die Schmerzweiterleitung zum Gehirn herabgesetzt oder verhindert wird. Die Schmerzschwelle soll durch die TENS heraufgesetzt werden (Gate-Control-Hypothese). Aktivierung körpereigener spinaler Hemmmechanismen für die Schmerzfasern über die Reizung afferenter rasch leitender A-beta-Fasern. Des Weiteren sollen absteigende hemmende Nervenbahnen stimuliert werden und Einfluss auf die Endorphinfreisetzung genommen werden. Eine Sonderform ist die frequenzmodulierte elektromagnetische Nervenstimulation (FREMS).Die Wirksamkeit der TENS wird kontrovers diskutiert. Es gibt sowohl Studien, die eine Wirksamkeit gegenüber einer Placebobehandlung belegen, als auch Studien, die keinen Vorteil für die TENS zeigen konnten.[131]

▶

---

[130] DNQP 2005
[131] www.wikipedia.org

- **Massage:** Bei der Massage geht man von zwei Effekten aus: 1. Dass sich durch die Stimulation der Haut die etwas dickeren Aβ-Fasern aktivieren lassen, die dann »das Tor schließen« und verhindern, dass Schmerzimpulse über Aδ- und C-Fasern das zentrale Nervensystem erreichen.[132] Der Körperkontakt ist die 2. Wirkung: Durch sanftes oder festes Streicheln an Fuß, Rücken, Hand, Arm oder Bein tritt eine meist wirkungsvolle und schmerzlindernde Entspannung ein. Für die primären Bezugspersonen und auch manche Pflegekraft, die scheinbar machtlos vor dem Schmerzerleben einer Klientin stehen, kann Massage oder das sanfte Streicheln Wohlbefinden und das Gefühl, gebraucht zu werden, vermitteln.
- **Einreibungen:** Gerade in der anthroposophischen und in der alternativen (an der Naturheilkunde orientierten) Pflege gibt es eine Fülle an Vorschlägen für Einreibungen. Diese wirken zum einen durch den Wirkstoff, z.B. ein bestimmtes Öl, und durch den Massageeffekt. »*Mit den äußeren Anwendungen, wie Öl-Dispersionsbäder, Rhythmischen Einreibungen, Wickeln, Kompressen ist uns Pflegenden ein wichtiges Instrument in die Hände gegeben, den Menschen in seiner Ganzheit anzusprechen. Indem ich für diesen Menschen etwas tue, mich vorbereite, an ihm und mit ihm eine Handlung vollziehe, liegt eine ganz persönliche Zuwendung, die – wenn sie mit innerer Anteilnahme durchgeführt wird – zusätzlich zur äußeren Handlung heilsam ist.*«[133]
- **Entspannungstechniken:** Stress und Angst können durch psychologische Strategien abgebaut werden. In entspanntem Zustand setzt sich die Muskelspannung herab, es entsteht ein Gefühl der inneren Ruhe, das autonome Nervensystem wird weniger aktiv. Der bewusste und gezielte Einsatz von Entspannungstechniken (wie z.B. Autogenes Training, Meditation, Musik, Atemarbeit etc.) unterstützt die Schmerztherapie. Unter anderem wird der Teufelskreis, der durch die Angst vor Schmerzen (und der damit einhergehenden Verspannung) entsteht, durchbrochen.
- **Ablenkung:** Wenn wir uns ablenken, wenden wir unsere Aufmerksamkeit auf etwas anderes, in diesem Falle auf etwas anderes als auf Schmerzen. Konkret nutzt Ablenkung etwas, wenn wir unsere Aufmerksamkeit auf etwas Angenehmes richten, z.B. Musik, Lesen, Fernsehen, Gespräche etc.
- **Trost:** *Carr* und *Mann* bezeichnen Trost als einen wichtigen Bestandteil in der Behandlung von Schmerzen: »*Wichtig ist, an dieser Stelle festzuhalten, dass diese Strategien besonders bei Menschen mit Lernbehinderungen oder bei seniler Demenz hilfreich sein können. Die Unfähigkeit, seinem Schmerz Ausdruck verleihen zu können, muss geradezu zu Angst und Furcht vor einer Verschlimmerung führen. Trost als Maßnahme schmerztherapeutischen Handelns kann Mobilisierungstechniken, die Anwesenheit von Angehörigen und Freunden sowie die erfahrene Begleitung durch Pflegepersonal beinhalten.*«[134] Ich bin der Meinung, »Trösten« sollte als Maßnahme in der Pflegeplanung benannt werden. Dahinter steckt die Haltung: »Ich glaube an Dich«, und diese halte ich für äußert wichtig.

▶

---

[132] *Carr, Mann* 2002
[133] *Heine, Bay* 1995
[134] *Carr, Mann* 2002

- **»Skilled Companionship«** – Kompetente Begleitung: Nach *Carr* und *Mann* werden *»Patienten mit Schmerzen unter Umständen von Pflegenden dann gemieden, wenn diese das Gefühl haben, nichts tun zu können, und sich dadurch unbeholfen und unwohl fühlen. Bei sehr belastenden Schmerzen kann die große Nähe einer anderen Person der bzw. dem Leidenden helfen, mit der Situation zurechtzukommen. Pflegende können bei dem Menschen bleiben und einfach nur für ihn da sein. Wenn Pflegende in dieser Leidenszeit bei Patienten länger geblieben sind, hört man häufig: »Die Schwester wusste, was ich durchmache« oder: »Ich wusste einfach, dass die Pflegekräfte da waren, und das half mir, mit der Situation klar zu kommen«. Den Patienten zu halten, ihn oder sie sprechen zu lassen oder einfach ruhig dazusitzen sind alles wichtige Fähigkeiten, die Bestandteil des reichen Repertoires der Pflege sein sollten. Wir sollten den Schmerz oder das Leid eines anderen Menschen nicht fürchten, sondern uns gestatten, in seine Welt einzutreten und für ihn da zu sein.«* [135] Dahinter steckt eine der Wurzeln der pflegerischen Berufung: Ohne wilden »Maßnahmenaktionismus« wirklich da zu sein, sich bereithalten, um dem Leiden, dem Sein eines anderen Menschen Raum zu geben. Vorbehaltlos die eigene Aufmerksamkeit auf einen Menschen zu richten, der dies als Zuwendung und Bestätigung spüren kann. Sozusagen: Nahrung für die Seele!

Nicht medikamentöse Therapie bei chronischen Schmerzen

- **Akupunktur:** *»Klassisches Verfahren, welches durch das Einbringen von Stahlnadeln im Bereich sogenannter Meridiane zu analgetischen Effekten führt.«* [136] In der östlichen Welt ist sie seit Jahrtausenden fester und erfolgreicher Bestandteil der Medizin.
- **Akupressur:** Bei der Akupressur wird entlang der Energiebahnen (Meridiane) mit der Hand oder dem Finger Druck ausgeübt. Die Wirkung ist ähnlich wie bei der Akupunktur.
- **Massage:** Bei der Massage (s. o.) geht man davon aus, dass eine Schmerzlinderung auf vielfältige Weise entsteht. Das sind z.B. Förderung der Durchblutung – damit verbunden eine Verringerung der Schwellung, Schmerzlinderung durch Stimulierung der $A\delta$-Fasern, Zuwendung und Entspannung. Bestes Beispiel für die schmerzlindernde Wirkung einer Massage sind Sportler, die nach oder bei einer Sportverletzung eine Massage bekommen und danach wieder einsatzfähig sind.
- **Aromatherapie:** Bei der Aromatherapie kommen ätherische, aus Pflanzen destillierte Öle, zum Einsatz: Einreibung/Massage in die Haut, Inhalation, auf Kopfkissen oder Kleidung, als Raumduft, Kompressen, Auflagen oder Bade- oder Teilbäderzusatz. Neben der Wahrnehmung des jeweiligen Duftes, der über gewisse Eigenschaften verfügt, findet eine Stimulierung des limbischen Systems statt.
- **Reflexologie:** Fuß- oder Handreflexzonenmassage. Man geht davon aus, dass jeder Teil des Körpers einen Reflexpunkt an den Füßen und Händen hat, der bei einer Akupressur (Stimulierung durch Ausübung unterschiedlichsten Drucks) entsprechend stimuliert wird. Nach *Zimmermann-Inhester* bietet z.B. die Fußreflexzonenmassage eine

▶

[135] ebd
[136] *Carstensen* 1999

einfache und wirksame Methode, denn »*mit der Fußreflexzonen-massage liegt es in der Hand jeder pflegenden Person, Wohlbefinden zu schenken, egal wie schwer der Betroffene erkrankt ist. Mit den Händen Entspannung, Schmerzlinderung oder die Bereitschaft zur Kommunikation zu bewirken, ist eine Kunst, die jeder nutzen sollte. Die entscheidende Frage ist nicht, ob dazu ein fundiertes theoretisches Wissen notwendig ist. Wichtiger ist die ehrliche Beantwortung der Frage, ob wir bereit sind, wichtige Kanäle der zwischen-menschlichen Beziehung zu nutzen.*« [137]

- **TENS:** (s. o.) TENS kann bei jeder Art von Schmerzen wirken, hilft jedoch gewöhnlich bei der Linderung rheumatischer Schmerzen in Gelenken und Muskeln, bei Schmerzen in Gelenken und Muskeln, bei Schmerzen im Bereich der Lendenwirbelsäule sowie bei Stumpfschmerz und Neuralgie. [138]
- **Wärmebehandlung:** Die Wärmeanwendung bewirkt eine direkte Gefäßerweiterung. Dadurch findet eine erhöhte Nährstoffversorgung im Gewebe statt, Stoffwechselschlacken werden abtransportiert. Gleichzeitig ist davon auszugehen, dass der o. g. »Torschlusseffekt« zur Wirkung kommt. Möglichkeiten der Wärmebehandlung: Wärmflaschen, elektrische Heizkissen, Wickel, Auflagen und Bäder.
- **Kältebehandlung:** Eine Kälteanwendung führt zunächst zur Verengung der Blutgefäße (Vasokonstruktion). Dies zeigt sich in der auftretenden Blässe des behandelten Hautareals. Im betreffenden Gebiet wird die Stoffwechseltätigkeit herabgesetzt. [139] Einsatzmöglichkeiten: Eisbeutel, Gel-Packs, Umschläge und Wickel.

Psychologische Interventionen

- **Entspannung:** Entspannungstechniken gewinnen zunehmend an Bedeutung. »*Die Entspannungstechniken wirken auf die Spannung der verschiedenen Muskelsysteme, die Wahrnehmung unterschiedlicher Spannungszustände, welche Voraussetzung ist für die Veränderung der Spannung: Anspannung und Entspannung, Wärme und Schwereempfinden, wohlige Müdigkeit und anschließende Frische... Eine Vielzahl von Entspannungsmethoden wird heute angeboten. Entscheidend für den persönlichen Erfolg ist es, sich eine Methode zu wählen, die der jeweiligen Lebenssituation angemessen ist.*« [140] Möglichkeiten der Entspannungstherapie sind **Mentale Formen**, wie Autogenes Training, Imaginationen, Meditationen, und **Muskuläre Formen**, wie Progressive Relaxation, Feldenkrais, Eutonie, Yoga, Tai Chi, Qi Gong, Atemtechniken.
- **Musiktherapie:** Es gibt Untersuchungen, die beweisen, dass Entspannung und Musik postoperative Schmerzen verringern. Ebenso wie bei Entspannungstechniken geht man bei Musik davon aus, dass es um eine »*Beteiligung an der Behandlung und ein persönliches Gefühl von Kontrolle*« geht. »*Die Art, wie Menschen ihre Kontrolle über eine Situation wahrnehmen, beeinflusst auch die Art, in der sie damit umgehen und wie sie darauf regieren. Menschen mit einem externen Kontrollüberzeugungsstil scheinen intensivere Schmerzen zu verspüren,*

▶

---

[137] *Bienstein, Zegelin* 1999
[138] *Carr, Mann* 2002
[139] *Henke* 1999
[140] *Kellnhauser* et al. 2000

als Menschen mit internen Kontrollüberzeugungsstil.«[141] Der Einsatz von Musik ist einfach und gut möglich. In Gruppen oder allein, mit CD-Player, MP-Player oder Walkman. Lieblingsmusik kann überall zum Einsatz kommen, hebt die Stimmung, lenkt ab und entspannt.

- **Vertrauensvolle therapeutische Beziehungen:** Eine der am wenigsten aufwendigen und gleichzeitig sehr tragfähigen Elemente einer nicht medikamentösen Schmerztherapie ist die vertrauensvolle Beziehung zwischen Klientin und Pflegekraft. *»Die Pflegepartnerschaft gilt als eine Art zu betrachten, was geschieht, wenn die Pflegeperson einem Patienten, der eine gesundheitliche Störung durchmacht, Erfahrung und Wissen anbietet* [Christensen, 1993]. *Diese Partnerschaft kann essenzieller Bestandteil des Schmerz-Managements sein. Die Fähigkeit, Vertrauen und Empathie zu vermitteln, ist eine von Fertigkeiten und Wissen getragene Pflegehandlung, die eine Partnerschaft in der Pflege erfordert, bei der Patienten und deren Familien an zentraler Stelle stehen. Jemand unter Schmerzen ist extrem verletzlich, und die bzw. der Pflegende kann ihm dabei behilflich sein, mit den Schmerzen zurechtzukommen«*[142]

- **Gesellschaftliche Aktivitäten:** Einsamkeit und die Gefahr von Isolation gehen mit dem Erleben chronischer Schmerzen einher. Es entsteht ein Teufelskreis aus deprimierenden Gefühlen, Rückzugswunsch und dem Verzicht einst lieb gewonnener Tätigkeiten. Dieser Rückzug wiederum bewirkt eine Verstärkung auf die Ursache des Rückzugs, nämlich die Schmerzen. Es ist eine wesentliche Maßnahme der nicht medikamentösen Therapie, Klienten darin zu stützen, sich als wertvolles Wesen einer Gruppe zu erleben, soziale Kontakte zu haben, ein möglichst normales Leben zu führen. Ein wesentlicher Effekt ist auch die Ablenkung, denn die Begegnung mit Freunden, Familienangehörigen oder Tieren etc. stellt im Leben eines eingeschränkten Menschen meist ein positives Erleben da und somit eine positive Ablenkung.

- **Körperliche Betätigung:** *»Bei Patienten, die an chronischen, nicht tumorbedingten Schmerzen leiden, sollte das Erstellen eines Plans zur strukturierten körperlichen Betätigung in die Strategien der Schmerzkontrolle integriert werden. Auch wenn sie sich zunächst als schwierig erweisen könnte, geht man davon aus, dass körperliche Betätigung aus folgenden Gründen von Vorteil ist: Sie erhöht die Mobilität; sie ermöglicht soziale Interaktion; sie verringert ein Überanstrengen der Muskulatur und schwächt eine Muskelspastik ab; sie regt natürliche Endorphine an; sie ruft Reize hervor, die mit dem Schmerz konkurrieren und setzt dadurch die Schmerzwahrnehmung herab; sie verringert Erschöpfung durch Stärkung der Kräfte; sie erhält die kardiovaskuläre Fitness; sie setzt die Demineralisation der Knochen herab.«*[143] Nicht zuletzt ist sie eine wirksame Intervention gegen die oft unvermeidlichen Nebenwirkungen einer medikamentösen Analgesie.

▶

[141] *Bates* et al. 1993 in: *Carr, Mann* 2002
[142] *Carr, Mann* 2002
[143] ebd.

Prozess

Die Pflegefachkraft
P 4 – bietet in Absprache mit den beteiligten Berufsgruppen dem Patienten/Betroffenen und seinen Angehörigen als Ergänzung zur medikamentösen Schmertherapie nicht medikamentöse Maßnahmen an und überprüft ihre Wirkung.

In einem Beratungs- und oder Pflegeplanungsgespräch stellt die Pflegefachkraft die von ihr empfohlenen Maßnahmen der nicht medikamentösen Therapie der Klientin und evtl. ihren primären Bezugspersonen vor.
Sie wägt mit ihr/ihnen gemeinsam die Auswahl und den Einsatz ab und plant diese dann konkret in die gesamte Versorgung mit ein.
Selbstverständlich steht sie für Fragen und Erläuterungen zur Verfügung.
Sie evaluiert die Wirkung der jeweiligen Maßnahmen regelmäßig in vorher festgelegten Abständen.

Struktur

Die Pflegefachkraft
S 5a – verfügt über die notwendigen Beratungs- und Schulungskompetenzen in Bezug auf Schmerz und schmerzbedingte Probleme.

Information und »Training on the job« der Pflegekräfte über:
- Beratungskompetenz (fachlich-inhaltlich sowie zum Prozess der Beratung)
- Schulung und Beratung vor Ort
- Dokumentation von durchgeführten Beratungs- und Schulungsangeboten
- Kenntnisse über das aktuelle Schmerzmanagement (Schmerzarten, -qualitäten, -erfassung, -behandlung, etc.)
- Konzepte der Selbstpflege, Pflege und Gesundheit
- Pädagogische und kommunikative Kompetenzen

Beratung soll die Klienten befähigen, Bewältigungsmöglichkeiten für ihre Situation zu erarbeiten. Dazu gehört z.B. die Information über das Schmerzgeschehen und über mögliche Aspekte der Therapie (medikamentös/nicht medikamentös) und ihre eigenen Selbstpflegemöglichkeiten.
Schulung bezieht sich primär auf die Vermittlung von Wissen, technischen Fertigkeiten sowie die Fähigkeit, diese in die eigene Lebenssituation zu integrieren. Hierunter fallen auch ganz konkrete Maßnehmen wie das Einüben von Entspannungs- oder Atemtechniken, weitere Differenzierung der Schmerzwahrnehmung/z.B. Führen eines Schmerztagebuches, das Erlernen von schmerzreduzierenden Bewegungsabläufen etc.
Für adäquate Schulungen werden schriftlich formulierte Konzepte vorausgesetzt.

Die Einrichtung
S 5b – stellt die erforderlichen Beratungs- und Schulungsunterlagen zur Verfügung.

Das schriftliche Wort, bebildertes und verständlich geschriebenes Anschauungsmaterial sorgen für eine qualifiziertere Information, als das gesprochene Wort. Deshalb sollte sich die jeweilige Einrichtung einen Überblick über für sie und ihre Klienten geeignetes Schulungs- und Beratungsmaterial verschaffen.

▶

Ansprechpartner sind u.a.:
* Krankenkassen
* Apotheken
* Deutsche Rheumaliga (www.rheuma-liga.de)
* Deutsche Gesellschaft zum Studium des Schmerzes (www.dgss.org)
* Deutsche Interdisziplinäre Vereinigung für Schmerztherapie (www.divs.de)
* Deutsche Gesellschaft für Algesiologie – Deutsche Gesellschaft für Schmerzforschung und Schmerztherapie (www.schmerz-therapie-deutschland.de)
* Schmerztherapeutisches Kolloquium (www.stk-ev.de)
* Schmerzkliniken vor Ort/überregional

Prozess

Die Pflegefachkraft
P 5 – gewährleistet eine gezielte Schulung und Beratung für den Patienten/Betroffenen und seinen Angehörigen.

Schulung und Beratung sind in Deutschland neue Disziplinen für Pflegefachkräfte.
Hier eine einfache Richtschnur zur Beratung und Schulung von Klienten:
* Einschätzung des Schmerzes, der Situation »Schmerz und Krankheit«, vorhandene Selbstpflegefähigkeiten
* Erhebung eines klientenspezifischen Beratungs- oder Schulungsbedarfs. Hier wird genau abgewogen, was die jeweilige Einrichtung generell an Schulungs- und/oder Beratungsleistungen anbietet. Kontaktherstellung zu Kooperationspartnern
* Planung der Beratung/Schulung
* Auswahl geeigneter Beratungs- oder Schulungsmaterialien (Broschüren, Faltblätter, etc.)
* Terminierung, Information und Einladung zu einer ausgewählten Beratung der Klienten und ihrer primären Bezugspersonen
* Durchführung der Beratung bzw. Schulung, evtl. incl. Anleitung. Dokumentation des Beratungs- oder Schulungsprozesses im Beisein der Klienten. Sinnvoll ist es, diesen Punkt mit der »Gemeinsamen Pflegeplanung« zur Situation »Schmerzmanagement« zusammenzuführen
* Nach geraumer Zeit findet eine Evaluation statt

»Wissen ist Voraussetzung für ein erfolgreiches Schmerzmanagement. Falsche Grundannahmen von Patienten und ggf. deren Angehörigen im Umgang mit Schmerz verhindern ein effektives Schmerzmanagement. Ziel der Beratung und Schulung ist es, den Patienten und Angehörige darin zu unterstützen, adäquate Bewältigungsstrategien für den Alltag zu entwickeln und anzuwenden.« [144]

Inhalte von Beratung und Schulung: [145]
* Ermittlung der persönlichen Einstellung der Klienten und ihrer primären Bezugspersonen zum Thema/zur Lebenssituation Schmerz (Umgang und Bedeutung von Schmerz, Schmerzmedikamenten etc.)
* Ggf. Richtigstellung von Vorbehalten (Abhängigkeit, Toleranz etc.) und Glaubenssätzen (kultureller und persönlicher Art)
* Ermittlung von evtl. Ängsten
* Infos zum Verlauf/Vorgehen der Maßnahme oder der Therapie (Was wird wann wie gemacht?)
* Infos zum möglichen Erleben (Was fühle ich, wenn …?)

▶

---

[144] DNQP 2005
[145] In Anlehnung an DNQP 2005

- Anleitung zu praktischen Übungen, Maßnahmen, Selbstpflegeaktivitäten, Durchführung von nicht medikamentösen Maßnahmen der Schmerztherapie etc.
- Definition von Schmerz, Schmerzarten, Schmerzentstehung
- Informationen über die Ziele des Schmerzmanagements und der Schmerzmedikation
- Anleitung zur persönlichen Schmerzmessung (Feststellung von differenzierten Schmerzqualitäten)
- Anleitung zum Führen eines Schmerztagebuches
- Anleitung, Schmerzen mitzuteilen, darüber zu sprechen, sie evtl. auch beschreiben zu können
- Information über Kriterien und Ereignisse, über die die Klienten Pflegekräfte und Ärzte informieren sollten (z. B. plötzliches Auftreten von Nebenwirkungen)
- Information über die Folgen unbehandelter Schmerzen
- Informationen über Aufgaben oder Maßnahmen für die Klienten (und evtl. ihre primäre Bezugspersonen), die ggf. in ihre Verantwortung fallen
- Information über organisatorische Belange der Schmerzbehandlung (z. B. Ansprechpartner, Kontaktpersonen, Telefonnummern, Bereitschaftsdienste, Notdienste etc.)

5.3 Formulare

Die Einschätzung von Schmerzen ist immer noch unüblich, doch gibt es dazu schon viele Formulare und Assessmentinstrumente. Darüber hinaus sollten folgende Formulare zum Einsatz kommen:

Einschätzung der Schmerzen

- Pflegeanamnese (um andere, die Schmerzen beeinflussende Faktoren einzuschätzen – Potenzialerhebung)
- Den Pflegebericht (um das Verhalten und die Reaktion der Klientin auf durchgeführte Maßnahmen zu dokumentieren)
- Pflegeplanung um Maßnahmen und Interventionen genau zu planen, wie z. B. nicht medikamentöse und medikamentöse Therapie)
- Bei Bedarf: Schmerztagebuch

5.3.1 Die vier eindimensionalen Schmerzskalen

1. Visuelle Analogskala

Vorderseite VAS

»Kein Schmerz«   »Schlimmster vorstellbarer Schmerz«

Rückseite VAS

| 1 | 2 | 3 | 4 | 5 | 6 | 7 | 8 | 9 | 10 |

2. Numerische Rangskala

| 0 | 1 | 2 | 3 | 4 | 5 | 6 | 7 | 8 | 9 | 10 |

Kein Schmerz   Unerträgliche Schmerzen

3. Verbale Rangskala

Kein Schmerz	Mäßiger Schmerz	Mittelstarker Schmerz	Starker Schmerz	Stärkster vorstellbarer Schmerz

4. Smiley-Analogskala

☺☺ schmerzfrei	☺	😐	☹	☹☹ starke Schmerzen

5.3.2 Muster einer Schmerzdokumentation

Skala zur Schmerzermittlung

Name des Bewohners: Zimmer: Datum der Ersterhebung:

Alter des Bewohners:
                                        Chronische Schmerzen: ☐ Ja   ☐ Nein
Vorliegende Erkrankungen:

Schmerzlokalisation:

Die Stärke der Schmerzen wird anhand folgender Skala festgelegt:

☺ ———————————————————————————————————— ☹

Keine	1	2	3	4	5	6	7	8	9	10	Sehr starke

Keine Schmerzen ... Sehr starke Schmerzen

Schmerzstärke	morgens	mittags	abends	nachts	
Datum:					Schmerzstärke
Datum:					Schmerzstärke
Datum:					Schmerzstärke
Datum:					Schmerzstärke
Datum:					Schmerzstärke

Auswirkungen der Schmerzen

	morgens	mittags	abends	nachts
Schlaf				
Stuhlgang				
Wohlbefinden				
Appetit				
Bewegung				

☺ guter Zustand,   ☺ leichte Störungen,   ☹ schlechter Zustand
alles in Ordnung   nicht ganz zufrieden

Diese Medikamente werden bereits eingenommen: _____

Schmerzmittel-Dauertherapie: _____

Schmerzmittel-Zusatztherapie: _____

Folgende Maßnahmen können aus pflegerischer Sicht umgesetzt werden:

_____

_____

Zuständige Pflegefachkraft: _____

Name des behandelnden Arztes: _____

_____

Folgende Maßnahmen werden vom Arzt angeordnet:

_____

_____

_____

_____

Erstellt von:	Erstellt am:	Version:
Überarbeitung von:	Überarbeitung am:	Freigegeben von:
		Am:

5.4   Pflegeplanungsbeispiele

24.4. 07	**Starke Schmerzen** Diagnosebedingt Bew. bekommt nach ärztlicher Anordnung ein Durogesic Pflaster. Auf Nachfragen äußert er ab und zu Schmerzen. Es gibt in seinem Verhalten, speziell zur Bewegung, keine Hinweise auf Schmerzen.	• Schmerzen bleiben erträglich. • Bew. erfährt, dass er bei stärkeren Schmerzen Hilfe bekommt.	• Gabe der ärztlichen Medikation nach ärztlicher Anordnung. • Auf Schmerzäußerungen hin befragen und beobachten, Besonderheiten dokumentieren (Schmerzskala, Schmerztagebuch, Pflegebericht).
	Existenzielle Erfahrungen (stationär) **Wechselnde Schmerzen** im Bein, Diagnosebedingt • Zum Teil Schmerzen im Bereich Ischias, Bein. Bew. zieht Bein beim Gehen nach. • Bew. äußert verbal Schmerzen, meist bei 2/10 bis 3/10 NRS, Unzufriedenheit über Schmerzmedikation. • Die jetzige Medikation scheint nicht zu wirken.	• Bew. ist schmerzfrei bzw. Schmerzen sind erträglich, weniger als 3/10 NRS. • Arzt ist motiviert, eine adäquate Schmerztherapie einzuleiten.	• In den nächsten 14 Tagen bei allen pflegerischen Versorgungen nach individueller Schmerzqualität fragen, diese mit Skala messen. • Schmerzverhalten und Qualität dokumentieren. Info an Hausarzt. • Mit Hausarzt über Schmerzmedikation sprechen.

6 Der nationale Expertenstandard Sturzprophylaxe in der Pflege

Stürze gehören für viele Menschen zum Alltag. Kinder stürzen manchmal mehrmals am Tag, lachen dabei, stehen wieder auf und lassen sich gleich wieder »hinplumpsen«. Nicht nur ein weicher Windelpopo schützt sie vor Sturzfolgen. Es ist vielmehr die Beweglichkeit, die Angstfreiheit und auch die Tatsache, dass sie aufgrund ihrer Größe einen sehr kurzen Weg nach unten haben.

Als ich selber vor anderthalb Jahren das erste Mal meiner Tochter zuliebe auf Inlinern stand, sah das anders aus. Aus einer Höhe von guten 1,80 Meter stürzt man heftiger. Bis auf einen ziemlichen Schrecken und ein zerschrammtes Kinn bin ich glimpflich davongekommen. Allerdings habe ich »die Dinger« seitdem auch nicht mehr angerührt.

Als Erwachsene sind wir es meist nicht mehr gewohnt, zu stürzen. Wir bewegen uns aber auch nicht mehr in der Nähe des Bodens, geschweige denn, dass wir sonderlich beweglich sind. Es sei denn, wir treiben regelmäßig einen bewegungs- und vor allem gelenkigkeitsfördernden Sport.

Ein Beispiel typischer Sturzfolgen kennen wir alle aus der Literatur:

»Unfallopfer Meister Böck – ein folgenschweres Missverständnis

Johannes Böck war 45 Jahre alt, ein hagerer, engbrüstiger Mann, der bereits in früher Jugend eine Tuberkulose durchgemacht hatte und zeitweise von asthmatischen Anfällen gequält wurde. Infolge der dauernden Arbeit im Schneidersitz und der vorgeneigten Position hatte er sich einen deutlichen Rundrücken zugezogen. Er litt unter chronischen Rückenschmerzen, die immer wieder von seiner Frau behandelt wurden. Sie rieb ihn mit überwärmenden Essenzen ein, legte Wärmflaschen auf und massierte die überlasteten Rückenmuskeln. Sie konnte seine Beschwerden wenigstens so weit lindern, dass er die Arbeit am nächsten Tag in seiner Schneiderei verbrachte. Meister Böck war auch ansonsten kein besonders gesunder Mann, man konnte ihn eher als gebrechlich und hinfällig bezeichnen. Er war im Allgemeinen so still und schweigsam, dass ihn manche Menschen für abweisend und desinteressiert hielten und ein Nervenarzt sogar von einer geistig abgewandten Persönlichkeit sprach.

Er konnte in bestimmten Situationen die Ruhe und seine Nerven verlieren. Solange er im Gleichgewicht zwischen Arbeit, treusorgender Frau und dem Rauschen des Flusses war, blieb er unauffällig. In Wirklichkeit versteckte sich hinter seinem desinteressierten Verhalten eine Borderline-Persönlichkeit, in der sich ein hohes Maß an Aggressivität aufgestaut hatte. In manchen Situationen bedurfte es nur eines Funkens, um die Aggression mit voller Vehemenz zum Ausbruch zu bringen. Ein letzter geringfügiger Anlass für diesen ungehemmten Gefühlsausbruch waren die beiden Jungen Max und Moritz. Sie neckten ihn aus einer typischen präpubertären Selbstüberschätzung. Sie konnten die Grenze zwischen Spaß und Ernst nicht erkennen und hatten ihren Streich nicht bis zur letzten Konsequenz durchdacht. Wilhelm Busch kleidete diese Vorkommnisse, die mehr über das Befinden des psychisch sehr labilen Böck als das Verhalten der Jungen aussagen, in eine Geschichte, in der die »Übeltätereien« ganz im Vordergrund standen. Vielleicht wollte er auch Johannes Böck keinen Anlass zu einer Klage gegen sein Buch geben. Die allzu klare Charakteristisierung von Böcks Gesundheitszustand wäre in Hannover sicher alsbald bekannt geworden und hätte zu einem geschäftlichen Verlust des Schneiders führen können.

Angeblich hatten Max und Moritz die Brücke angesägt. Das war jedoch nicht der Fall, denn wie aus den Akten des damaligen Kreis-Physikus Dr. med. Johannes Hillmann, der auch für die psychiatrische Versorgung des Ortes verantwortlich war, hervorging, rutschte Böck nur aus. Die Kinder hatten ihn lediglich geneckt:
»He heraus, Du Ziegenböck«
Allein schon diese kleine, an sich kaum nennenswerte Provokation bewirkte einen Kontrollverlust und die Freisetzung einer ausgeprägten Aggression. Böck verließ sofort das Haus, rannte über die feuchte Holzbrücke und schlug dabei mit dem Steißbein auf den Planken auf. Diese waren rutschig, so dass er ungebremst in den Bach hineinschlitterte. Bei seiner recht angegriffenen Gesundheit konnte das nur negative Folgen haben. Der Physikus hielt folgenden Untersuchungsbefund fest: »Hämatome im Bereich des Gesäßes und beider Schulterblätter, kleine Platzwunde am Hinterhaupt. Schürfung über beiden Ellenbogengelenken. Der Patient war nach dem Herausziehen aus dem Wasser völlig apathisch, nicht ansprechbar. Katatoner Zustand.«[146]

Was ist hinsichtlich des nationalen Expertenstandards Sturzprophylaxe in der Pflege in dieser Geschichte zu erkennen und zu berücksichtigen?
Meister Böck weist diverse intrinsische und extrinsische Risikofaktoren auf:

Intrinsische Risikofaktoren:

- Probleme mit der **Körperbalance**/dem **Gleichgewicht** (bedingt durch das stundenlange gebeugte Sitzen)
- Gangveränderungen/**eingeschränkte Bewegungsfähigkeit** (dito)
- **Erkrankungen**, die mit **veränderter Mobilität**, Motorik und Sensibilität einhergehen, in diesem Falle die chronischen Rückenschmerzen und der Rundrücken
- Beeinträchtigungen der **Kognition und Stimmung**, die Folgen seiner Borderline-Persönlichkeit: aufbrausendes Temperament bis hin zu abweisendem Verhalten
- Ein unbefriedigender Ernährungszustand mit beeinträchtigter Muskelfunktion und allgemeiner Schwäche

Extrinsische Risikofaktoren:

- Gefahren in der Umgebung: schlechte Beleuchtung, Stolpergefahren, unebene Gehwege, in diesem Falle die Brücke, schlechte Wetterverhältnisse, Feuchtigkeit des Holzsteges

Folgen des Sturzes: Hämatome und Prellungen, Angst vor weiteren Stürzen.

Nun kommen wir zu der entscheidenden Frage, was ein Sturz ist:
»Ein Sturz ist jedes Ereignis, in dessen Folge eine Person unbeabsichtigt auf dem Boden oder auf einer tieferen Ebene zu liegen kommt.«[147]

Das Wissen um Sturzgefährdung und das Ausmaß der möglichen Sturzfolgen für die Betroffenen ist auch in der Pflege noch nicht ausreichend verbreitet. Dabei gilt: *»Mehr als jeder zweite Heimbewohner erleidet gegenwärtig einen Sturz pro Jahr. Mehr als 20 % der*

---

[146] *Hippokrates* 1991
[147] DNQP 2006

Heimbewohner stürzen mehr als dreimal pro Jahr. Das folgenschwerste Ereignis nach einem Sturz ist ein Knochenbruch, vor allem die Hüftfraktur. Bis zu 5 % der Stürze in Heimen führen zu einer Fraktur, bis zu 20 % der Stürze müssen medizinisch weiter abgeklärt werden. Insgesamt werden in Deutschland im Jahr mehr als 25.000 Heimbewohner nach Hüftfrakturen behandelt ... Stürze verursachen hohe Kosten. Die Operation einer Oberschenkelhalsfraktur kostet etwa 5000 Euro. Die Rehabilitation nochmals 5000 Euro oder mehr. Allein für die Behandlung von Stürzen von Heimbewohnern werden im Jahr in Deutschland mehr als 500 Millionen Euro ausgegeben.«[148]

Hinzu kommt, dass ein Sturz beim Bewohner auch häufig mit einem seelischen Trauma verbunden ist und dass die Folgen von Stürzen eine der wesentlichsten Ursachen für eine Pflegebedürftigkeit sind.

Sturzfolgen:
- Schwerwiegende Verletzungen und Frakturen (bei ca. 11,9 % der im Klinikbereich gestürzten Personen)
- Gefahr der massiven Einschränkung der Selbstständigkeit
- Schmerzhafte Prellungen, Verstauchungen, Frakturen, Wunden
- Frakturen meist hüftnah
- Psychische Folgen wie Verlust von Vertrauen in die eigene Mobilität, über die Einschränkung des Bewegungsradius, bis hin zu sozialer Isolation
- Angst
- Stürze haben auch für das soziale Umfeld Folgen: »*Tideiksaar beschreibt in seinem Lehrbuch, dass Stürze auch für andere, mit der Betreuung der Patienten/Bewohner beschäftigte Personen Folgen nach sich ziehen. Häufig entstehen Schuldgefühle und Selbstvorwürfe werden geäußert. Aber auch gegen andere werden Schuldzuweisungen gerichtet, z. B. aus Sorge um die betroffene Person von Angehörigen gegenüber dem Pflegepersonal.*«[149]
- Stürze können auch den Tod zur Folge haben. Nach *Tideiksaar* stellen Stürze und deren Folgen in den USA die häufigste Todesursache bei Menschen ab dem 65. Lebensjahr dar. In Deutschland wurde bei 7,8 Männern und 9,9 Frauen von 100.000 Verstorbenen als Todesursache Sturz angegeben.

Laut dem dritten Bericht des Ulmer Modellvorhabens »*Verminderung von sturzbedingten Verletzungen bei Alten- und Pflegeheimbewohnern*« zeigte sich, dass durch eine geeignete Sturzprophylaxe die Zahl der Frakturen sowohl im Bereich der hüftnahen Oberschenkelbrüche als auch im Bereich anderer Frakturen zurückgegangen ist. Damit bestätigt sich die Hypothese, dass Modelle zur Sturz- und Frakturprävention möglich sind, der Erfolg sich aber nicht über Nacht einstellt. Vielmehr ist es so, dass man über Wochen und Monate gemeinsam an dem Ziel arbeiten muss, sowohl Stürze zu verhindern als auch schwere sturzbedingte Verletzungen deutlich zu reduzieren.[150]

Somit ist die Vermeidung von Stürzen und sturzbedingten Folgen eine wichtige Aufgabe für das interdisziplinär aktive Team, das alte Menschen mit Pflegebedarf versorgt.

---

[148] ebd.
[149] DNQP 2006
[150] Dritter Bericht des Ulmer Modellvorhabens. Verminderung von sturzbedingten Verletzungen bei Alten- und Pflegeheimbewohnern

6.1 Der Expertenstandard im Überblick

Struktur	Prozess	Ergebnis
Die Pflegefachkraft **S 1** – verfügt über aktuelles Wissen zur Identifikation von Sturzrisikofaktoren.	**Die Pflegefachkraft** **P 1** – identifiziert unmittelbar zu Beginn des pflegerischen Auftrags systematisch die personen- und umgebungsbezogenen Risikofaktoren aller Patienten, bei denen ein Sturzrisiko nicht ausgeschlossen werden kann. – wiederholt die Erfassung der Sturzrisikofaktoren bei Veränderungen der Pflegesituation und nach jedem Sturz eines Patienten.	**E 1** Eine aktuelle, systematische Erfassung der Sturzrisikofaktoren liegt vor.
S 2 – verfügt über Beratungskompetenz in Bezug auf Sturzrisikofaktoren und entsprechende Interventionen.	**P 2** – informiert den Patienten und seine Angehörigen über die festgestellten Sturzrisikofaktoren und bietet eine Beratung zu den Interventionen an.	**E 2** Der Patient/Bewohner und seine Angehörigen kennen die individuellen Risikofaktoren sowie geeignete Maßnahmen zur Sturzprophylaxe.
S 3 – kennt wirksame Interventionen zur Vermeidung von Stürzen und zur Minimierung sturzbedingter Folgen.	**P 3** – entwickelt gemeinsam mit dem Patienten/Bewohner und seinen Angehörigen sowie den beteiligten Berufsgruppen einen individuellen Maßnahmenplan.	**E 3** Ein individueller Maßnahmenplan zur Sturzprophylaxe liegt vor.
Die Einrichtung **S 4a** – ermöglicht zielgruppenspezifische Interventionsangebote. – gewährleistet geeignete räumliche und technische Voraussetzungen sowie Hilfsmittel für eine sichere Mobilität. **Die Pflegefachkraft** – ist zur Koordination der Interventionen autorisiert.	**Die Pflegefachkraft** **P 4** – gewährleistet in Absprache mit den beteiligten Berufsgruppen und dem Patienten/Bewohner gezielte Interventionen auf der Grundlage des Maßnahmenplans. – sorgt für eine individuelle Umgebungsanpassung sowie für den Einsatz geeigneter Hilfsmittel zur Sturzprophylaxe.	**E 4** Interventionen, Hilfsmittel und Umgebung sind dem individuellen Sturzrisiko des Patienten/Bewohners angepasst und fördern eine sichere Mobilität.

Die Einrichtung
S 5 – stellt sicher, dass alle an der Versorgung des Patienten/Bewohners Beteiligten über das vorliegende Sturzrisiko informiert werden.

Die Pflegefachkraft
S 6 – ist zur systematischen Sturzerfassung und -analyse befähigt.

Die Pflegefachkraft
P 5 – informiert die an der Versorgung beteiligten Berufs- und Personengruppen über das Sturzrisiko des Patienten und gibt Hinweise zum situativ angemessenen Umgang mit diesem.

P 6 – dokumentiert systematisch jeden Sturz, analysiert diesen – ggf. mit anderen an der Versorgung beteiligten Berufsgruppen – und schätzt die Sturzrisikofaktoren neu ein.

E 5 Den an der Versorgung beteiligten Berufs- und Personengruppen sind das individuelle Sturzrisiko und die jeweils notwendigen Maßnahmen zur Sturzprophylaxe bekannt.

E 6 Jeder Sturz ist dokumentiert und analysiert. In der Einrichtung liegen Zahlen zu Häufigkeit, Umständen und Folgen von Stürzen vor.

6.2 Maßnahmen des nationalen Expertenstandards Sturzprophylaxe in der Pflege

Im Folgenden stelle ich eine Auswahl notwendiger Maßnahmen aus dem Expertenstandard vor:

Struktur

Die Pflegefachkraft S 1 – verfügt über aktuelles Wissen zur Identifikation von Sturzrisiko-faktoren.

Information und »training on the job« der Pflegekräfte über:
- Aktuelles Wissen zur Einschätzung des Sturzrisikos
- Wissen zu den Risikofaktoren

Der Sturz ist ein multifaktorielles Ereignis, zu dem viele Einzelfaktoren beitragen. Man unterscheidet intrinsische (d.h. in der Person des Klienten begründete) und extrinsische (d.h. die Ursache liegt in der Umwelt) Faktoren. Stürze treten lt. Untersuchungen[151] signifikant in den Dämmerzeiten, frühen Morgenstunden und während der Übergabezeiten auf.

Sturzrisikofaktoren:
- Personenbezogene Faktoren
- Umgebungsbezogene Gefahrenquellen
- Andere Prädiktoren (Sturzvorgeschichte, Umgang mit Hilfsmitteln etc.)

Die Einschätzung des Sturzrisikos geschieht nicht ausschließlich anhand der derzeit aktuellen Sturzrisikoskala in der Pflegedokumentation, sondern auch mittels der Pflegeanamnese und der beigefügten Übersicht von Risikofaktoren sowie evtl. Überleitungsbogen bzw. Arztbriefe.

Intrinsische Risikofaktoren
Probleme mit der Körperbalance/dem Gleichgewicht (Verzögerung des Balancereflexes, also die Fähigkeit, ein Stolpern abzufangen)
Gangveränderungen/eingeschränkte Bewegungsfähigkeit (z.B. Störungen der Körperhaltung durch Bandscheibenverschleiß, Arthrose der Knie)
Erkrankungen, die mit veränderter Mobilität, Motorik und Sensibilität einhergehen
- Multiple Sklerose
- Morbus Parkinson
- Apoplexie/apoplektischer Insult
- Polyneuropathie
- Osteoarthritis
- Krebserkrankungen
- Andere chronische Erkrankungen/schlechter klinischer Allgemeinzustand

Sehbeeinträchtigungen
- Reduzierte Kontrastwahrnehmung
- Reduzierte Sehschärfe
- Ungeeignete Brillen
- Sehstörungen (Weit- oder Kurzsichtigkeit, Verlust von 3D-Sehen etc.)

▶

[151] *Weigert* 2004

Beeinträchtigung der Kognition und Stimmung

- Demenz (z.B. Verwirrtheitszustände, Klientin achtet nicht auf ihren Weg, übersieht den Straßenverkehr etc.)
- Depression
- Delir
- Psychische Veränderungen, z.B. Angst, Unruhe, Depression

Erkrankungen, die zu kurzzeitiger Ohnmacht führen

- Hypoglykämie
- Haltungsbedingte Hypotension
- Herzrhythmusstörungen
- TIA (Transitorische ischämische Attacke)
- Epilepsie
- Plötzlicher Bewusstseinsverlust (Synkope)

Ausscheidungsverhalten

- Dranginkontinenz, Nykturie
- Probleme beim Toilettengang

Angst vor Stürzen

Sturzvorgeschichte

Aber auch:

- Plötzliche Erkrankungen wie Schlaganfall, Herzinfarkt
- Benommenheit und Unruhezustände durch Arzneimittel: Besonders bei später Einnahme von Schlaf- und Beruhigungsmitteln wird das Arzneimittel nicht bis zum nächsten Morgen abgebaut. Die Betroffenen sind dann schläfrig benommen und deshalb besonders sturzgefährdet.

Extrinsische Risikofaktoren

Verwendung von Hilfsmitteln

- funktionsunfähig
- sicherer/unsicherer Umgang etc.

Schuhe (Kleidung)

- Falsches bzw. ungeeignetes Schuhwerk ohne rutschfeste Sohle (negative Beeinflussung der Körperstatik),
- zu lange Kleidung, die auf dem Boden schleift

Medikamente

- Psychopharmaka
- Sedativa/Hypnotika
- Antiarrhythmika (diverse Medikamente, z.B. aus dem Bereich des Schmerzmanagements sowie der Psychiatrie, haben in ihren Nebenwirkungen einige Sturzrisikofaktoren, auch wenn sie sekundär, z.B. über akute Veränderungen im Blutdrucksystem wirken)

Gefahren in der Umgebung

Innerhalb von Räumen und Gebäuden:

- Schlechte Beleuchtung, fehlende Lichtquellen
- Steile Treppen
- Fehlende Orientierungshilfen (Kennzeichnung) und ungeeignete Beleuchtung
- Mangelnde Haltemöglichkeiten
- Glatte Böden
- Stolpergefahren (z.B. Teppichkanten, herumliegende Gegenstände und/oder Kabel, Haustiere)
- Nicht geeignete Bodenreiniger und zu nasse Böden nach der Zimmerreinigung

▶

- Ungünstige Arbeitsorganisationsformen (Pflegesystem)
- Unreflektierte Einträge in die Dokumentation: »Herr M. ist heute wieder wackelig...,« und somit das Nicht-Erkennen von Risiko- und Gefährdungspotenzialen

Außerhalb von Räumen und Gebäuden
- Unebene Gehwege und Straßen
- Mangelnde Sicherheitsausstattung (z.B. Haltemöglichkeiten, Beleuchtung)
- Wetterverhältnisse

Aber auch:
Veränderungen im Klientenzimmer: Viele Menschen haben einen Plan ihrer Umgebung im Gedächtnis, nach dem sie sich orientieren und bewegen. Ältere Menschen brauchen in der Regel länger als jüngere, um sich an ein verändertes Umfeld anzupassen. Sie stolpern daher leichter über Gegenstände,
die sich vorher an einem anderen Platz befanden.

»Wissenschaftlich ist auch belegt, dass neben hirnorganischen Erkrankungen auch ein unbefriedigender Ernährungszustand mit beeinträchtigter Muskelfunktion und allgemeiner Schwäche ein besonderes Risiko für Stürze und Frakturen bedeuten kann. Stress, Lärm und Hektik sowie eine ungewohnte Umgebung können ebenfalls Stürze provozieren. Ungünstig auf die Klienten wirken sich auch funktionale Arbeitsorganisationsformen (Pflegesysteme) im Pflegealltag aus.«[152]

Prozess

Die Pflegefachkraft
P 1 – identifiziert unmittelbar zu Beginn des pflegerischen Auftrags systematisch die personen- und umgebungsbezogenen Risikofaktoren aller Pat., bei denen ein Sturzrisiko nicht ausgeschlossen werden kann.

– wiederholt die Erfassung der Sturzrisikofaktoren bei Veränderungen der Pflegesituation und nach jedem Sturz des Patienten.

Formulare:
Sturzrisikoskala und Pflegeanamnese
Die Pflegefachkraft entwickelt unter Beachtung nachfolgender Vorschläge ein weit gehendes
Assessmentverfahren, mit dem sie ganzheitlich und qualitativ hochwertig das Sturzrisiko einschätzen kann.
Beispiele:
- Gespräch mit der Klientin und bei Wunsch/Bedarf mit primären Bezugspersonen
- Inspektion der Klientin, Einschätzung ihrer aktuellen Fähigkeiten in Bezug auf das Sturzrisiko. Dies besonders im Sinne einer Erfassung der Bewegungsfähigkeit. Hier müssen u.a. das Verhalten beim Aufsetzen/Hinsetzen, das Gangbild (u.a. Gleichmäßigkeit des Gangs) und die Balancefähigkeit (z.B. beim Drehen) beobachtet werden
- Befragung zu einer möglichen Sturzvorgeschichte
- Transfer der Daten aus dem Überleitungspflegebogen
- Gespräch über Sturzrisikofaktoren mit Hausärzten und Therapeuten
- Sichtung der bewohnerbezogenen Dokumentation hinsichtlich der exakten medizinischen Diagnose der Klientin oder anderer therapeutischer Befunde
- Inspektion der Umgebung der Klientin

Als **Zeiträume** für eine Einschätzung des Sturzrisikos gelten:
- Unmittelbar zu Beginn des pflegerischen Auftrags
- Nach jedem Sturz
- Bei Veränderungen des Gesundheitszustandes/Pflegebedarfs
- Bei Veränderungen in der Medikation
- Bei Veränderungen in der Umgebung[153], die Einfluss auf das Sturzrisiko haben

▶

---

[152] ebd.
[153] DNQP 2006

Struktur

Die Pflegefachkraft
S 2 – verfügt über Beratungskompetenz in Bezug auf Sturzrisikofaktoren und entsprechende Interventionen.

Schulung und Beratung sind in Deutschland recht neue Disziplinen für Pflegefachkräfte.

Generell gilt es, die Pflegefachkräfte z.B. durch Literatur, Broschüren und Fortbildungen über die folgenden Themen zu informieren:
- Beratungskompetenz (fachlich-inhaltlich sowie zum Prozess der Beratung)
- Schulung und Beratung vor Ort
- Dokumentation von durchgeführten Beratungs- und Schulungsangeboten
- Kenntnisse über das Sturzrisiko und die Einleitung entsprechender geeigneter Maßnahmen
- Herausbildung pädagogischer und kommunikativer Kompetenzen

Informationen zur Beratung hinsichtlich einer Sturzprophylaxe gibt es auch unter:
- Kuratorium Deutsche Altershilfe (KDA) (www.kda.de)
- Deutsches Zentrum für Alternsforschung (DZFA) (www.dzfa.de)
- Geriatrisches Zentrum Ulm/Alb-Donau (www.aktivinjedemalter.de)
- Schweizerische Beratungsstelle für Unfallverhütung (www.bfu.de)
- Arbeitsgemeinschaft Wohnberatung e.V. (www.agw.de)

Prozess

Die Pflegefachkraft
P 2 – informiert den Patienten und seine Angehörigen über die festgestellten Sturzrisikofaktoren und bietet eine Beratung zu den Interventionen an.

Hier eine einfache Richtschnur zur Beratung und Schulung von Klienten:
- Einschätzung der Selbstpflegekompetenz bzw. -fähigkeit und des individuellen Sturzrisikos der Klienten durch eine Pflegefachkraft.
- Erhebung eines klientenspezifischen Beratungs- oder Schulungsbedarfs. Hier wird genau abgewogen, was die jeweilige Einrichtung generell an Schulungs- und/oder Beratungsleistungen anbietet. Kontaktherstellung zu Kooperationspartnern wie z.B. Physiotherapeuten, Hilfsmittelexperten etc.
- Auswahl geeigneter Beratungs- oder Schulungsmaterialien (Broschüren, Faltblätter etc.).
- Terminierung, Information und Einladung zu einer ausgewählten Beratung der Klienten und seiner primären Bezugsperson.
- Durchführung der Beratung bzw. Schulung, evtl. incl. Anleitung. Dokumentation des Beratungs- oder Schulungsprozesses im Beisein der Klienten. Sinnvoll ist es auf jeden Fall, diesen Punkt mit der »Gemeinsamen Pflegeplanung« zur Situation Sturzprophylaxe zusammenzuführen.
- Nach geraumer Zeit findet eine Evaluation statt.

»Beratung und Information wird von Pflegefachkräften in Absprache mit den weiteren beteiligten Berufsgruppen (z.B. Ärzte oder Physiotherapeuten) und den Patienten/Bewohnern geplant und durchgeführt. Dies muss bereits am Anfang des pflegerischen Auftrags stehen, bevor Maßnahmen zur Sturzprophylaxe gewählt werden, um dem Patienten/ Bewohner eine wirkliche Wahlmöglichkeit in Bezug auf die Interventionen zu geben und mit diesen, nach erfolgter Beratung, möglichst frühzeitig beginnen zu können.« [154]

▶

---

[154] ebd.

Inhalte einer Beratung:

- Information über identifizierte Risikofaktoren (Achtung: Bitte bedenken, dass Klientin ungern über die Situation spricht – bedingt durch evtl. Ängste vor dem Verlust der Selbstständigkeit, o. Ä.)
- Möglichkeiten der Klientin, der primären Bezugsperson und der Pflege, das Sturzrisiko zu vermindern
- Wahrheitsgemäße Darstellung von Vor- und Nachteilen der jeweilige Maßnahmen oder Interventionen oder präventiven Aktionen
- Aufklärung über mögliche Folgen bei einer Nichtbeachtung einer notwendigen Maßnahme
- Wahlmöglichkeiten schaffen, Wünsche respektieren
- Verdeutlichen, dass Beratung als kompetente Leistung auch in Zukunft zur Verfügung steht

Struktur

Die Pflegefachkraft
S 3 – kennt wirksame Interven-tionen zur Vermeidung von Stürzen und zur Minimierung sturzbedingter Folgen.

Nach der Einschätzung des individuellen Sturzrisikos einer Klientin finden Information, Beratung und ggf. Schulung statt. Basis für die Auswahl von individuellen Interventionen der Sturzprophylaxe sind das Assessment und die Pflegeplanung.

»*Interventionsprogramme basieren auf der Erkenntnis, dass ein Sturz ein multifaktorielles Geschehen ist und ihm daher mit einem Bündel von unterschiedlichen Maßnahmen und Interventionen begegnet werden muss. Dabei werden Interventionen zusammengefasst, die generelle Risikofaktoren ansprechen (z.B. Kraft- und Balancetraining, Überprüfung der Medikation, etc.) ... Die Effektivität von Einzelinterventionen ist bisher zum Teil empirisch nicht umfassend nachgewiesen, von daher greifen wir in unseren Einrichtungen auf eine individuelle Bündelung von Maßnahmen zurück.*«[155]

Als Einzelinterventionen lassen sich u.a. folgende aufzählen, aus denen nach dem individuellen Sturzrisiko ausgewählt wird:

- Modifikation von umgebungsbedingten Sturzgefahren
- Balance- und Kraftübungen
- Anpassung der Medikation
- Überprüfung und ggf. Verbesserung der Sehfähigkeit
- Empfehlung zum Gebrauch von Gehhilfen, anderen Hilfsmitteln, Umgang damit
- Empfehlung und Einsatz von Hüftprotektoren
- Überprüfung und Reduzierung von freiheitseinschränkenden Maßnahmen
- Überprüfung und Empfehlung für geeignetes Schuhwerk
- Anpassung der Ernährung
- Weitere Einzelinterventionen (wie z.B. den common sense – den gesunden Menschenverstand)

▶

[155] ebd.

Hier eine Auswahl von Maßnahmen, die eine Pflegefachkraft kennen sollte und individuell zur Anwendung bringen sollte:

Durchführung von Kraft- und Balanceübungen, Muskelerhaltungs- bzw. Muskelaufbautraining

Bewegungsübungen – motorische Förderung: Im Rahmen der aktivierenden Maßnahmen durch Ergotherapeuten sowie Physiotherapeuten:

- Gymnastische Übungen des Bewegungsapparates
- Gleichgewichtstraining durch dynamisches Training wie Werfen von Bällen, Ringen u.ä.; Verlagerung des Schwerpunktes durch die ständige Vorwärts-, Rückwärts- und Seitwärts- Verlagerung der Körperschwerpunktes, das Gehen auf einer Linie
- Allgemeines Gleichgewichtstraining, z.B. das ein- oder beidbeinige Tandem-Stehen
- Stärkung der Beinmuskulatur durch Geh-/Lauftraining in wechselnder Ganggeschwindigkeit und gezielte gymnastische Übungen mit den Beinen [156]

Bewegungsübungen eingebunden in die pflegerische Versorgung unter Anleitung der Pflegemitarbeiterin

Die nachfolgenden Übungen sollen vom Pflegepersonal angeleitet werden und je nach Verfassung der Klientin jeweils zehn bis 20 Mal wiederholt werden. Es sollte abwechselnd mit den Armen und Beinen geübt werden.

1. Ausgangsposition: auf einem Stuhl sitzend, ohne sich anzulehnen
- Abwechselnd ein Bein strecken, dabei den Fuß heben, beugen und absetzen.
- Abwechselnd ein Bein mit der Ferse am Boden nach vorn strecken und wieder zurücksetzen.
- Abwechselnd ein Bein mit dem Knie in Richtung Brust anheben und wieder absetzen.
- Abwechselnd ein Bein mit dem Knie in Richtung Brust anheben und wieder absetzen. Die Hände fassen dabei das Bein und unterstützen die Bewegung.
- Abwechselnd die Fußspitzen und die Fersen anheben und wieder senken.
- Abwechselnd eine Ferse weit entfernt aufstellen und mit Druck gegen den Boden wieder zurückziehen.
- Beide Hände möglichst gerade nach oben strecken und wieder senken.
- Beide Hände abwechselnd möglichst gerade nach oben strecken und wieder senken.
- Beide Hände von der Brust möglichst waagerecht zur Seite führen (Fensterläden öffnen).
- Beide Arme seitlich auf und ab bewegen (Fliegen wie ein Vogel).
- Mit beiden Händen die Stuhllehne fassen, das Gesäß leicht anheben und langsam wieder absetzen.

▶

---

2. Ausgangsposition: auf einem Stuhl im Abstand von einer Armlänge vor einem Tisch sitzen
- Aufstehen (am Tisch halten, wenn nötig) und wieder hinsetzen.
- Aufstehen, am Tisch halten und auf der Stelle gehen.
- Aufstehen, am Tisch halten, die Fußspitzen nach oben drücken und langsam wieder senken.
- Aufstehen, am Tisch halten, abwechselnd einen Schritt nach links und einen Schritt nach rechts gehen.[157]

Regelmäßige Kontrolle der Räumlichkeiten auf Stolperfallen, z.B. Teppiche, auf dem Boden liegende Gegenstände, Unebenheiten, nicht gekennzeichnete Schwellen; auf ausreichende Beleuchtung und gut befestigte Haltegriffe und Handläufe.

Hilfsmittel bei der Bewegungsunterstützung
Beobachtung und Abklärung von Gangunsicherheiten, ggf. Hinzuziehung von Physiotherapeuten zur Auswahl und Anpassung von geeigneten Gehhilfen. Die Benutzung einer Gehhilfe, z.B. eines Stockes, einer Unterarmgehstütze oder eines Rollators kann, wie bei den Risikofaktoren bereits deutlich wurde, Hinweis auf eine erhöhte Sturzgefahr sein. Gleichzeitig tragen solche Gehhilfen auch dazu bei, Stürze zu verhindern und sind daher eine häufige Intervention zur Sturzprävention. Gehhilfen minimieren Sturzrisikofaktoren und schützen auch vor Stürzen.[158]

Die vier häufigsten Gehhilfen
1. **Der Gehstock:** Der Griff sollte in etwa der Höhe des Trochanter major entsprechen (knöcherner Vorsprung an der Oberschenkelaußenseite, unmittelbar unter der Hüfte). Bei Benutzung des Gehstocks soll der Ellbogen um etwa 30 % gebeugt sein. Der Gehstock wird in aller Regel auf der gesunden Seite zur Entlastung der kranken Seite benutzt. Der Stock sollte eine Gummispitze und einen guten Griff haben. Die Spitzen sollten regelmäßig überprüft und ggf. frühzeitig ersetzt werden.[159]
2. **Der Vierpunktstock:** Ein Vierpunktstock erhöht die Stand- und Gangsicherheit. Die Benutzer müssen in der Lage sein, sorgfältig damit umzugehen, andernfalls kommt es zu einem erhöhten Stolperrisiko. Die Stützen sollten einen Gummiüberzug haben, der eine ausreichende Rutschfestigkeit gibt.[160]
3. **Der Gehbock:** Die Benutzer müssen in der Lage sein, selbstständig zu gehen und wieder stehenzubleiben. Die Benutzer müssen in der Lage sein, beide Arme zu benutzen, um ausreichend Kraft zu haben, den Gehbock zu heben und zu kontrollieren.[161]
4. **Der Rollator:** Dieser erlaubt einen symmetrischen, relativ natürlichen Gangzyklus. Rollatoren sind sinnvoll für Bewohner, die Schwierigkeiten haben, loszugehen bzw. wieder anzuhalten. Eine individuelle Anpassung ist unbedingt erforderlich.[162]

▶

---

[157] *Becker, Lindemann, Rissmann* 2003
[158] DNQP 2005
[159] *Becker, Lindemann, Rissmann* 2003
[160] ebd.
[161] ebd.
[162] ebd.

Bewegungsunterstützung bei der Verwendung von Hilfsmitteln
Beim Aufstehen
- Die Gehhilfe sollte vor dem Bewohner stehen.
- Das Aufstehen sollte ohne Gehhilfe erfolgen.
- Die Gehhilfe sollte erst benutzt werden, wenn der Bewohner gerade steht.
- Häufig benötigen Bewohner am Anfang Anleitung und Training.

Beim Hinsetzen
- Sorgfältiges Annähern zum Bett oder Stuhl.
- Darauf achten, dass ausreichend Platz im Zimmer vorhanden ist.
- Einen Halbkreis beschreiten, wenn man zum Bett oder zum Stuhl geht.
- Erst hinsetzen, wenn die Rückseite beider Knie das Bett oder den Stuhl berührt.
- Gehhilfe loslassen, mit dem Arm nach hinten tasten, bis Bett bzw. Stuhl gefunden wird.
- Nie hinfallen lassen.

Richtungswechsel
- Langsam und sorgfältig gehen, mit kleinen Schritten Richtungsänderungen vollziehen.
- Nicht versuchen, sich auf einer Stelle zu drehen.[163]

Anpassung der Medikation
Leipzig et al. konnten nachweisen, dass die Einnahme von Psychopharmaka und im Besonderen von Antidepressiva, Neuroleptika, Sedativa/Hypnotika und Benzodiazepinen mit einer Erhöhung des Sturzrisikos einhergeht. Entsprechend ist das Absetzen, Anpassen und Reduzieren der Medikation Bestandteil vieler multifaktorieller Interventionsprogramme.[164] Ein schrittweises Absetzen von Psychopharmaka vermindert das Sturzrisiko signifikant. Daher sollten Pflegefachkräfte genauestens auf die Wirkung der verordneten Medikamente achten. Bei etwaigen Hinweisen auf ungünstige Wirkungen kontaktieren sie unverzüglich den jeweiligen Haus- und oder Facharzt. Jede Nebenwirkung wird dokumentiert.

Hüftprotektoren scheinen die einzige nicht medikamentöse Intervention darzustellen, die effektiv hüftgelenksnahe Frakturen vorzubeugen vermag. Alle Hüftprotektoren haben zum Ziel, dass bei einem Sturz möglichst wenig Kraft den Trochanter major belastet. Eine große Rolle spielt hier der Einfluss der Pflegefachkraft auf die Tragehäufigkeit des Hüftprotektors.[165] Wie andere Hilfsmittel, benötigt der Hüftprotektor eine individuelle Beratung.

▶

---

[163] ebd.
[164] DNQP 2006
[165] *Becker, Lindemann, Rissmann* 2003

Freiheitsentziehende Maßnahmen

Einige der im Expertenstandard erwähnten Interventionen lassen sich als sogenannte »common sense« (gesunder Menschenverstand) -Maßnahmen charakterisieren, die ohne großen Aufwand, oftmals allein unter Besinnung auf das pflegerische Selbstverständnis, durchgeführt werden können. Dazu gehört bspw., das Pflegebett auf eine Höhe einzustellen, die den selbstständigen Transfer aus dem Bett erleichtert. »Common sense«-Maßnahmen sind fast so selbstverständlich, dass sie evtl. nicht als pflegerische Aufgabe erfasst, dokumentiert und beschrieben werden.[166] Hierzu zählt z.B., dass Pflegekräfte Klienten zu Toilettengängen begleiten, speziell Nachts.

Prozess

Die Pflegefachkraft

P 3 – entwickelt gemeinsam mit dem Patienten/Bewohner und seinen Angehörigen sowie den beteiligten Berufsgruppen einen individuellen Maßnahmenplan.

Aktivitäten und miteinander verbundene Maßnahmen:

- In einer Vorbesprechung, an der andere an der Pflege Beteiligte teilnehmen, wird eine Maßnahmenpalette erstellt, die die strukturellen Voraussetzungen des Pflegekontextes berücksichtigt und die Wahrung der individuellen Interessen der Klientin einbezieht.
- Die Pflegefachkraft führt mit der Klientin und ihrer primären Bezugsperson ein Pflegeplanungsgespräch, in dem gemeinsam Maßnahmen, sinnvolle Handlungen, Hilfsmitteleinsatz etc. geplant werden. Das Besondere an diesem Gespräch ist die Einbindung der Wünsche und Ansprüche der Klientin in den Pflegeprozess.
- *»Die Präferenz des Patienten/Bewohners muss dabei handlungsleitend sein. Der Patient/Bewohner muss jederzeit das Recht behalten, sich gegen die angebotene Maßnahme entscheiden zu dürfen. So darf z.B. der Hüftprotektor nicht aufgezwungen werden, auch wenn er wirksam hüftgelenksnahen Frakturen vorbeugen kann. Eine Information gefährdeter Personen bzw. ihrer Angehörigen über wirksame Interventionen hat jedoch zu erfolgen.«*[167]
- Ist die Klientin nicht einwilligungsfähig bzw. schätzt sie ihre gesamte Situation nicht adäquat ein, sollte gerade bei Menschen mit Demenz die Betreuerin entsprechend in die Beratung sowie das Pflegeplanungsgespräch eingebunden sein.

Bei der Maßnahmenplanung müssen folgende Aspekte beachtet werden:
- Geeignete Interventionen
- Einbeziehung vorhandener Ressourcen
- Beschreibung zeitlicher Planung
- Präferenz des Klienten ist handlungsleitend, er darf sich auch gegen Maßnahmen entscheiden
- Keine freiheitsentziehenden Maßnahmen

►

---

[166] DNQP 2006
[167] DNQP 2005

Struktur

Die Einrichtung

S 4a – ermöglicht zielgruppenspezifische Interventionsangebote.

– gewährleistet geeignete räumliche und technische Vorraussetzungen sowie Hilfsmittel für eine sichere Mobilität.

Hier ist die grundsätzliche Bereitschaft der Einrichtung gefragt, ein entsprechendes Angebot zu erstellen und zu sichern. Es ist durchaus möglich, sich bei bestimmten Veranstaltungen, wie z.B. der Durchführung einer Sitztanzgruppe, mit anderen Einrichtungen zusammenzutun.

Für alle Einrichtungen (stationäre Altenpflege, Krankenhaus, häusliche Pflege) sollten auf jeden Fall folgende Aspekte in einem gezielten Maßnahmenprogramm zum Einsatz kommen:

- Training der Beweglichkeit, von Kraft und Balance (in Form von Einzel- oder auch Gruppentraining, wie z.B. Sitztanz, Gymnastikgruppen, Sturzschule etc.)
- Einsatz von Hüftprotektoren
- Bündelung von Einzelmaßnahmen

Als weiteres Element ist die Sicherheit der Umgebung, incl. einer evtl. Wohnraumanpassung, zu sehen. Die Einrichtung ist dafür zuständig, dass die Umgebung sicher ist. Hinweise hierzu finden sich in den DIN-Normen 18024 und 18025 – Hinweise und Empfehlungen zum barrierefreien Bauen und Wohnen [168] –, bei regionalen Anbietern zur Wohnraumanpassung/Wohnberatungsstellen und bei der Heimaufsicht.

Aspekte einer sicheren Umgebungsgestaltung bei Sturzgefahr
Technische Voraussetzungen:

- Erreichbare Lichtschalter, große Tasten, Erreichbarkeit von Notrufklingeln, o.ä.
- Qualität des Lichts (min. 500 Lux), Bremsen an Nachttischen, Betten, WC-Stühlen, Badewannenliftern, Therapiestühlen, Hilfsmitteln etc.

Räumliche Voraussetzungen:

- z.B. Handläufe, Größe des Zimmers, Beschaffenheit der Fußböden, Stolperfallen, wie Teppiche, Teppichkanten, herumliegende Kabel, Erreichbarkeit und Sicherheit von Haltegriffen bzw. von den Klienten genutzten Haltemöglichkeiten

Qualität und Verfügbarkeit von Hilfsmitteln:

- Sicherheit und Funktionalität von Gehwagen, Rollatoren, Rollstühlen, Hüftprotektoren, Hebeliftern, Badewannenliftern, Toilettenstühlen etc.

Achtung! Laut DNQP besteht die Umgebungsanpassung aus mehreren Komponenten:

- Identifizierung sturzrelevanter Gefahrenquellen der individuellen Umgebung
- Information und Beratung der betroffenen Patienten/Klienten
- Individuelle Anpassungsmaßnahmen

Die Spezialität: Wohnraumanpassung in der ambulanten Pflege
Hier gilt es ganz besonders, Kontakte zu den regionalen Wohnberatungsstellen herzustellen, speziell wenn es um die Finanzierung geht. Eine ambulante Pflegeeinrichtung kann nicht die »allgegenwärtige Sicherheit« in den individuellen Wohnsituationen gewährleisten, sie kann aber empfehlen und beraten.

▶

---

[168] DNQP 2006

»In der Wohnung von behinderten, alten und kranken Menschen können Pflegepersonen viel dazu beitragen, Unfälle, besonders Stürze, zu verhüten. Teppiche, Brücken, Telefonkabel sollten wegen Rutsch- und Stolpergefahr für gehunsichere Personen entfernt werden. Ebenso sind glatte Fußböden und Treppen zu vermeiden.

Bei gegebenen Problemen können Pflegepersonen auf Änderungsmöglichkeiten hinweisen: einen Teppichboden legen, eine Steckdose für einen Telefonapparat in der Nähe des Bettes montieren und den Telefonapparat abends umstecken oder einen zweiten Apparat ans Bett stellen. Wackelige Tische, Fernsehtischchen usw. sollten durch standfestere Möbel ersetzt werden.

Man sollte sich nach einem Sturz an ihnen aufrichten können, ohne dass sie kippen. Aus Sicherheitsgründen kann u. U. auch in der Wohnung ein Stock benützt werden. Die Sicherheit beim Gehen erhöht sich, wenn an möglichst vielen Wandflächen Handläufe angebracht sind, z.B. im Flur, an längeren freien Zimmerwänden, an der Wandseite der Treppen.

Im Bad und in der Toilette geben an der Wand angebrachte Handgriffe und rutschsichere Böden Sicherheit. Eine Dusche ist immer sicherer als eine Badewanne! Wird das Bad in der Wanne bevorzugt, ist ein sicherer Badelifter günstig. Wenn Tritte zum Einsteigen benutzt werden, müssen sie absolut kippsicher sein.

Die Beleuchtung sollte sehr hell sein. Selbstleuchtende Schalter verhindern langes Suchen nach ihnen. Sie sind für zittrige oder bewegungseingeschränkte Hände leichter zu bedienen, wenn sie bereits Drucktasten haben.

Da sich viele Menschen nur ungern von ihren Gewohnheiten trennen, bedarf es in der Regel mehrmaligen geduldigen Informierens über die Vorzüge des Neuen und begleitender Hilfe beim Umgewöhnen.«[169]

Wichtig! Beratungs- und Informationsleistungen immer dokumentieren:
- Gegenstand und Inhalt der Beratung
- Teilnehmende Personen
- Verlauf und Dauer der Beratung
- Ergebnis der Beratung

Struktur

Die Pflegefachkraft
S 4b – ist zur Koordination der Interventionen autorisiert.

Hier kommt der Pflegefachkraft eine besondere Aufgabe und vor allem Kompetenz zu. Sie ist diejenige, die mit der Klientin über die Situation bestimmen kann. Hierfür ist es natürlich erforderlich, dass ihr diese Entscheidungs- und Verantwortungskompetenz auch z.B. in Form eines Stellenprofils oder einer Verfahrensregelung zur Sturzprophylaxe zugesprochen wird.

▶

[169] *Brunen, Herold* 2001

Prozess

Die Pflegefachkraft
P 4 – gewährleistet in Absprache mit den beteiligten Berufsgruppen und dem Patienten/Bewohner gezielte Interventionen auf der Grundlage des Maßnahmenplans.

– sorgt für eine ind. Umgebungsanpassung sowie für den Einsatz geeigneter Hilfsmittel zur Sturzprophylaxe.

Wie auch unter **S 4b** kommt der Pflegefachkraft hier eine starke Kompetenz zu, die unbedingt Folgendes berücksichtigen sollte:
- Sicherheit und Gewandtheit im Pflegeprozess und zur Sturzprophylaxe
- Klare Regelungen der Zuständigkeiten und Zusammenarbeit/Kommunikation mit anderen an der Pflege Beteiligten
- Beratungs- und Schulungskompetenz

Konkret:
- Die Pflegefachkraft hält Kontakte zu den anderen an der Pflege Beteiligten und vereinbart mit ihnen die Therapie.
- Sie bezieht die Klientin mit ein.
- Sie erstellt, koordiniert und evaluiert einen verbindlichen Maßnahmenplan.
- Sie achtet auf die Einhaltung der Maßnahmen.

Es wird in vorher festgelegten Zeitabständen und auch nach einer Veränderung des Sturzrisikos eine Inspektion der Umgebung durch die Pflegefachkraft durchgeführt. Dies schließt den Blick auf Stolperfallen, z.B. Teppiche, auf dem Boden liegende Gegenstände, Unebenheiten, nicht gekennzeichnete Schwellen, ausreichende Beleuchtung, gut befestigte Haltegriffe und Handläufe, Erreichbarkeit der Klingel etc. ein.

Struktur

Die Einrichtung
S 5 – stellt sicher, dass alle an der Versorgung des Patienten/Bewohners Beteiligten über das vorliegende Sturzrisiko informiert werden.

Hier sollten folgende Grundlagen vorhanden sein:
- Allen an der Pflege der Klientin beteiligten Personen sollte die Bedeutung von Kontinuität bei der Sturzprophylaxe bekannt sein, ebenso die Bedeutung der interdisziplinären Zusammenarbeit.
- Innerbetriebliche und interprofessionelle Fortbildungen, Fallbesprechungen oder Gesprächsrunden müssen installiert sein.
- Ein gut funktionierendes Netzwerk mit bekannten Ansprechpartnern, das innerhalb der Einrichtung bekannt ist und in zuständigen Verantwortlichkeiten festgelegt ist, ist vorhanden.
- Eine funktionierende Kommunikationsmatrix mit klaren, nachvollziehbaren Kommunikationswegen liegt vor.
- Es gibt Material, z.B. vorgefertigte Formulare zur Information von anderen an der Pflege Beteiligten oder Überleitungsbögen.

Prozess

Die Pflegefachkraft
P 5 – informiert die an der Versorgung beteiligten Berufs- und Personengruppen über das Sturzrisiko des Patienten und gibt Hinweise zum situativ angemessenen Umgang damit.

Hier gibt es Folgendes zu tun:
- Detaillierte Pflegeplanung für die Klientin, aus der die Aufgabenverteilung für die einzelnen Mitglieder des interdisziplinären Teams nachvollziehbar wird.
- Die Pflegefachkraft gibt entsprechende Informationen mit dem entsprechenden Formular an die jeweiligen Personen oder Stellen weiter, ggf. dokumentiert sie die Weitergabe.
- Das Management sorgt für die notwendigen Rahmenbedingungen, wie Fallbesprechungen, Fortbildungen und hält ein Netzwerk für Kommunikationswege aufrecht.

▶

Struktur

Die Pflegefachkraft
S 6 – ist zur systematischen Sturzerfassung und -analyse befähigt.

Eine systematische und strukturierte Erfassung von Stürzen stellt die notwendige Grundlage für die Ereignisanalyse auf individueller und institutioneller Ebene dar. Die systematische Erfassung und strukturierte Dokumentation von Stürzen allein ist noch keine Intervention zur Vermeidung von Stürzen oder der Verminderung potenzieller Verletzungsfolgen. Dahinter steht die Annahme und Erfahrung, dass alle Stürze – auch wenn sie als Bagatellen mit einem »Es ist ja nichts passiert« abgehakt werden – für die Integrität einer Klientin ein ernsthaftes Ereignis sind.

Nur eine genaue Analyse gibt Hinweise auf eine individuelle Prophylaxe.

Drei Fragen sind im Analyseprozess nach dem Sturz relevant:
1. Warum ist die Klientin gestürzt?
2. Warum ist die Klientin sturzgefährdet?
3. Was kann getan werden, um einen weiteren Sturz bzw. eine Sturzverletzung zu vermeiden?

Für die **Einrichtung** ist es notwendig, dass:
- geeignete Sturzprotokolle vorliegen und Verwendung finden;
- »die Auswertung des Sturzgeschehens auf der Ebene der gesamten Einrichtung, also die Erfassung von Häufigkeit, Umständen und Folgen aller Stürze in der Einrichtung [geschieht], um langfristig Auswirkungen von Präventionsprogrammen bewerten zu können. Daher muss das Management sicherstellen, dass pro Pflegeeinheit sowie einrichtungsübergreifend eine systematische Sturzerfassung und -analyse durchgeführt wird.« [170]

Prozess

Die Pflegefachkraft
P 6 – dokumentiert systematisch jeden Sturz, analysiert diesen – ggf. mit anderen an der Versorgung beteiligten Berufsgruppen – und schätzt die Sturzrisikofaktoren neu ein.

Die Dokumentation und Analyse von Stürzen mag ungewöhnlich anmuten. Deshalb hier eine Anleitung:

Zu dokumentieren ist in jedem Fall:
- **Zeitpunkt des Sturzes**
  Kann einen Hinweis auf die sturzauslösenden Faktoren geben. (Stürzen Bewohner z.B. nachts, könnte die Beleuchtung nicht ausreichend sein)
- **Situationsbeschreibung**
  Die Beschreibung des Sturzherganges gibt Aufschluss über das multifaktorielle Geschehen. Es kann ermittelt werden, ob die Bewohnerin ausgerutscht, gestolpert, irgendwo herunter oder über etwas gefallen ist. Wichtig ist auch, ob andere Personen beteiligt oder zugegen waren.
- **Aktivitäten vor einem Sturz**
  Bei welcher Aktivität der Sturz erfolgte, spielt eine große Rolle hinsichtlich der Anpassung des zukünftigen Verhaltens. So kann z.B. ein langsames und sicheres Aufstehen, ein sicherer Gang, das richtige Festhalten oder die Nutzung eines Hilfsmittels trainiert werden. Es können aber auch Alternativen entwickelt werden, um Aktivitäten, die zu einer erhöhten Sturzgefahr führen, zu vermeiden.

▶

[170] DNQP 2006

- **Ort des Sturzes**
  Der Ort, an dem der Sturz passiert ist, kann einen Hinweis auf die umgebungsbezogenen Sturzrisiken geben; z.B. ob der Boden rutschig ist, ob Bewegungen durch Hindernisse eingeschränkt werden, ob Barrieren bestehen, ob die Beleuchtung ausreichend ist.
- **Zustand vor einem Sturz**
  Dazu gehören der körperliche und der psychische Zustand, aber auch der Zustand der Kleidung. Die Erfassung kann anhand der Gliederung der Sturzrisikofaktoren erfolgen. Hier kann der Frage nachgegangen werden, ob die Klientin z.B. auf Grund ihres »Risikoprofils« vor dem Ereignis als »sturzgefährdet« galt.
- **Folgen des Sturzes**
  Häufigste Sturzfolgen sind Prellungen, Verstauchungen, Platz- oder Schnittwunden, Brüche und dadurch bedingte Schmerzen. Eine sorgfältige Erfassung dieser Folgen beinhaltet das Ausmaß und die genaue Lokalisation. Nicht zuletzt haben Stürze auch psychische Folgen wie Angst, Verzweiflung, Desorientierung. Sturzfolgen können die weitere Rehabilitation bzw. den Genesungsverlauf deutlich beeinflussen.
- **Eingeleitete Folgemaßnahmen**
  Dabei kann es sich um eine Abklärung und Behandlung von Sturzfolgen (z.B. Röntgenuntersuchung, Kühlung von Prellungen, Wundverbände, Lagerungen) und/oder die Planung und Einleitung therapeutischer und präventiver Maßnahmen handeln.
- **Erneute Sturzrisikoeinschätzung**
  Es erfolgt eine erneute Einschätzung des Sturzrisikos mittels Tabelle, Pflegeanamnese, Pflegebericht und Pflegeplanung, incl. einer evtl. erneuten/bzw. notwendigen Maßnahmenplanung

Folgendes sollte die Pflegekraft sicher beherrschen, kennen und können:
- Sturzrisiko durch gezielte Milieutherapie reduzieren.
- Orientierung erleichtern und Vertrauen schaffen.
- Sicherheitsmaßnahmen in der Umgebung des Klienten ergreifen.
- Gezielte Sturzprävention (Sturzrisikoeinschätzung).
- Bewegungstraining durchführen (Reaktion und Koordination), Mobilität fördern.
- Sensorische Defizite ausgleichen (Brille, Hörgerät, Tastsinn (größere Schalter)).
- Übungen im Stehen und Gehen (Bodenkontakt) anleiten.
- Sturzangst des Klienten mindern.
- Hilfsmittel zur Bewegung anbieten und einsetzen.
- Sicherheit erhöhen und für eine sichere Umgebung sorgen (z.B. rutschende Teppiche entfernen, Teppichbänder befestigen, glatte Böden mit rutschfestem Belag versehen, größere Glastüren auffällig markieren etc.).
- Frakturrisiko vermindern, z.B. durch den Einsatz von Hüftprotektoren etc.[171]
- Beraten und schulen.

---

[171] *Weigert* 2004

6.3 Formulare

- Einschätzung der intrinsischen und extrinsischen Risikofaktoren (Sturzrisikotabelle)
- Pflegeanamnese (um andere, die Risikofaktoren beeinflussenden Faktoren einzuschätzen – Potenzialerhebung)
- Pflegebericht (um das Verhalten und die Reaktion der Klienten auf durchgeführte Maßnahmen zu dokumentieren)
- Bewegungsanalyse (um die Bewegungsfähigkeit einzuschätzen)
- Pflegeplanung (um Maßnahmen und Interventionen genau zu planen, wie z.B. Förderung von Gleichgewicht und Stärkung der Muskulatur)
- Sturzprotokoll (um Stürze und Sturzfolgen zu dokumentieren und zu evaluieren)

6.3.1 Sturzrisikotabelle

	Datum	trifft zu	Maßnahmen (siehe Planung)	Hdz.
1) Funktionseinbußen und Funktionsbeeinträchtigungen				
• Probleme mit der Körperbalance/dem Gleichgewicht			○ Ja ○ Nein	
• Gangveränderungen/eingeschränkte Bewegungsfähigkeit			○ Ja ○ Nein	
• Erkrankungen, die mit veränderter Mobilität, Motorik und Sensibilität einhergehen				
– Multiple Sklerose			○ Ja ○ Nein	
– Parkinson'sche Erkrankung			○ Ja ○ Nein	
– Osteoarthritis			○ Ja ○ Nein	
– Krebserkrankungen			○ Ja ○ Nein	
– andere chronische Erkrankungen/schlechter klinischer Allgemeinzustand			○ Ja ○ Nein	
2) Sehbeeinträchtigungen				

- Reduzierte Kontrastwahrnehmung   ○ Ja ○ Nein
- Reduzierte Sehschärfe   ○ Ja ○ Nein
- Ungeeignete Brillen   ○ Ja ○ Nein

3) Beeinträchtigung der Kognition und Stimmung

- Demenz   ○ Ja ○ Nein
- Depression   ○ Ja ○ Nein
- Delir (Bewusstseinstrübung mit traumatischer Verwirrung und Halluzinationen)   ○ Ja ○ Nein

4) Erkrankungen, die zu kurzzeitiger Ohnmacht führen

- Hypoglykämie   ○ Ja ○ Nein
- Haltungsbedingte Hypotension   ○ Ja ○ Nein
- Herzrhythmusstörungen   ○ Ja ○ Nein
- TIA (Transitorische ischämische Attacke)   ○ Ja ○ Nein
- Epilepsie   ○ Ja ○ Nein

5) Ausscheidungsverhalten

- Dranginkontinenz   ○ Ja ○ Nein
- Probleme beim Toilettengang   ○ Ja ○ Nein

6) Angst vor Stürzen

○ Ja ○ Nein

7) Sturzvorgeschichte ○ siehe Informationssammlung ○ siehe Rückseite
○ siehe Sturzprotokoll ○ siehe Verlegungsbogen

Datum: Hdz: übermittelnde Person:

Extrinsische Risikofaktoren (umgebungsbezogene Gefahrenquellen)

	Datum	trifft zu	Maßnahmen (siehe Planung)	Hdz.
8) Verwendung von Hilfsmitteln			○ Ja ○ Nein	
			○ Ja ○ Nein	
9) Schuhe (Kleidung)			○ Ja ○ Nein	
			○ Ja ○ Nein	
10) Medikamente				
• Psychopharmaka			○ Ja ○ Nein	
• Sedativa/Hypnotika			○ Ja ○ Nein	
• Antiarrhythmika			○ Ja ○ Nein	
11) Gefahren in der Umgebung, innerhalb von Räumen und Gebäuden			○ Ja ○ Nein	
• Schlechte Beleuchtung			○ Ja ○ Nein	
• Steile Treppen			○ Ja ○ Nein	
• Mangelnde Haltemöglichkeiten			○ Ja ○ Nein	
• Glatte Böden			○ Ja ○ Nein	
• Stolpergefahren			○ Ja ○ Nein	
Außerhalb von Räumen und Gebäuden:				
• Unebene Gehwege und Straßen			○ Ja ○ Nein	
• Mangelnde Sicherheitsausstattung (z.B. Haltemöglichkeiten, Beleuchtung)			○ Ja ○ Nein	
• Wetterverhältnisse (Glatteis, Schnee ...)			○ Ja ○ Nein	

6.3.2 Sturzrisikoskala

Merkmal	4 Punkte	3 Punkte	2 Punkte	1 Punkt	Punkte insgesamt
Alter		80 oder älter	70–79	60–69	
Mentaler Zustand	Zeitweise verwirrt/desorientiert		Verwirrt/desorientiert		
Ausscheidung	Harn- und stuhlinkontinent	Kontinent, braucht jedoch Hilfe		Blasenverweilkatheter/Enterostoma	
Stürze in der Vorgeschichte	Bereits mehr als 3 Mal gestürzt		Bereits 1- oder 2-mal gestürzt		
Aktivitäten	Beschränkt auf Bett und Stuhl	Aufstehen aus dem Bett mit Hilfe		Selbstständig/benutzt Bad und Toilette	
Gang und Gleichgewicht	Ungleichmäßig/instabil, kann kaum die Balance halten im Stehen und Gehen	Orthostatische Störung/Kreislauf-probleme beim Aufstehen und Gehen	Gehbehinderung/evtl. Gehen mit Gehhilfe oder Assistenz		
Medikamente (hier auch zukünftig geplante sowie die der letzten 7 Tage)	3 oder mehr Medikamente	2 Medikamente	1 Medikament		
Alkohol/auch Melissengeist, Pepsinwein oder Ähnliches	Regelmäßig		Gelegentlich		

Gesamtpunktzahl:

6.4 Pflegeplanungsbeispiele

27.3. 07 **Für eine sichere Umgebung sorgen können**
Sturzgefahr
Ursachen: berechtigte Sturzangst, Stürze in der Vergangenheit, Bewegungseinschränkung.

Bew. hat ein hohes Sturzrisiko, stürzt mehrfach im Monat, im Gehen sowie im Rutschen aus dem Rollstuhl. Holt im Bedarfsfall Hilfe. Bekommt derzeit KG. Möchte nicht an Gruppenaktivitäten zur Bewegungsförderung teilnehmen. Vergisst, dass sie nicht allein aufstehen soll.
Bew. hat in der Vergangenheit das Tragen von Hüftprotektorenhosen abgelehnt.

- Bew. holt weiter im Bedarfsfall Hilfe.
- Sie ist motiviert, Hüftprotektorenhosen zu tragen.
- Sie nimmt am Bewegungsangebot des Hauses teil.

- Pflegekräfte empfehlen Hüftprotektorenhosen, machen einen Probelauf mit geliehener Hose.
- Übungen zur Bewegungsförderung und Kräftigung der Muskulatur. Im Zuge der morgendlichen Körperpflege aktives und passives Durchbewegen der großen Gelenke. Mehrfach tgl. auffordern, die Beine im Sitzen anzuheben. Gehübungen mit Toilettengängen verbinden.
- Bei allen Kontakten Bew. immer wieder anbieten, dass sie in Begleitung gehen sollte und ggf. Hilfe anfordert.
- Weiterhin KG, spezielles Geh- und Stehtraining, ggf. Fallschule.
- Pflegekräfte motivieren Bew., an der wöchentlichen Bewegungsgruppe des Hauses teilzunehmen. Begleitung im Rollstuhl dorthin.
- Mit PDL die Situation klären, primäre Bezugsperson hinzuziehen.
- Nachts auf eigenen Wunsch Hochziehen des Bettseitenteils.

27.2. 07 **Für Sicherheit sorgen können**
(stationär)

Bestehende Sturzgefahr
bedingt durch: Schwindel, leicht eingeschränkte Beweglichkeit

- Bew. stürzt mehr als 2 Mal im Jahr, vermehrt nachts und beim Umsetzen.
- Bew. Angst vor Sturz und Sturzfolgen.
- Bew. nimmt am Bewegungsprogramm des Hauses teil.

- Bew. ist frei von Stürzen.
- Bew. fühlt sich sicher.
- Bei Stürzen fällt Bew. sicher.

- Bew. bekommt einen Funkfinger.
- Versuchsweise 1 x. wöchtl. Vitalzeichenkontrolle.
- Bew. weiterhin am Bewegungsprogramm des Hauses teilnehmen lassen.
- Weiterhin nächtliche Begleitung bei Toilettengängen anbieten. Mit Hausärztin über Verordnung einer physiotherapeutischen Sturzschule sprechen.
- Innerhalb der nächsten drei Tage sprechen Bew., WBL, PDL und ggf. Hausmeister über die Beseitigung von Sturzquellen im Zimmer, wie z. B. Läufer.

▶

		• Beratung hinsichtlich Tragen von Hüftprotektorenhosen durch WBL.
Für eine sichere Umgebung sorgen (stationär) **Unsicherer Gang** Ursache: evtl. Schwindel, Gleichgewichtsstörungen • Bew. geht schwankend, inner- und außerhalb des Hauses, unsicher. Nutzt Handläufe und Haltegriffe. • Möchte keine Gehhilfe. • Bisher hier im Hause ein Sturz bei Epileptischen Anfall (keine Sturzfolgen), benennt keine Angst vorm Stürzen. • Lehnt Gymnastikangebote etc. vom Hause ab. Holt bei Bedarf Hilfe. • Umgebung sicher.	• Sicherer Gang mit Rollator. • Bew. holt weiterhin Hilfe. • Bew. geht weiterhin allein und hält sich an Haltemöglichkeiten fest. • Gleichgewichtsstörungen sind reduziert.	• Beratungsgespräch mit Bew. und Töchtern über die Verbesserung des Sturzrisikos mittels Verwendung von Rollator und Teilnahme an Gymnastik. • Mit Hausarzt über Verordnung von Physiotherapie (speziell Gleichgewichtsschulung und Training Rollator) sprechen. Ebenso über Gleichgewichtsschwankungen sprechen, evtl. Medikamentenänderung. • Bew. bei Kontakt auf Haltemöglichkeiten hinweisen. • Tgl. RR-Kontrolle, bei Bedarf öfter. • Gehverhalten beobachten, Besonderheiten dokumentieren.
20.6. 07	**Für eine sichere Umgebung sorgen** (stationär) **Sturzgefahr** Ursache: unkoordinierter Bewegungsablauf aufgrund von Oychewsky-Syndrom • Bew. sitzt im Rollstuhl bewegt sich,»zappelt« viel. Kippt dabei Ø jeden 2. Tag 3 Mal tägl. • Sturzfolgen sind Prellungen, Quetschungen, Platzwunden. • Beratung zur Verhaltensänderung können vermutlich diagnosebedingt nicht immer umgesetzt werden. • Bew. sitzt im speziell angepassten Rollstuhl und trägt Helm, setzt diesen immer wieder ab. • Bew. ist mit dieser Situation und Gesamtsituation unzufrieden (siehe FEDL Zufriedenheit – hier nur Verweis, nicht abgebildet, da Auszug). • Laut Aussage der Ehefrau ist Sturzrisiko zu Hause geringer. Er stürzt weniger. • Bisherige Fixierungen löste Bew. selbstständig.	• Bew. erfährt weiterhin seine Unabhängigkeit. • Weiterhin geringe Sturzfolgen. • Bew. lässt den Helm während des Sitzens im Rollstuhl auf. • Bew. akzeptiert Ellbogenschützer. • Bew. nutzt nach Sturz weiterhin Schwesternruf.	• PK setzt Bew. in Rollstuhl inklusive Transfer, ca. 3 Mal pro Frühdienst, 3 Mal pro Spätdienst. • Bew. bitten, beraten, auffordern, den Helm zu tragen, auf Vorteile hinweisen, Schwesternruf mitgeben. • BezugsPK führt in den nächsten 3 Tagen ein Gespräch mit Physiotherapeut zwecks Tragen und Beratung von Ellbogenschützern, und eines gezielten »Sturz-Falltrainings«. • BezugsPK führt Gespräch mit Neurologe über mögliche Medikation, damit Bewegungen ruhiger und entspannter werden. • BezugsPK führt Gespräch mit Ehefrau über die Situation, dass Bew. zu Hause weniger stürzt. »Warum ist das so?« Erkenntnisse in Pflege einbeziehen. • Jeder Sturz wird dokumentiert (Sturzprotokoll).

▶

- Mögliche Ursache für häufiges Stürzen ist die im Anschluss stattfindende körperliche Berührung (Vermutung).
- Bew. hat Wunsch nach Unabhängigkeit, z.B. allein ins Bett gehen.
- Keine erkennbaren Anzeichen, bevor er stürzt.
- Bew. nutzt Schwesternruf.

7 Der nationale Expertenstandard Förderung der Harnkontinenz in der Pflege

Das Thema dieses Standards ist pikant und randvoll mit Tabus. Allen voran drückt unsere Sprache den eigenen unfreien Umgang mit dem Thema Ausscheidung aus. Begriffe wie Pullern, Pieseln, Pötten, Windeln etc. zeigen, dass wir uns nicht neutraler oder fachlicher Begriffe bedienen. Schließlich haben wir als Privatperson damit zu tun und die Miktion ist ein privater und intimer Bereich. Einerseits. Andererseits haben Pflegekräfte jeden Tag damit zu tun: »Natürlich riecht es auf der Station nach Urin. Dies ist eine geriatrische Station, was erwarten Sie also?«

Das Thema der Inkontinenz ist unlöslich mit der Pflege älterer Menschen verquickt. *McCarthy*[172] zeichnete ein düsteres Bild, wenn es darum geht, die Einstellung des Personals und der Patienten gegenüber dem Irrglauben zu verändern, Inkontinenz im Alter sei unvermeidbar. *McCarthy* berichtet, dass jüngere Patienten mit Inkontinenz in unserem Gesundheitssystem wahrscheinlich besser behandelt werden und mehr Anerkennung finden, während die älteren Menschen sehr viel schlechter davonkommen. Dies wird noch durch die unter älteren Menschen verbreitete Meinung verschlimmert, Blasenprobleme und Inkontinenz seinen unvermeidlich.[173]
Im Folgenden werden wir aus unterschiedlichen Perspektiven auf das Thema der Harninkontinenz blicken.

»*Paradox*« nennt *Harald Raabe* das Dilemma, »*... in einem Atemzug mit dem Begriff Inkontinenz... Gedanken wie* »*Scham*«, »*Ekel*«, »*Gestank*«, »*Abhängigkeit*« *oder* »*Angst*« zu assoziieren und zu nennen.[174] Die Betroffenen leiden stark unter der Situation, an einer der vielen Inkontinenzformen erkrankt zu sein. *Raabe* spricht von einer Spirale negativer Folgen und Konsequenzen, die diese Symptomatik mit sich bringen kann. Dieser negativen Situation können Fachleute, also beruflich Pflegende und Ärzte, mit Kenntnis und Vertrauen entgegenwirken.

Aus dem Alltag der Pflegekräfte ist das Thema Inkontinenz nicht wegzudenken. Ein paar Fakten: Laut International Continence Society (ICS) spricht man bei jeglichem Urinverlust bereits von einer Harninkontinenz. Das Risiko, harninkontinent zu werden, steigt mit zunehmendem Alter an.
Die Literaturrecherche zum Expertenstandard ergab:
- 20 bis 30 % der jungen Frauen
- 30 bis 40 % der Frauen im mittleren Alter und
- sogar 30 bis 50 % der älteren Frauen sind vom Leiden »Inkontinenz« betroffen.

---

[172] *McCarthy* in: Walsh, Ford 2000
[173] *Walsh, Ford* 2000
[174] *Raabe* 2006

»Blasenfunktionsstörungen mit oder ohne Harninkontinenz sind die häufigsten Alterskrankheiten in den westlichen Industrieländern. Inkontinenz ist die häufigste Ursache für die Einweisung in ein Pflegeheim.« [175]

Das Phänomen der Stressinkontinenz, also der Urinabgang beim Lachen, Niesen, Treppensteigen oder anderen vergleichbaren Belastungen des Unterleibs, wird im jüngeren Alter nicht als Inkontinenz aufgegriffen. Erkrankungen und Behinderungen unterschiedlichster Ursache können mit der Begleiterscheinung Inkontinenz einhergehen.

Bedeutsam ist, dass Inkontinenz zu einem Angstthema geworden ist. Aus diesem Grunde hat sich die Expertengruppe mit diesem Thema befasst. Ich wage die Behauptung, dass sich nahezu jeder Mensch vor einer Inkontinenz fürchtet. Dies gilt ganz besonders für Pflegekräfte: *»Doch auch für Pflegende sei der Umgang mit Inkontinenz nicht immer leicht. Zwar würden die meisten dazu eine professionelle Haltung entwickeln, doch der Umgang mit Kontinenzproblemen werde auch als Belastung erlebt. »Schließlich müssen Pflegende in die intimsten Bereiche anderer Menschen eingreifen, ihnen in die Hose fassen und sie im Intimbereich waschen. Viele fühlen sich dann schuldig, weil sie deren soziale Grenzen verletzen, auch wenn die Betroffenen damit einverstanden sind«, so Sowinski weiter. »Hinzu kommt, dass immer noch zu viele Pflegefachpersonen zu wenig über Inkontinenz und mögliche Interventionsmaßnahmen wissen.«* [176]

Damit Pflegende die bestmöglichen Pflegesituationen für Betroffene schaffen, stellt der Expertenstandard Förderung der Harnkontinenz in der Pflege viele Anforderungen und bringt gleichzeitig viele Erkenntnisse.

1. Ebene: Erfassung der Risikofaktoren und Hinweise auf Probleme bei der Kontinenz
2. Ebene: Beschreibung des vorliegenden Kontinenzprofils
3. Ebene: Beratung der Betroffenen
4. Ebene: Planung der Interventionsmaßnahmen
5. Ebene: Umsetzung des Maßnahmenplanes
6. Ebene: Bewertung der Effektivität

---

[175] Melchior 2003
[176] www.carelounge.de/altenarbeit/news/

7.1 Der Expertenstandard im Überblick

Struktur	Prozess	Ergebnis
Die Pflegefachkraft **S 1** – verfügt über die Kompetenz zur Identifikation von Risikofaktoren und Anzeichen für eine Harninkontinenz.	**Die Pflegefachkraft** **P 1** – identifiziert im Rahmen der pflegerischen Anamnese Risikofaktoren und Anzeichen für eine Harninkontinenz. – wiederholt die Einschätzung bei Veränderung der Pflegesituation und in individuell festzulegenden Zeitabständen.	**E 1** Risikofaktoren und Anzeichen für eine Harninkontinenz sind identifiziert.
Die Einrichtung **S 2a** – verfügt über eine interprofessionell geltende Verfahrensanweisung zu Zuständigkeiten und Vorgehensweisen im Zusammenhang mit der Förderung der Harninkontinenz bzw. Kompensation der Inkontinenz und stellt sicher, dass die erforderlichen Instrumente zur Einschätzung und Dokumentation zur Verfügung stehen. **Die Pflegefachkraft** **S 2b** – verfügt über die erforderliche Kompetenz zur differenzierten Einschätzung bei Problemen mit der Harninkontinenz.	**P 2** – führt bei Vorliegen von Kontinenzproblemen eine differenzierte Einschätzung (z.B. auf der Grundlage eines zielgruppenspezifischen Miktionsprotokolls) durch bzw. koordiniert in Absprache mit dem behandelnden Arzt erforderliche diagnostische Maßnahmen.	**E 2** Eine differenzierte Einschätzung der Kontinenzsituation und eine Beschreibung des individuellen Kontinenzprofils liegen vor.
Die Einrichtung **S 3a** – hält die erforderlichen Materialien zur Beratung bei Problemen mit der Harninkontinenz (z.B. anatomische Modelle, Informationsbroschüren, Hilfsmittel) vor. **Die Pflegefachkraft** **S 3b** – verfügt über Beratungskompetenz zur Vorbeugung, Beseitigung, Verringerung oder Kompensation von Harninkontinenz.	**P 3** – informiert den Patienten/Bewohner und ggf. seine Angehörigen über das Ergebnis der pflegerischen Einschätzung und bietet in Absprache mit den beteiligten Berufsgruppen eine ausführliche Beratung zur Kontinenzerhaltung oder -förderung und ggf. zur Kompensation einer Inkontinenz an. Darüber hinaus werden dem Patienten/Bewohner weitere interne und externe Ansprechpartner genannt.	**E 3** Der Patient/Bewohner und seine Angehörigen kennen geeignete Maßnahmen zur Kontinenzförderung und zur Vermeidung von bzw. zum Umgang mit einer Inkontinenz.

Struktur	Prozess	Ergebnis
Die Pflegefachkraft **S 4** – verfügt über Steuerungs- und Planungskompetenz zur Umsetzung von kontinenzfördernden Maßnahmen bzw. zur Kompensation der Harninkontinenz.	**P 4** – plant unter Einbeziehung der beteiligten Berufsgruppen mit dem Patienten/Bewohner und ggf. mit seinen Angehörigen individuelle Ziele und Maßnahmen zur Förderung der Harninkontinenz bzw. zur Kompensation der Harninkontinenz und zur Vermeidung von Beeinträchtigungen.	**E 4** Ein Maßnahmenplan zur Erhalt oder Erreichen des angestrebten Kontinenzprofils liegt vor.
Die Einrichtung **S 5** – sorgt für eine bedarfsgerechte Personalplanung, ein kontinenzförderndes Umfeld (z.B. Erreichbarkeit, Zugänglichkeit, Nutzbarkeit von Toiletten, Wahrung der Intimsphäre), geschlechtsspezifische Ausscheidungshilfen und Hilfsmittel zur Kompensation von Inkontinenz (z.B. aufsaugende Hilfsmittel, Kondomurinale).	**P 5** – koordiniert die multidisziplinäre Behandlung (z.B. durch Ärzte, Physiotherapeuten, Psychologen) und sorgt für eine kontinuierliche Umsetzung des Maßnahmenplans. Auf die Bitte um Hilfe bei der Ausscheidung wird unverzüglich reagiert.	**E 5** Maßnahmen, Umfeld und Hilfsmittel sind dem individuellen Unterstützungsbedarf des Patienten/Bewohners bei der Ausscheidung angepasst.
Die Pflegefachkraft **S 6** – verfügt über die Kompetenz, die Effektivität der Maßnahmen zum Erhalt und zur Förderung der Kontinenz sowie zur Kompensation der Inkontinenz zu beurteilen.	**P 6** – überprüft in individuell festzulegenden Abständen den Erfolg der Maßnahmen und entscheidet gemeinsam mit dem Patienten/Bewohner, seinen Angehörigen und den beteiligten Berufsgruppen über deren Fortführung bzw. Modifikation.	**E 6** Das angestrebte Kontinenzprofil ist erreicht, bzw. das bisherige erhalten. Für den Patienten/Bewohner ist das individuell höchstmögliche Maß an Harninkontinenz mit der größtmöglichen Selbstständigkeit sichergestellt.

7.2 Maßnahmen des nationalen Expertenstandards Förderung der Harnkontinenz in der Pflege

Struktur

Die Pflegefachkraft S 1 – verfügt über die Kompetenz zur Identifikation von Risikofaktoren und Anzeichen für eine Harninkontinenz.

Information und »Training on the Job« der Pflegekräfte über:

- **Sensible Gesprächsführung, incl. Fragetechniken**: Für die Betroffen ist es nicht einfach, über ihre Probleme zu sprechen bzw. sich bewusst zu machen, dass sie möglicherweise zukünftig von Harnkontinenz betroffen sein könnten oder es bereits sind. Da die Vorgehensweise der Pflegefachkraft maßgeblich darüber entscheidet, ob die Klientin über Probleme mit der Harnkontinenz spricht, muss die Pflegefachkraft sowohl über umfassendes Wissen zu Risikofaktoren und Anzeichen für eine Harnkontinenz verfügen als auch in der Lage sein, die Klientin auf eine adäquate Art und Weise zu befragen, um feststellen zu können, ob sich aus den identifizierten Risikofaktoren auch tatsächliche eine Kontinenzproblematik ergibt.[177]
- **Formen von Inkontinenz**
- **Risikofaktoren für eine Harnkontinenz**: Risikofaktoren können bei der Klientin selbst sowie auch in der Umgebung liegen.
- **Anzeichen für eine Harnkontinenz**: Damit sie einerseits Anzeichen deuten kann, wenn die Klientin nicht über die Situation sprechen will, damit sie aber auch entsprechende Fragen stellen kann und anhand von Beschreibungen Symptome zuordnen kann.

Formen der Inkontinenz

1. Belastungsinkontinenz (Stressinkontinenz): Die Belastungsinkontinenz (Stressinkontinenz) ist die häufigste Form der Blasenschwäche bei Frauen. Über 80 % der Inkontinenten sind davon betroffen. Belastungsinkontinenz wurde früher auch häufig als Stressinkontinenz bezeichnet, wobei das Wort »Stress« hier nichts mit psychischer Belastung zu tun hat, sondern die physische Belastung des Verschlusses der Harnblase bezeichnet. Bei der Belastungsinkontinenz kommt es, wie der Name schon andeutet, unter Belastung, z.B. durch Lachen, Husten, Springen oder Heben, zu ungewolltem Harnverlust. Bei der Belastungsinkontinenz ist der Harnblasenverschluss geschwächt, sodass eine gesteigerte Druckbelastung, wie diese beim Niesen, Husten oder Tragen von Gewichten vorkommt, den Verschluss überfordert.

Ursachen:
- Ungenügender Verschluss der Harnblase, z.B. durch das Absinken der Blase infolge einer Schwächung der Beckenbodenmuskulatur (Gebärmuttersenkung)
- Entbindungen
- Bindegewebsschwäche

Es werden drei Schweregrade unterschieden:

1. Grad: Inkontinenz beim Husten, Niesen

2. Grad: Inkontinenz bei abrupten Körperbewegungen, beim Aufstehen und / oder Hinsetzen

3. Grad: Inkontinenz bei unangestrengten Bewegungen, z.B. im Liegen

▶

---

2. Dranginkontinenz: Bei der Dranginkontinenz (Urge-Inkontinenz) kommt es durch ein nicht zu beeinflussendes Zusammenziehen des Blasenmuskels zum unfreiwilligen Urinverlust. Es werden unterschieden:

- **Sensorische Dranginkontinenz:** Hier ist die Wahrnehmung der Blasenfüllung im Sinne eines vorzeitigen Füllungsgefühls, etwa durch eine Entzündung, durch Blasensteine oder Obstruktion der ableitenden Harnwege, gestört.
- **Motorische Dranginkontinenz:** Hier sind die efferenten Nervenimpulse zum Musculus detrusor (der für die Entleerung zuständigen Harnblasenmuskulatur) enthemmt, was zu einer vorzeitigen, manchmal krampfartigen Detrusor-Kontraktion (Zusammenziehen des Schließmuskels) führt.

Bei der Dranginkontinenz liegt keine Störung des Verschlussmechanismus vor, sondern durch das willentlich nicht zu beeinflussende Zusammenziehen des Blasenmuskels kommt es zum Einnässen. Bereits eine geringe Füllung der Blase bewirkt einen starken und willentlich nicht zu unterdrückenden Harndrang.

Ursachen:

Die Dranginkontinenz kann Folge von Entzündungen der unteren Harnwege (Harnblase, Harnröhre), von obstruktiven (einengenden) Veränderungen wie z. B. Harnröhrenstrikturen, gut- bzw. bösartigen Prostata-Vergrößerungen oder auch von neurologischen Störungen, wie z. B. Multiple Sklerose, sein.

Für die **sensorische Dranginkontinenz** sind häufige Blasenentzündungen (chronisch) oder Blasensteine verantwortlich. Die Rezeptoren, die den Füllungsgrad der Blase an das Gehirn melden, sind überempfindlich. Das Gehirn veranlasst daraufhin über willentlich nicht zu beeinflussende Signale ein Zusammenziehen der Blasenmuskulatur, es kommt zur Inkontinenz. Meist werden dabei aber nur kleine Urinmengen verloren, allerdings recht häufig.

Bei der **motorischen Dranginkontinenz** (auch neuropathische Blase) fehlt eine Hemmung der Signale zwischen Blase und Gehirn. Es geht unwillkürlich Harn aus der Harnröhre ab, weil sich der der Detrusor zusammenzieht. Diese Muskelkontraktionen sind nicht unterdrückbar und führen zu einer Drucksteigerung innerhalb der Harnblase. Genau diese Drucksteigerung spürt man und muss dem Druck unmittelbar nachgeben, d. h. sofort eine Toilette aufsuchen.

Ursachen:

meist neurologische Erkrankungen wie z. B. Multiple Sklerose, Schlaganfall, Alzheimer, Parkinson

3. Reflexinkontinenz: Eine Reflexinkontinenz kann durch Erkrankungen oder Verletzungen des Gehirns oder des Rückenmarks entstehen, wenn jene Nervenbahnen unterbrochen werden, die das für die Blasenentleerung verantwortliche Steuerungszentrum im Gehirn mit Harnblase und Schließmuskel verbinden. Blasen- und Schließmuskelfunktion lassen sich dann nicht mehr koordinieren oder kontrollieren. Unterschieden werden die spinale Reflexinkontinenz und supraspinale Reflexinkontinenz.

Ursachen:

Eine Reflexinkontinenz entsteht, wenn durch Erkrankungen die Übertragung der Nervenimpulse aus Gehirn oder Rückenmark, die die Blasenentleerung steuern, unterbrochen sind. Dabei wird das Zusammenziehen der Blasenmuskulatur und/oder die Erschlaffung des Harnröhrenverschlusses nichts mehr durch Nervenimpulse gehemmt.

▶

Die **spinale Reflexinkontinenz** entsteht als Folge einer Erkrankung (z.B. Multiple Sklerose) oder Verletzung (Querschnittsyndrom) des Rückenmarks. Dabei zieht sich zwar der Blasenmuskel aufgrund eines Reflexes zusammen, der Betroffene empfindet aber dennoch keinen Harndrang, weil die Nervenverbindung Gehirn – Rückenmark unterbrochen ist. Deshalb geht er auch nicht zur Toilette, kann seinen Blasenmuskel nicht mehr willkürlich kontrollieren und es kommt zu einem unwillkürlichen Harnabgang.

Bei der **supraspinalen Reflexinkontinenz** geht die Kontrolle über die willkürliche Blasenentleerung aufgrund von Hirnleistungsstörungen verloren (Alzheimer, Demenzen, Parkinson, Schlaganfall usw.). Die Folgen sind unwillkürlicher Harnabgang in wechselnden Intervallen und in unterschiedlichen Mengen. Häufig ist vorher kein Harndrang zu verspüren. Betroffene leiden zusätzlich oft unter neurologischen Ausfällen.

4. Überlaufinkontinenz: Die Überlaufinkontinenz ist die häufigste Inkontinenzform bei Männern, sie äußert sich durch tröpfelnden Urinabgang bei gefüllter Blase – die Blase läuft quasi über.

Die Ursachen sind oft lang anhaltende Abflussbehinderungen wie z.B. eine Vergrößerung der Prostata oder Harnröhrenengstellen. Hier muss meist durch eine Operation für den freien Abfluss des Harns gesorgt werden. Eine Überlaufinkontinenz, die durch den Verlust der Blasenkontraktionsfähigkeit entsteht (z.B. bei länger währender »Überdehnung« der Blase), wird medikamentös behandelt. Um den Restharn zu entfernen, kann es dann nötig sein, daß der Betroffene sich solange selbst katheterisiert, bis die normale Kontraktionsfähigkeit der Blase wieder hergestellt ist.

Ursachen:

Bei Männern eine vergrößerte Prostata, die zu einer Harnröhrenverengung führt. Dadurch kommt es zu Restharngefühl mit ständigem Harndrang; Überdehnung der Blasenmuskulatur, Verlust der Kontraktionsfähigkeit, ständiges Tröpfeln aus der Harnröhre bzw. Blase, Rückstau bis zu den Nieren.

Bei Frauen und Männern: Harnsteine, Harnröhrenverengungen (z.B. durch Verletzung, Tumore)

Risikofaktoren für eine Harninkontinenz

Personenbezogene Risikofaktoren:

- Belastungen des Beckenbodens, z.B. bei Übergewicht, Schwangerschaft oder chronischem Husten
- Bestimmte Erkrankungen
- Einnahme spezieller Medikamente (z.B. Diuretika, Antidepressiva, Neuroleptika, Opiate)
- Harnwegsinfekt
- Zu hohe oder zu geringe Flüssigkeitsaufnahme
- Vergrößerung der Prostata
- Obstipation
- Geschlecht (Frauen sind bis zu 4 x häufiger von Harninkontinenz betroffen)
- Lebensalter:
  - Einbußen im Bereich der körperlichen und kognitiven Fähigkeiten
  - Multimorbidität, Immobilität, Demenz, spezielle chronische Erkrankungen
- Im Alter oft ein komplexes Bündel an Ursachen

▶

Umweltbezogene Risikofaktoren:
- **Erreichbarkeit** von Toiletten (z.B. weite Wege, steile Treppen, schlechte Beschilderung, unklare Kennzeichnung)
- **Nutzbarkeit von Toiletten** (z.B. ungeeignete Sitzhöhe, fehlende oder unbenutzbare Haltegriffe, ungeeignete Beleuchtung, abstoßender hygienischer Zustand)
- **Zugänglichkeit von Toiletten** (z.B. ungeeignete Türgriffe, zu schwere oder zu enge Türen, Hindernisse)

Mögliche Anzeichen:
- Häufige Toilettengänge
- Verstecken verunreinigter Wäsche
- Unruhiges Verhalten
- Auffälliger Geruch
- Hautveränderungen im Intimbereich, oder auch Stürze[178]
- Sammeln von Stoffen, Tüchern, Servietten etc.

Mögliche Symptome:
- Unwillkürlicher Harnverlust bei körperlicher Betätigung
- Unwillkürlicher Harnverlust einhergehend mit Harndrang
- Verzögerter Beginn der Miktion
- Ständiger Harnabgang
- Harntröpfeln
- Das Gefühl der nicht vollständig entleerten Blase
- Brennen beim Wasserlassen[179]

Prozess

Die Pflegefachkraft
P 1 – identifiziert im Rahmen der pflegerischen Anamnese Risikofaktoren und Anzeichen für eine Harninkontinenz.

– wiederholt die Einschätzung bei Veränderung der Pflegesituation und in individuell festzulegenden Zeitabständen.

Zeitpunkt: Unmittelbar zu Beginn des pflegerischen Auftrags, danach in individuell festzulegenden Abständen. Es ist hier zu berücksichtigen, dass gerade bei älteren Menschen Kontinenzprobleme nach Veränderungen, wie z.B. einem Krankenhausaufenthalt, auftreten und dann auf jeden Fall wieder einzuschätzen sind. Dies ist meist nach einigen Tagen nach der Ersteinschätzung der Fall.

Zielgruppe: Alle Klienten

Ort: An einem Ort, der für ein sensibles Thema geeignet ist.

Was: Die Pflegefachkraft führt eine ausführliche Anamnese durch mit einer körperlichen Untersuchung (Körpergewicht, Auffälligkeiten im Genital-bereich, wie z.B. Prolaps, Traumata, Rötungen), Erfassung der Medikation und Symptome der Harninkontinenz einschließlich psychosozialer Auswir-kungen der Harninkontinenz und Einschätzung der körperlichen und geistigen Fähigkeiten. Die möglichen personenbezogenen und umwelt-bezogenen Risikofaktoren werden beachtet. Dieser Punkt geht eng einher mit S 2 und P 2.

▶

---

[178] *Fillibeck* 2006
[179] DNQP 2007

Beispiel: Eine alte Dame mit ausgeprägten Schmerzen beim Bewegen, bedingt durch eine erhebliche Osteoporose, wird vielleicht vorschnell als inkontinent eingestuft, weil in der Pflegeanamnese nur die Felder »inkontinent/kontinent« genannt sind. Tatsache ist aber, dass sie immer auf der Toilette, dem Toilettenstuhl oder dem Steckbecken ausscheidet, sobald sie Harndrang verspürt. Dauert in der Nacht aber das Warten auf das Steckbecken länger als 5 Minuten, lässt sie unfreiwillig Urin in die Vorlage.

Dieser Schritt ist eingebunden in das umfassende und ganzheitliche Assessment, das alle nationalen Expertenstandards fordern. Es werden weiterhin »Auffälligkeiten« (also Anzeichen einer versteckten Harninkontinenz) und andere pflegerelevante Gründe benannt

Hierzu nutzt die Pflegefachkraft unter anderem eine Auswahl an Fragen:
* Verlieren Sie ungewollt Urin?
* Verlieren Sie Urin, wenn Sie husten, lachen oder sich körperlich betätigen?
* Verlieren Sie Urin auf dem Weg zur Toilette?
* Tragen Sie Einlagen, um Urin aufzufangen?
* Verspüren Sie häufig (starken) Harndrang?
* Müssen Sie pressen, um Wasser zu lassen?

Bedenken Sie: Wenn Risikofaktoren und/oder Anzeichen für eine Harninkontinenz oder bereits bestehende Probleme mit der Harnkontinenz festgestellt werden, muss eine differenzierte Einschätzung eingeleitet werden. Die Ergebnisse der ersten bzw. der wiederholten Einschätzung sind zu dokumentieren.[180]

Struktur

**Die Einrichtung
S 2a** – verfügt über eine interprofessionell geltende Verfahrensanweisung zu Zuständigkeiten und Vorgehensweisen im Zusammenhang mit der Förderung der Harninkontinenz bzw. Kompensation der Inkontinenz und stellt sicher, dass die erforderlichen Instrumente zur Einschätzung und Dokumentation zur Verfügung stehen.

Eine Verfahrensanleitung verdeutlicht den Umgang mit einer speziellen Situation, hier die Förderung der Harnkontinenz. Diese Verfahrensregelung ist Pflicht und sollte schlicht, verständlich und einfach gehalten werden:
* Regelung der **zuständigen Berufsgruppe** (Wer macht die Anamnese, die differenzierte Einschätzung, die Urinanalyse die körperliche Untersuchung?)
* **Beschreibung des Ablaufs** (zeitliche Folge, Zeitpunkt; z.B. am Tag des Einzugs oder beim zweiten Hausbesuch. Was passiert wann? Anamnese, differenzierte Einschätzung, Beratung, Interventionsplanung, erneute Einschätzung)
* **Festlegung des Materials** (Material für die Risikoeinschätzung, Miktionsprotokoll, Art und Weise der Restharnbestimmung, Gewinnung des Urins für die Analyse)
* **Initiierung und Koordination** der Einleitung der Maßnahmen: Verbindliche Regelung von Entscheidungen und Auswahl der Maßnahmen[181]

▶

---

[180] DNQP 2007
[181] in Anlehnung an *Fillibeck* 2006

Die Pflegefachkraft S 2b – verfügt über die erforderliche Kompetenz zur differenzierten Einschätzung bei Problemen mit der Harninkontinenz.

Information und »Training on the job« der Pflegekräfte über«:

- Ausführliche Anamnese
- Umgang mit Restharnbestimmungen, Miktionsprotokollen, 24-Stunden-Vorlagengewichtstest
- Kontinenzprofile
- Kenntnisse über die Kompetenzen des interdisziplinären Teams

Die Expertengruppe sieht vor, »*dass die Pflegefachkraft nicht alle Schritte selbst einleitet und durchführt, sollte sie diejenige sein, die die einzelnen Schritte der Einschätzung in Zusammenarbeit mit den anderen Berufsgruppen plant. Dazu muss sie über die Kompetenz verfügen zu wissen, wann welche Vorgehensweise indiziert ist.*« [182]

Die Pflegefachkraft sollte die unterschiedlichen Kontinenzprofile kennen, um diese bei Klienten bestimmen zu können.

Unabhängig erreichte Kontinenz: kein unwillkürlicher Harnverlust, keine personelle Unterstützung notwendig. Selbstständige Durchführung von Maßnahmen.

Abhängig erreichte Kontinenz: kein unwillkürlicher Harnverlust. Personelle Unterstützung bei der Durchführung von Maßnahmen notwendig.

Unabhängig kompensierte Inkontinenz: unwillkürlicher Harnverlust, keine personelle Unterstützung bei der Versorgung mit Hilfsmitteln notwendig

Abhängig kompensierte Inkontinenz: unwillkürlicher Harnverlust, personelle Unterstützung bei der Inkontinenzversorgung ist notwendig.

Nicht kompensierte Inkontinenz: unwillkürlicher Harnverlust, personelle Unterstützung und therapeutische bzw. Versorgungsmaßnahmen werden nicht in Anspruch genommen.

Prozess

Die Pflegefachkraft P 2 – führt bei Vorliegen von Kontinenzproblemen eine differenzierte Einschätzung (z.B. auf der Grundlage eines zielgruppenspezifischen Miktionsprotokolls) durch, bzw. koordiniert in Absprache mit dem behandelndem Arzt erforderliche diagnostische Maßnahmen.

Gibt es nach dem Schritt der Anamnese Hinweise auf Kontinenzprobleme, dann ist es an der Pflegefachkraft, nun Genaues über die Situation zu erfahren.

Zur Objektivierung der Kontinenzsituation nutzt sie folgende Verfahren und Instrumente:

- **Erstellung einer ausführlichen Anamnese:** Dazu gehört die Erfassung der oben genannten Risikofaktoren sowie die Symptome einer Harnkontinenz einschließlich der psychosozialen Auswirkungen.
- **Vorbereitung einer Urinanalyse zum Ausschluss eines Harnwegsinfektes:** Die Urinanalyse wird vom (Fach-) Arzt durchgeführt. Entsprechend dessen Vorgaben ist es Aufgabe der Pflegefachkraft, eine Urinprobe zu nehmen.
- **Bestimmung des Restharnvolumens:** Dies erfolgt in der Regel mittels eines tragbaren Ultraschallgerätes. Diese Technik ist auch von Pflegekräften zu erlernen und wird zum Beispiel in Großbritannien bereits erfolgreich angewendet.

▶

[182] DNQP 2007

- **Führen eines Miktionsprotokolls:** Mit Hilfe eines Miktionsprotokolls werden sowohl gewollte als auch ungewollte Harnabgänge registriert. Erfasst werden Zeitpunkte, Frequenz, Menge und Ort der Ausscheidungen sowie die Umstände bei den Ausscheidungen, also etwa Drangsymptomatik oder ein Unterstützungsbedarf. Daneben wird auch die Trinkmenge über den Erfassungszeitraum notiert.
- **Durchführen eines 24-Stunden-Vorlagengewichttests:** Es wird ermittelt, wie viel Urin über 24 Stunden in die Vorlage ausgeschieden wurde. Dazu werden die eingenässten Vorlagen gesammelt und gewogen. Anhand der Gewichtserhöhung gegenüber den ungetragenen Vorlagen kann die Menge des ausgeschiedenen Urins ermittelt werden. Schon bei einer Erhöhung um vier bis acht Gramm ist von einer Harninkontinenz auszugehen, wenn keine sonstigen Ausflüsse vorliegen.[183]

Miktionsprotokoll: »*Die Expertengruppe misst dem Instrument Miktionsprotokoll in der Problemanalyse einen hohen Stellenwert bei, denn mit dem Miktionsprotokoll kann die individuelle Ausprägung der Inkontinenzsymptome erhoben werden und es bildet somit eine wichtige Grundlage für die Auswahl der Interventionen der Kontinenzförderung. Der Zeitraum, über den ein Protokoll geführt werden sollte, hängt vom Krankheitsbild und den individuellen Gewohnheiten ab. Die Expertengruppe empfiehlt einen Zeitraum von drei bis fünf Tagen. Beispiele für Informationen, die anhand eines Miktionsprotokolls erhoben werden können, sind:*
- *Die Anzahl und das Volumen der Miktionen*
- *Die Häufigkeit des ungewollten Urinverlustes*
- *Die situativen Bedingungen, die zu unwillkürlichem Urinverlust führen,*
- *Das Ersuchen um Unterstützung beim Toilettengang bzw. bei der Nutzung mobiler Toilettenhilfen*
- *Trinkgewohnheiten (Art der Getränke, Menge, Zeitpunkt der Flüssigkeitsaufnahme)*«[184]

Erstellung eines Kontinenzprofils: Nach der Identifikation der Risikofaktoren und Begutachtung der Gesamtsituation »*fasst die Pflegefachkraft die vorliegenden Informationen zusammen und hält auf der Basis der Fähigkeiten und des Abhängigkeitsgrades von personeller und materieller Hilfe den aktuellen Umgang des Patienten/Bewohners mit dem Kontinenzproblem fest.*«[185]
Es werden begutachtet:
- Reversible und irreversible Risiken für eine Harnkontinenz
- Die Diagnose der Harnkontinenz (wenn sie gestellt wurde) bzw. Symptome und pflegerelevante Befunde
- Notwendige weitere diagnostische Maßnahmen [durch Haus- oder Facharzt]
- Auswirkungen auf die persönliche Lebensführung
- Das aktuelle Kontinenzprofil[186]

▶

---

[183] *Fillibeck* 2006
[184] DNQP 2007
[185] ebd.
[186] ebd.

Nach der Identifikation des Kontinenzprofils wird nun durch die Pflegefachkraft beschrieben, was dies genau für den Klienten bedeutet.

»Das heißt, es muss zum Beispiel bei einer unabhängig kompensierten Inkontinenz festgehalten werden, welche Hilfsmittel zur Verfügung stehen müssen und ob z.B. ein spezielles Trinkverhalten wie die Vermeidung von Getränken am Abend angewendet wird.« [187]

So sollten z.B. Hinweise auf einen möglichen Tag-und-Nacht-Unterschied genannt werden.

Struktur	Hierzu zählen:
	• Bilder und Zeichnungen
Die Einrichtung	• Anatomische Modelle
S 3a – hält die	• Unterschiedliche Versorgungsmaterialien (Muster diverser Hersteller)
erforderlichen	• Diverse Hilfsmittel (unterschiedliche Urinflaschen für Frauen und Männer,
Materialien zur	Steckbecken, Kondomurinale, unterschiedliche Katheter, etc.)
Beratung bei	• Broschüren von Informationsstellen
Problemen mit	– www.kompetenz-in-kontinenz.de
der Harninkontinenz	– www.netdoktor.at
(z.B. anatomische	– www.selbsthilfeverband-inkontinenz.org
Modelle, Informations-	– www.inkontinz-selbsthilfe.com
broschüren, Hilfs-	– etc.
mittel) vor.	

Die Pflegefachkraft

S 3b – verfügt über Beratungskompetenz zur Vorbeugung, Beseitigung, Verringerung oder Kompensation von Harninkontinenz.

Beratung und Edukation tauchen in allen Expertenstandards wieder auf und es sind im weitesten Sinne immer wieder ähnliche Verfahren, die immer wieder ähnliche Kompetenzen einer Pflegefachkraft fordern.

Beratungskompetenz im Speziellen:
• **Soziale Beratungskompetenz**, die hinsichtlich dieses besonders sensiblen Bereiches und Tabus besonders wichtig sind: Verschwiegenheit, Intimität, Empathie, Diskretion und Taktgefühl, Fragetechniken, etc.
• Kenntnisse über die unterschiedlichen **Kontinenzformen**, Anzeichen und Symptome von Inkontinenz
• Kenntnisse über **Kontinenzprofile**
• Kenntnisse über **diagnostische Verfahren**
• Kenntnisse über die **Selbstpflege- und Selbstmanagementfähigkeiten** des Klienten
• Kenntnisse über regionale **Selbsthilfegruppen und Informationsstellen**
• Kenntnisse über den »Markt« an **Broschüren**
• Kenntnisse über **Hilfsmittel und Ausscheidungshilfen**
• Kenntnisse über **Maßnahmen zur Verbesserung der Situation**

Diese Kenntnisse erhält die Pflegefachkraft durch eine Mischung aus Fortbildung, Beratung, Weiterbildung, evtl. eines »Training on the job«, durch Messebesuche, Literatur, Broschüren.
Sinnvoll ist es auch, einen »**roten Faden**« für die Beratung zu haben.

▶

---

[187] *Fillibeck* 2006

Prozess

Die Pflegefachkraft

P 3 – informiert den Patienten/Bewohner und ggf. seine Angehörigen über das Ergebnis der pflegerischen Einschätzung und bietet in Absprache mit den beteiligten Berufsgruppen eine ausführliche Beratung zur Kontinenzerhaltung oder -förderung und ggf. zur Kompensation einer Inkontinenz an. Darüber hinaus werden dem Patienten/Bewohner weitere interne und externe Ansprechpartner genannt.

Im Fokus steht die individuelle Beratung des Klienten und seiner primären Bezugsperson. Bei einer eingeschränkten Kontinenz muss mit dem Klienten gemeinsam in realistisches Ziel gefunden, der Weg dahin beschrieben und umsetzbar gemacht werden. *»Je anschaulicher eine solche Beratung durchgeführt wird, desto wahrscheinlicher ist, es, dass die Betroffenen und ihre Angehörigen den Sinn der Interventionen verstehen.«* [188] Je unverkrampfter und sensibler eine Beratung durchgeführt wird, desto leichter kann über Intimes und »Peinliches« gesprochen werden.

Inhalte der Beratung:

Inkontinenzhilfsmittel:

Hilfsmittel zum Ausscheiden:

- **Urinflaschen** für Männer,
- spezielle **Urinflaschen** für Frauen, auch Stehbecken: Das Stehbecken für Frauen ermöglicht Frauen das Wasserlassen im Stehen oder im Sitzen auf der Stuhl- oder Bettkante. Es bewährt sich besonders bei bewegungseingeschränkten Menschen, Rheumakranken usw. [189]
- **Spezielle Urinflaschen** für Reisen
- **Steckbecken, Nachtstuhl**,
- **Kondomurinal** (Dabei handelt es sich um dünne Hülsen aus Latex oder Silikon, die über den Penis gestreift werden. Der Harn wird über einen Verbindungsschlauch in einen Beinbeutel abgeleitet. Zur Befestigung wird entweder Hautkleber verwendet oder man nimmt selbstklebende Kondomurinale). »Auch für Frauen existiert ein Auffangsystem. Es besteht aus einem weichen Kunststoffeinsatz, der in die Scheide eingeführt wird und den Urin am Ende der Harnröhre auffängt. Doch Patientinnen berichten immer wieder über ein Fremdkörpergefühl. Viele Experten raten von diesem Hilfsmittel ab.« [190]
- **Urinkollektor**,
- **Einmalkatheter** einschließlich eines Gleitgels und eines Urinauffangbeutels: Der Intermittierende (Selbst-) Katheterismus (I.S.K.) ist nach heutiger Ansicht zweifelsfrei die Methode der Wahl, wenn die Blase mit einem Katheter entleert werden muss. Er entspricht einer sogenannten »kontinenten« Harnableitung, d.h. in den Intervallen zwischen zwei Katheterisierungen ist die Klientin im Idealfall »trocken«. Der intermittierende Selbstkatheterismus dient vor allem der Behandlung von neurogenen Blasenentleerungsstörungen. Hierzu wird vom Patienten unter fachlicher Anleitung der Selbstkatheterismus erlernt. Herkömmliche Einmalkatheter sind hierfür ungeeignet, da sie bei regelmäßiger Anwendung zu einer Traumatisierung der Harnröhre führen können. Hierfür stehen spezielle, weitestgehend atraumatische Einmalkatheter zur Verfügung. Diese Katheter sind mit einer besonderen abgerundeten Spitze und abgerundeten Ablaufaugen ausgestattet. Zusätzlich besitzen sie durch eine spezielle Beschichtung eine erhöhte Gleitfähigkeit. Bei einigen Beschichtungen ist statt eines Gleitgels auch die Benetzung mit einer sterilen Kochsalzlösung möglich, bei der die Beschichtung eine gelartige Konsistenz entwickelt. Für den mobilen Gebrauch stehen spezielle Sets zur Verfügung, bei denen das Gleitmittel und zum Teil ein Auffangbeutel

▶

---

[188] ebd.
[189] *Brunen, Herold* 2001
[190] www.vitanet.de

in die sterile Verpackung integriert sind. Diese Katheter können ohne Berührung aseptisch aus ihrer Verpackung heraus eingeführt werden, sodass sterile Handschuhe nicht notwendig sind.«[191]

- **Pessare**: Pessare sollen durch Anhebung und Stützung der weiblichen Genitalorgane zusammen mit der Harnblase bei Deszenus oder Prolaps mit Stress-Inkontinenz die Kontinenz verbessern. »Für ältere Frauen mit ausgeprägter Senkung der Gebärmutter, die sich nicht mehr operieren lassen wollen, ist ein Pessar geeignet Das Pessar hebt – ebenso wie der Tampon – den Beckenboden an und verhindert so, dass die Gebärmutter auf die Blase und die Harnröhre drückt. Das Ringpessar lässt sich eigenständig einsetzen, Schalen- und Würfelpessar muss der Arzt viermal ím Jahr wechseln. Wichtig ist bei allen Pessaren, dass sie richtig passen, so *Maleika*. Anderenfalls kommt es leicht zu Druckstellen und Infektionen.«[192] Eine gynäkologische Anpassung ist erforderlich.

- **Harnröhrenstöpsel**: »Vor einigen Jahren wurden für Frauen noch Harnröhrenstöpsel angeboten. Inzwischen werden diese Stöpsel nicht mehr verkauft, da sie zu oft in die Blase gerutscht sind und häufig Infektionen ausgelöst haben.«[193] Die Wirkung beruht darauf, dass durch den in die Harnröhre eingeführten Stöpsel ein Verschlusseffekt entsteht. Eine gynäkologische Anpassung ist erforderlich.

- **Tampons**: Es gibt auch Hilfsmittel, die den Urin noch in der Blase oder Harnröhre stoppen. So kann zum Beispiel bei der Stressinkontinenz ein Tampon aus Schaumstoff hilfreich sein. Die Frau führt diesen Tampon – wie einen normalen Tampon – selbst in die Scheide ein. Der Tampon hebt die Harnröhre und Blase nach oben und verhindert so, dass etwa beim Husten oder bei starker Anstrengung Urin abgeht. Für leichtere Formen der Stressinkontinenz ist der Tampon gut geeignet. Doch sollte er nur zeitweise, während bestimmter Tätigkeiten getragen werden, die mit starker Belastung des Beckenbodens verbunden sind - wie Wandern Joggen und Tennisspielen. »*Bei dauerhafter Anwendung trocknet die Scheide zu sehr aus*«, so Annette Maleika, Oberärztin an der Universitäts-Frauenklinik Heidelberg.«[194] Eine gynäkologische Anpassung ist erforderlich.

- **Aufsaugende Hilfsmittel**

Da häufig das Selbstwertgefühl der Klientin gemindert ist, trägt eine angemessene Versorgung mit Hilfsmitteln nicht nur zur Stärkung des Selbstwertgefühles bei, sondern ermöglicht ihr evtl. auch am öffentlichen Leben teilzunehmen. Keinesfalls soll sich die Klientin in ihrem Tagesablauf an der Leistungsfähigkeit eines Hilfsmittels orientieren, sondern das Hilfsmittel soll so gestaltet sein, dass es den Lebensbedingungen der Klientin entspricht. Dies erfordert eine gewisses Umdenken an bisher Gewohntes. Inkontinenzhilfsmittel sollen insbesondere die soziale Abschottung verhindern und der Klientin (neben dem sicheren Gefühl, geschützt zu sein), auch eine weitgehend autonome Lebensführung ermöglichen. Grundsätzlich sollen Hilfsmittel so gestaltet sein, dass die Klientin diese ohne fremde Hilfe anwenden kann, dies ist in de meisten Pflegebedarfssituationen nicht mehr immer möglich, sollte aber als fördernder Aspekt berücksichtigt werden. Nur wenn dies nicht möglich ist, sollte auf fremde Hilfe zurückgegriffen werden.

▶

---

[191] www.inkontinenz-selbsthilfe.com
[192] www.vitanet.de
[193] ebd.
[194] ebd.

Ein Hilfsmittel soll rasch und sicher die abgegebenen Harnmengen aufsaugen, nicht auslaufen und eine Geruchsbelästigung verhindern. Die heutigen Hilfsmittel haben entsprechende Absorber. Es wird normalerweise unterschieden in:

- **Körperferne** Hilfsmittel wie Betteinlagen
- **Körpernahe** Hilfsmittel wie Vorlagen oder Windeln

Die Handhabung der Hilfsmittel soll einfach und durch entsprechende Passform unauffällig sein. Natürlich soll das Hilfsmittel den Harnmengen entsprechen, welche unfreiwillig abgegeben werden. Neben der Wahl der richtigen Größe sollten hier unbedingt auch die persönlichen Verhaltensweisen berücksichtigt werden (z. B. der Wechsel- oder Entleerungsrhythmus). Aufsaugende Hilfsmittel sollten erst dann zum Einsatz kommen, wenn ableitende Systeme nicht handhabbar sind.

Einlagen/Vorlagen: Anatomisch geformte Vorlagen für Frauen und Männer: Anatomisch geformte Einlagen und Vorlagen bestehen aus einem Vlies und einem geruchbindenden Saugkern (Superabsorber), der vor Rücknässung schützt. Sie besitzen für den Wäscheschutz eine undurchlässige Außenseite. Die anatomische Form der Einlagen und Vorlagen ist zumeist mit einem elastischen Beinabschluss versehen und ermöglicht deshalb einen zuverlässigen Tragekomfort. Einlagen und Vorlagen gibt es in verschiedenen Größen und Saugstärken, sodass sie auf die individuellen Bedürfnisse angepasst werden können. Die Hilfsmittel werden entweder durch Klebestreifen in der normalen Unterwäsche fixiert oder durch spezielle Netzhosen sicher am Körper getragen. Für Männer gibt es Inkontinenzeinlagen, die auf die spezielle Anatomie des Mannes Rücksicht nehmen. Einlagen und Vorlagen lassen sich meist sehr diskret tragen und sind für leichte bis mittlere Inkontinenzgrade geeignet.

Komplettsysteme – Trainers, Pullons, Pants: Die so genannten Pants oder Trainers sind eine relativ neue Entwicklung auf dem Markt der saugenden Inkontinenzhilfsmittel. Ihr Aufbau ist ähnlich einer Inkontinenzvorlage, bietet aber durch die Kombination von Einlage und Hose ein Komplettsystem. Pants sind aufgebaut wie Unterwäsche, haben eine textile Außenseite und lassen sich wie normale Unterwäsche an- und ausziehen. Pants gibt es für verschiedene Inkontinenzgrade und sind sowohl für Frauen als auch für Männer geeignet. Zudem sind Pants für ein Toilettentraining hervorragend geeignet, da sie zum einen die Selbstständigkeit erhalten und fördern und zum anderen die oftmals bestehende Scham, eine Windel tragen zu müssen, durch ihre diskrete Optik minimieren. Für Menschen mit Demenz sind sie ebenfalls geeignet, da sie dem Prinzip einer Unterhose sehr ähneln.

Windelhosen – Inkontinenzslips: Windelhosen, auch Inkontinenzslip genannt, eignen sich bei mittlerer bis schwerer Inkontinenz und sind sowohl für Harninkontinenz als auch Stuhlinkontinenz geeignet. Inkontinenzslips bieten eine vollflächige Vliesabdeckung und sind rundum elastisch und mit einer undurchlässigen Folie versehen. Neu sind auf dem Markt Modelle, die im Hüftbereich ein vlies-artiges Gewebe besitzen, welches mehr Luft an die Haut lässt. Inkontinenzslips sind meist mit einem Nässeindikator versehen, welcher es dem Pflegenden ermöglicht, schon vor dem Öffnen der Windel über den Feuchtigkeitsgrad Informationen zu erhalten. Zudem sind die Windeln mit wieder verschließbaren Klebestreifen versehen. Die elastischen Beinabschlüsse bieten einen guten Auslaufschutz. Inkontinenzslips sind durch ihre hohe Saugkraft bestens auch für bettlägerige Menschen geeignet, ermöglichen aber auch mobilen Menschen ein Höchstmass an Sicherheit.

▶

Allgemeine Maßnahmen:

- **Gewichtsreduktion**: Durch die Verringerung des Körpergewichts nimmt die Belastung des Beckenbodens ab. Dies reduziert die Gefahr für eine Stressinkontinenz oder kann zur Verbesserung einer solchen führen.[195]
- **Mobilitätsförderung**: Die bestmögliche Mobilität trägt dazu bei, die Toilette rechtzeitig zu erreichen und sich sicher aus- und ankleiden zu können.[196]
- **Regelung der Flüssigkeitsaufnahme**: Eine zu geringe Flüssigkeitsaufnahme führt zu konzentriertem Urin, welcher die Blase reizt und dadurch die Gefahr einer Inkontinenz erhöht. Anzustreben ist eine Flüssigkeitsaufnahme von 1,5 bis 2 Litern pro Tag. Aber auch die Zeiten der Flüssigkeitsaufnahme spielen häufig eine Rolle. Zudem wird die Bedeutung von Kaffee, Alkohol und Zitrogetränken wissenschaftlich diskutiert. Aufschluss, welche Getränke wann verträglich sind, können anhand eines Miktionsprotokolls gewonnen werden.[197]
- **Darmmanagement**: Eine Verstopfung des Darms (Obstipation) geht mit einem erhöhten Risiko urogynäkologischer Symptome einher. Aus diesem Grund sollten bei Obstipationsgefahr entsprechende Gegenmaßnahmen wie eine ausreichende Flüssigkeitsaufnahme oder die Verwendung von Milchzucker durchgeführt werden.[198]

Spezielle Maßnahmen:

- **Blasentraining**: Zielgruppe hierfür sind motivierte, geistig gesunde, möglichst körperlich unabhängige Menschen mit einer speziellen Form der Inkontinenz [Als geeignet hat sich Methode bei Frauen mit einer Stress-, Drang- oder Mischinkontinenz[199]]. Vorgehensweise: Der Patient wird angehalten, nur zu bestimmten, mit ihm festgelegten Zeiten, Wasser zu lassen, auch wenn er Harndrang hat oder unwillkürlich Urin verliert. Begonnen wird in der Regel mit 1–2-stündlichen Toilettengängen.
  Die Toilettengänge und das Ergebnis werden von den Patienten [oder der Pflegekraft] dokumentiert. Ist der Betroffene für 2 bis 3 Tage mit diesem Training kontinent, so werden die Zeitintervalle um 30 Minuten gesteigert. Danach werden wieder inkontinente Episoden auftreten. Der Prozess wird fortgesetzt, bis bei ausreichend langen Intervallen (günstig sind 3–4 Stunden) eine Kontinenz besteht. Die Trainingszeit dauert in der Regel mehrere Wochen.[200]
- **Beckenbodentraining**: Durch korrekt durchgeführte Kontraktionswiederholungen der Beckenbodenmuskulatur wird diese gezielt gestärkt. Geeignet ist dieses Training insbesondere bei Stressinkontinenz, aber auch bei Drang- oder Mischinkontinenz und bei Kontinenzproblemen aufgrund einer Prostataoperation. Beckenbodentraining kann auch mit Hilfsmitteln wie einem Biofeedback, einer Elektrostimulation oder Vaginalkonen durchgeführt werden. Welche Methode im Einzelfall angezeigt ist und wie das Training korrekt durchzuführen ist, kann allerdings nur durch speziell dazu ausgebildete Fachleute entschieden werden. Pflegefachkräfte haben daher die Aufgabe, den Kontakt zu diesen ermöglichen.[201]

▶

---

[195] *Fillibeck* 2006
[196] ebd.
[197] ebd.
[198] ebd.
[199] ebd.
[200] *Kellnhauser* 2000
[201] *Fillibeck* 2006

- **Toilettentraining:** Beim Toilettentraining handelt es sich auch wieder um ein Übungsprogramm, welche bei Dranginkontinenz gut angewendet werden kann. Denn die Zeit, nach dem »Spüren des Harndranges« reicht meist nicht aus, bis die Toilette erreicht ist. Das Toilettentraining hat deshalb zum Ziel, vor dem auftretenden Harndrang die Blase zu entleeren, d.h. die Blasenentleerung nach einem bestimmten Zeitplan durchzuführen. Vorgehensweise: Auf der Basis des Miktionsprotokolls werden »Regelmäßigkeiten« festgestellt.« Erstellen Sie sich einen Zeitplan für den Toilettengang (immer eine halbe Stunde vor der vermutlichen Blasenentleerung). Halten Sie den Zeitplan genau ein, evtl. unter Zuhilfenahme eines Weckers.« [202] Ggf. kann der Zeitplan geringfügig geändert werden.

- **Angebotene Toilettengänge:** Hiermit ist schlicht und einfach der Toilettengang gemeint. Laut *Fillibeck* wie folgt: »Durch Aufforderung und Unterstützungsangebote soll die Sensibilisierung hinsichtlich der Blasenfunktion verbessert werden. Besondere Bedeutung kommt ei dieser Art der Kontinenzförderung der Beobachtung durch die Pflegekräfte zu. Zunächst ist festzustellen, ob eine Person eingenässt hat. Dies kann durch Befragung oder z.B. bei demenzkranken Personen durch Kontrolle der Vorlage erfolgen. Aufbauend auf diese Feststellungen wird dann zukünftig ein Toilettengang vorgeschlagen oder initiiert. Ein wesentlicher Bestandteil dieses Trainings ist die positive Verstärkung, also das Aufzeigen von Erfolgen und das Loben. Denn das Ziel ist, dass die Betroffenen letztlich selbstständig die Toilette aufsuchen, bevor sie eingenässt haben. Wie lange diese Übungsphase andauern soll, bevor beurteilt werden kann, ob das Training überhaupt erfolgversprechend ist, wird nach wie vor diskutiert. Vorschläge gehen über drei, fünf bis hin zu 14 Tagen. Wissenschaftlich ist die Effektivität dieses Trainings nicht eindeutig belegt. Erfahrungen aus der Praxis zeigen aber, dass diese Methode durchaus erfolgversprechend zu sein scheint.[204]

- **Toilettengänge zu individuell festgelegten Zeiten:** »Bei dieser Methode wird zunächst ein Plan erstellt, zu welchen Zeiten ein Toilettenbesuch zu erfolgen hat. Dies ist aufwändig und daher insbesondere bei Personen zu empfehlen, für die aufgrund von psychischen oder kognitiven Einschränkungen ein Training zum selbständigen Aufsuchen der Toilette nicht angezeigt erscheint. Da Studienergebnisse darauf hindeuten, dass diese Methode mit zunehmender Blasenkapazität immer mehr Erfolg verspricht, kann eine Kombination mit einem Blasentraining sinnvoll sein. Das begleitende dauerhafte Führen eines Miktionsprotokolls ist dabei unerlässlich.«[204]

▶

---

[202] *Bienstein, Zegelin* 1999
[203] *Fillibeck* 2006
[204] ebd.

Struktur

**Die Pflegefachkraft
S 4** – verfügt über
Steuerungs- und
Planungskompetenz
zur Umsetzung von
kontinenzfördernden
Maßnahmen bzw.
zur Kompensation
der Harninkontinenz.

Hier gilt es, die Pflegefachkraft mit den erforderlichen organisatorischen und persönlichen Kompetenzen auszustatten, sofern diese nicht schon vorliegen.

Information der Pflegefachkräfte durch Literatur, Broschüren und Fortbildungen über die folgenden Themen – einschließlich eines evtl. »Training on the job«

- Kenntnisse des Pflegeprozesses (Erstellen eines individuellen Maßnah-menplanes. Die Maßnahmen müssen sehr individuell ausgewählt werden.)
- Projektmanagementkenntnisse hinsichtlich der Lenkung und Koordination von komplexen Prozessen
- Maßnahmen zur variablen Unterstützung bei einer eingeschränkten Harnkontinenz
- Kenntnisse über Hilfsmittel, etc. (Arten, Verordnung, Beschaffung, etc.)
- Andere Kontaktpersonen und Beratungsstellen
- Sicherheit in den Kontinenzprofilen (Potenzialerkennung): Das angestrebte Kontinenzprofil muss realistisch ein, um Frustrationen zu vermeiden und Erfolge zu sichern.
- Möglichkeiten der Selbstpflege- und Selbstmanagementkompetenzen der Klientin (Oberstes Ziel ist die Selbstbestimmung der Klientin)

Zu Ihrer Information sind hier die Kontinenzprofile aufgeführt:

Kontinenz:
Es kommt zu keinem ungewollten Harnverlust. Es ist keine Hilfe und es sind keine Hilfsmittel notwendig.

Unabhängig erreichte Kontinenz:
Es kommt zu keinem ungewollten Harnverlust. Es ist keine Hilfe notwendig. Entsprechende Maßnahmen, um dies zu erreichen (z.B. Blasentraining, geplante Toilettengänge, intermittierendes Katheterisieren), werden selbständig durchgeführt.

Abhängig erreichte Kontinenz:
Es kommt zu keinem ungewollten Harnverlust, allerdings ist eine personelle Hilfe bei der Durchführung von Maßnahmen notwendig, um dies zu erreichen.

Abhängig kompensierte Inkontinenz:
Es kommt zu ungewollten Harnverlust, Zudem ist personelle Unterstützung im Umgang mit Hilfsmitteln erforderlich.

Nicht kompensierte Inkontinenz:
Es kommt zu ungewolltem Harnverlust. Dennoch werden keine angemes-senen Hilfsmittel verwendet. Es werden keine Maßnahmen zu Kompen-sation durchgeführt. Eine personelle Unterstützung findet nicht statt.[205]
Die Pflegefachkraft arbeitet hier sehr eng im interdisziplinären Team (Ärzte, Therapeuten, Beratungsstellen, etc.) zusammen, holt deren Therapievorschläge ein, bezieht diese in die möglichen pflegerischen Maßnahmen ein und erstellt damit in enger Kooperation mit der Klientin einen individuellen Plan.

Es kann unterschieden werden in:
1. **Allgemeine Maßnahmen** (z.B. Gesichtsreduktion, geeignete Flüssigkeits-zufuhr, Darmmanagement, Bewegungs- und Mobilitätsförderung, etc.)
2. **Spezielle Maßnahmen**: (z.B. Blasentraining, Toilettentraining, Becken-bodentraining, etc.)
3. **Einsatz von Hilfsmitteln**: (z.B. mobile Toilettenhilfen, funktionell-anatomisch ableitende oder aufsaugende Hilfsmittel)

▶

[205] *Fillibeck, Heiko.* Förderung der Harnkontinenz – der fünfte nationale Expertenstandard für die Pflege liegt vor. Erschienen in: ProAlter 2/06. KDA, Köln, 2006

Hier noch einmal eine Übersicht, die Anregungen für verschiedene Ausgangssituationen bringt:

Anmerkung: Diese Übersicht ist einem Krankenpflegelehrbuch [206] entnommen, deshalb inhaltlich etwas darauf ausgerichtet, dennoch m. E. sinnvoll. [207] (Thiemes Pflege)

Situation	Folgen für die Klientin	Pflegeangebote in Zusammenarbeit mit anderen Berufsgruppen
Physiologische Altersveränderungen: • verminderte Blasenkapazität • abnehmende Kontraktionskraft des Blasenmuskels • Abnahme der Toleranzzeit zwischen Wahrnehmung des Harn-Stuhldrangs und Zeitpunkt der Entleerung • Östrogenmangel bei Frauen mit atropischer Urethritis u. Kolpitis	• Miktion bei 200–250 ml • Gefahr der Restharnbildung • Gefahr des unwillkürlichen Harn- und Stuhlverlustes • pH-Wertveränderungen in der Vagina, vermehrter Harndrang, Infektionsneigung	• Miktionsvolumen erfassen durch Abmessen des Urins beim Toilettengang • Restharn überprüfen in Absprache mit Arzt (Ultraschall) • Feststellen der Toleranzzeit • Inspektion d. Genitale, Gefühl der Trockenheit der Scheide erfragen, Patienten über die Veränderung informieren, evtl. Mithilfe bei der Verabreichung von Östrogenen
Verschlussleistung des Beckenbodens für die Blase durch Druckbelastung gemindert (z.B. durch Adipositas, schweres Heben oder Tragen)	Unzureichender Blasenverschluss	• Information der Betroffenen über die Funktion des Beckenbodens beim Blasenverschluss • Schulung zum richtigen Heben und Tragen in Zusammenarbeit mit Physiotherapeuten • Information u. Anleitung zur Gewichtsreduktion
Obstipation (Verstopfung)	Harndrang kann verstärkt werden	• Obstipation erfassen, Maßnahmen zur Obstipationsbehandlung und -prophylaxe einleiten. • Betroffene über die Zusammenhänge informieren

▶

206
207

Situation	Folgen für die Klientin	Pflegeangebote in Zusammenarbeit mit anderen Berufsgruppen
Patient hat akuten, symptomatischen Harnwegsinfekt	Verstärkter Harndrang, verringerte Toleranzzeit	• Urinbeobachtung (Miktionsfrequenz, Geruch, Beimengungen etc.) • Information des Patienten (evtl. Brennen, Schmerzen beim Wasser lassen, verstärkter Harndrang) • zu verstärkten Flüssig- keitszufuhr anregen.
Eingeschränkte Funktion der unteren Extremität (Gehen, Aufstehen, Hinsetzen) **Eingeschränkte Funktion der oberen Extremität (Schulter- Armbewegung, Feinmotorik)**	Zeit beim Gang zur Toilette verlängert Zeitintervall zwischen Wahrnehmung des Harndrangs und willkürlicher Entleerung verlängert Hinsetzen auf Toilette erschwert Öffnen und Ausziehen der Kleidung erschwert	• Funktionelle Fähigkeiten erfassen • Toilettengang einüben in Zusammenarbeit mit Physiotherapie, z.B. Einsatz von Gehhilfen, Toilettensitzerhöhung, evtl. Toilettenstuhl, evtl. Urinflasche, Steckbecken, evtl. Anleitung der Angehörigen bei den Hilfestellungen. • Toilettentraining
Eingeschränkte sprachliche Äuße- rungsfähigkeit in Verbindung mit eingeschränkter Selbständigkeit (z.B. Schlaganfall)	Patienten können erschwert Harndrang äußern und Hilfe beim Toilettengang erbitten	• auf nonverbale Äuße- rungen achten (z.B. Unruhe, Nesteln an der Kleidung) • mit Pat. Zeichen für Harndrang und Hilfe vereinbaren (z.B. Pat. zeigt auf den Unter- bauch) • Klingel bereitstellen
Eingeschränkte Orientierung (z.B. Sehstörung, Verwirrtheit)	Auffinden der Toilette erschwert oder nicht möglich, Gefahr des Urinverlusts	• Einübung des Gangs zur Toilette • Kennzeichnen der Toilette (z.B. Symbole) • evtl. Toilettenstuhl oder andere Hilfen anbieten

▶

Situation	Folgen für die Klientin	Pflegeangebote in Zusammenarbeit mit anderen Berufsgruppen
Eingeschränkte kognitive Fähigkeiten (z.B. Entwicklungsverzögerung, geistige Behinderung, demenzielle Erkrankung)	Harndrang kann nicht interpretiert	• Verhaltensbeobachtung • Toilettentraining • Orientierungshilfen • Assistenz beim Toilettengang • einfache Wortwahl • Beratung und Anleitung der Angehörigen über die Fähigkeitsstörung und notwendige Hilfestellungen
Psychische Belastungen (z.B. Abhängigkeit von der Hilfe anderer, Angst, Verunsicherung, Veränderung der Lebenssituation, Depression)	Hilfe zum Toilettengang wird als beschämend erlebt, nicht in Anspruch genommen. Antriebshemmung durch Depression, Toilettengang wird hinausgezögert	• Aufbau einer vertrauensvollen Pflegebeziehung • Gesprächsbereitschaft signalisieren • auf Ängste eingehen • Information zum »Krankenhausaufenthalt« und Erkrankung geben • zum Toilettengang auffordern bzw. erinnern • Unterstützung in der Selbständigkeit beim Toilettengang
Einnahme bestimmter Medikamente • **z.B. Anticholinergika, Opioide, Ca-Antagonisten** • **Diuretika** • **Sedativa**	Kontraktionsschwäche des Blasenmuskels Verstärkte Urinproduktion Verzögerte Wahrnehmung des Harndrangs, Verwirrtheit	• Pat. nach dem Gefühl der entleerten Blasen fragen nach dem Toilettengang • Ein- und Ausfuhrkontrolle • Restharnkontrolle in Rücksprache mit dem Arzt • Pat. auf Nebenwirkungen beobachten • Verhaltensbeobachtung, z.B. Orientierung

▶

Situation	Folgen für die Klientin	Pflegeangebote in Zusammenarbeit mit anderen Berufsgruppen
Inkontinenzbegünstigende Umgebungsfaktoren: • **entfernt gelegene Toilette, schwer zugängliche Toilette** • **niedrige Toilette** • **unsaubere, kalte Toilette** • **Toilette ist schlecht auffindbar**	Toilettengang ist zeitaufwändig Hinsetzen und Aufstehen ist erschwert Toilettengang wird hinausgezögert Toilettengang ist zeitaufwändig	• Pat. beim Toilettengang beobachten, Störfaktoren feststellen • Selbsthilfetraining in Zusammenarbeit mit Physio- und Ergotherapie, ggf. Veränderungen der Toilette (z. B. Haltegriffe, Türverbreiterung), -Toilettenstuhl bereitstellen • Toilettensitzerhöhung • für gutes Raumklima in der Toilette sorgen • deutliche Kennzeichnung der Toilette in Institutionen, Weg zur Toilette einüben.

Prozess

Die Pflegefachkraft

P 4 – plant unter Einbeziehung der beteiligten Berufsgruppen mit dem Patienten 7 Bewohner und ggf. mit seinen Angehörigen individuelle Ziele und Maßnahmen zur Förderung der Harninkontinenz bzw. zur Kompensation der Harninkontinenz und zur Vermeidung von Beeinträchtigungen.

Damit dieses gelingt, ist folgendes erforderlich:
• Die verantwortliche Pflegefachkraft verfügt über die Fähigkeit, eine entsprechende Pflegeplanung zu erstellen und durchzuführen
• Sie organisiert entsprechende Unterstützungsmöglichkeiten (personeller und materieller art)
• Sie setzt die Selbstbestimmung und Lebensqualität der Klientin und Ihrer primären Bezugsperson in den Mittelpunkt. Die Klientin entscheidet, welches Kontinenzprofil sie anstreben möchte. Hier bietet es sich an, von einem Kontinenzprofil bis zum nächsten »hochzuarbeiten«.
• Die Pflegefachkraft wählt geeignete Hilfsmittel und Maßnahmen (siehe Auflistung oben) aus und plant diese realistisch. Dabei heißt »Pflege« nicht, dass die meisten Maßnahmen von den Pflegekräften durchgeführt werden sollen. Bei dem Ziel größtmöglicher Selbstständigkeit (z.B. beim Profil unabhängig kompensierter Harninkontinenz) ist es an der Klientin, sich weitgehend selber zu versorgen; die Pflegekraft »steht eher unterstützend am Rande« und/oder schafft entsprechende Rahmenbedingungen.
• Diese Maßnahmenplanung ist nach denselben Anforderungen zu erstellen, wie eine »ganz normale Pflegeplanung«

Es sollte demnach ganz klar sein, welche Maßnahme von wem mit was wie wann ausgeführt wird!

▶

Struktur

Die Einrichtung

S 5 – sorgt für eine bedarfsgerechte Personalplanung, ein kontinenzförderndes Umfeld (z.B. Erreichbarkeit, Zugänglichkeit, Nutzbarkeit von Toiletten, Wahrung der Intimsphäre), geschlechtsspezifische Ausscheidungshilfen und Hilfsmittel zur Kompensation von Inkontinenz (z.B. aufsaugende Hilfsmittel, Kondomurinale).

Diese Forderung setzt einiges an Anforderungen voraus, damit die neben an genannten Ziele bzw. die der Klientin auch wirklich erreicht werden können. Das sind zusammengefasst folgende:

Ziel: Die entsprechenden Mitarbeiter führen zu festgelegten Zeitpunkten die geplanten Interventionen durch.

Das bedeutet für die **Pflegedienstleitung**:

- Die Sicherstellung, dass zu **jeder Zeit das erforderliche Personal** zur Verfügung steht.
- Auch an Wochenenden, Feiertagen und in der Nacht muss soviel Personal anwesend und einsatzbereit sein, dass unverzüglich ein Toilettengang durchgeführt werden kann.
- Der Begriff »**Unverzüglich**« ist sehr ernst zu nehmen. Es heißt »Wenn Personen mit Kontinenzproblemen um Unterstützung bei der Ausscheidung bitte, sollte darauf auch entsprechend der Dringlichkeit reagiert werden. Im Zweifelsfall auch sofort.«[208]. Dies ist für mich als Mensch, der es natürlich kennt, selbstständig zur Toilette gehen zu könne, klar! Wenn ich bspw. bei längeren Autofahrten nicht gleich eine Toilette finde, merke ich natürlich auch dass das »Aufhalten« irgendwann unangenehm ist. Auf der anderen Seite ist diese Anforderung aus den nationalen Expertenstandards sicherlich in der konkreten Umsetzung im Alltag schwer zu erreichen.
- Bereitstellung von gleichgeschlechtlichem Pflegepersonal: »Unter Umständen kommt es auch vor, das Personen die Hilfe von anders geschlechtlichen Pflegenden als unangenehm empfinden oder ablehnen. Auch in solchen Fällen ist es Aufgabe der Pflegedienstleitung, mit einer entsprechenden Personalbesetzung im Sinne der Betroffenen zu reagieren.«[209]

Aufgabe der Einrichtungen:
Die Toiletten befinden sich in einem geeigneten Zustand:
- Gute Beschilderung
- Ausreichende Beleuchtung
- Einfache Benutzung, z.B. durch Toilettensitzerhöhungen und genügend Platz für einen Rollstuhl und zwei Pflegekräfte
- Angemessene Atmosphäre
- Ausreichende Anzahl
- Wahrung der Intimsphäre
- Hygienisch einwandfreier Zustand
- Gut erreichbar, sinnvoll beschilderter Weg zur Toilette

Weitere Anforderungen:
- Leicht erreichbare und einfach zu bedienende Alarm- und Sprechanlagen
- Ausreichend mobile Ausscheidungshilfen

▶

---

[208] *Fillibeck, Heiko.* Förderung der Harnkontinenz – der fünfte nationale Expertenstandard für die Pflege liegt vor. Erschienen in: ProAlter 2/06. KDA, Köln, 2006

[209] *Fillibeck, Heiko.* Förderung der Harnkontinenz – der fünfte nationale Expertenstandard für die Pflege liegt vor. Erschienen in: ProAlter 2/06. KDA, Köln, 2006

Anforderungen an Hilfsmittel zur Kompensation der Inkontinenz:
- Grad der Flüssigkeitsbindung, bzw. Aufsaugegeschwindigkeit. Diese garantieren Trockenheit der Haut
- Tragkomfort: Es dürfen keine Einschneidungen entstehen, wiederum darf das Hilfsmittel auch nicht zu groß sein. Bitte auch auf Unauffälligkeit und Knisterfreiheit achten.
- Einfache Handhabung

»Qualitativ hochwertige Produkte kosten mehr, sind aber ökonomischer im Verbrauch und – nicht zuletzt – auch besser in puncto Hautfreundlichkeit und Handling.«[210]

Prozess **Die Pflegefachkraft** **P 5** – koordiniert die multidisziplinäre Behandlung (z.B. durch Ärzte, Hebammen, Physiotherapeuten, Psychologen) und sorgt für eine kontinuierliche Umsetzung des Maßnahmenplans. Auf die Bitte um Hilfe bei der Ausscheidung wird unverzüglich reagiert.	Die Pflegefachkraft trägt dafür Sorge, dass alle an der Pflege Beteiligten die Maßnahmenplanung und bestmögliche Pflege erhalten: - Sie ist verantwortlich für den Pflegeprozess, also die Verantwortung für die Einhaltung der Maßnahmen - Sie trägt Sorge, dass die Zeiten für ein Toilettentraining eingehalten werden - Dass Maßnahmen ggf. rechtzeitig evaluiert werden - Dass die Intimsphäre unbedingt geschützt bleibt, auch wenn Menschen aus dem multidisziplinären Team eingebunden sind. - Sie achtet auf eine Überforderung der Klientin, ändert ggf. Maßnahmen, Hilfsmittel, etc.
Struktur **Die Pflegefachkraft** **S 6** – verfügt über die Kompetenz, die Effektivität der Maßnahmen zum Erhalt und zur Förderung der Kontinenz sowie zur Kompensation der Inkontinenz zu beurteilen.	Hier braucht die Pflegefachkraft wieder einmal die Gabe zur Selbstreflexion, zur genauen Beobachtung und zu klaren Koordination. Sie nutzt de Dynamik des Pflegeprozesses, um eine lebendige Evaluation zu gewährleisten. Sie muss also in der Lage sein, nach einem angemessenen Zeitpunkt (der von de Maßnahmen und Zielen abhängt) die Effektivität der Maßnahmen zu überprüfen. Dabei kann es schon auch einmal zu angeblichen »Misserfolgen« kommen. (Übertrieben Ziele, hohe Misserfolgsraten können zu einer Demoralisierung der Betroffenen führen). Die Pflegefachkraft braucht Verständnis für die Gesamtsituation. »Sie weiß z.B., dass Beckenbodentraining bei einer Stress- und Belastungsinkontinenz erst nach mehreren Wochen zum Erfolg führt. Bei einer Dranginkontinenz nach einer neurologischen Erkrankung kann eine Besserung der Beschwerden schon in kürzerer Zeit erreicht werden«[211]

▶

---

[210] Deutsches Netzwerk für Qualitätsentwicklung in der Pflege. Expertenstandard Förderung der Harnkontinenz in der Pflege. Osnabrück, 2006
[211] Deutsches Netzwerk für Qualitätsentwicklung in der Pflege. Expertenstandard Förderung der Harnkontinenz in der Pflege. Osnabrück, 2006

	• Sie verbindet die Maßnahmenplanung für die Kontinenzförderung mit allen anderen Aspekten der Klientin (So kann z.B. eine vermehrte Einschränkung der Orientierung Einfluss auf den Toilettengang haben, oder Nebenwirkungen von Medikamenten sind einbeziehen) • Sie prüft in regelmäßigen Abständen bzw. nach festgelegten Zeiten das bisherige Vorgehen. Für sinnvoll halte ich bei der ersten Einschätzung einen Zeitraum von 2 Wochen, der dann langsam nach oben gesteigert werden kann. • Natürlich wird alles dokumentiert
Prozess **Die Pflegefachkraft** **P 6** – überprüft in individuell festzu-legenden Abständen den Erfolg der Maßnahmen und entscheidet gemeinsam mit dem Patienten/Bewohner, seinen Angehörigen und den beteiligten Berufsgruppen über deren Fortführung bzw. Modifikation.	Konkret ist dieser Punkt mit der Pflegeplanung verknüpft. Weiter sollte sie: • Das Kontinenzprofil überprüfen • Miktionsprotokolle vergleichen • Ggf. eine erneute Restharnbestimmung vornehmen • Maßnahmen zur Kontinenzförderung, die nicht für eine Verbesserung der Situation gesorgt haben, werden noch einmal eingehend anamnestisch analysiert und verändert. • Sie berät sich erneut mit der Klientin und ggf. der primären Bezugs-person. Sie ermittelt die Gründe, warum das angestrebte Kontinenzprofil nicht erreicht worden ist. • »Die Pflegefachkraft beurteilt, ob der laufende Prozess zum erreichen oder Erhalt des vereinbarten Kontinenzprofils führt. Gemeinsam mit den Beteiligten entscheidet sie über notwendige Veränderungen innerhalb des Kontinenztrainings.«[212] • Sie berät sich mit Fachkolleginnen aus dem interdisziplinären Team, hält sich über Hilfsmittel auf dem Laufenden

7.3 Formulare

- Einschätzung der Risikofaktoren für eine Harnkontinenz
- Miktionsprotokoll
- Pflegeanamnese (um andere, die Schmerzen beeinflussende Faktoren einzuschätzen – Potenzialerhebung)
- Pflegebericht (um das Verhalten und die Reaktion der Klienten auf durchgeführte Maßnahmen zu dokumentieren)
- Pflegeplanung (um Maßnahmen und Interventionen genau zu planen, wie z.B. nicht medikamentöse und medikamentöse Therapie)

---

[212] Deutsches Netzwerk für Qualitätsentwicklung in der Pflege. Expertenstandard Förderung der Harnkontinenz in der Pflege. Osnabrück, 2006

7.4   Pflegeplanungsbeispiele

27.3.07	**Ausscheiden** **Eingeschränkte Kontinenz** Wechselnd (Tagesformabhängig). Erreichte Kontinenz und abhängig kompensierte Inkontinenz bei kontinuierlichen Toilettengängen. Bew. gibt Ausscheidungsbedarf an. Wünscht zur Sicherheit Vorlagen zu tragen. Obstipationsneigung.	• Bew. gibt weiterhin Ausscheidungs-bedarf an. • Mehr als 50 % der Ausscheide-situationen sind abhängig erreichte Kontinenz. • Alle 1 bis 2 Tage wohlgeformter, normal weicher Stuhlgang.	• Miktionsschema erstellen, nach den Zeiten einer abhängig erreichten Kontinenz Zeitplan für Toilettengänge erstellen. • Danach tagsüber (ca. alle 2 Stunden) eine teilweise Übernahme oder Unterstützung des Toilettenganges anbieten, durchführen, incl. Intimpflege und ggf. Vorlagenwechsel. Je nach Tagesform auf verbale Bedürfnisäußerung achten. • Nachts gegen 23.00 Uhr, 3.00 Uhr und in den frühen Morgenstunden Toilettenstuhl-nutzung anbieten, durchführen. • Angemessene Beratung zur Kontinenzförderung und Obstipationsprophylaxe. • Stuhlganghäufigkeit dokumen-tieren, Förderung einer ballast-stoffreichen Ernährung, Flüssig-keit steigern, Arzt informieren.
24.4.07	**Leichte Inkontinenz** Vermutlich vergisst Bew. die Toilettengänge oder braucht sehr viel Zeit vom Wahrnehmen des Harndranges bis zur Toilette. Tagsüber meist unabhängig erreichte Kontinenz bzw. unabhängig kompensierte Inkontinenz. Seit seinem Einzug ist Bew. in der Nacht leicht inkontinent, Vorlage nass. Mehrfach wöchtl. auch tagsüber, beginnende nicht kompensierte Inkontinenz. Bew. geht dennoch tags- und nachtsüber zur Toilette. Bisher keine Stuhlinkontinenz erkennbar.	• Bew. geht weiterhin selbstständig zur Toilette. • Bew. akzeptiert weiterhin Vorlagen. • Bew. ist mit Toilettentraining kontinent, hält dauerhaft unabhängig erreichte Kontinenz.	• Beratung über Möglichkeiten, die Kontinenz zu halten, z.B. Hilfsmittel, Unterstützung durch PK, Beratung wenn möglich durch männlichen Pfleger. • Ab heute pro Schicht 3 Mal Unterstützung bei den Toiletten-gängen (incl. evtl. Vorlagen-wechsel) anbieten, Verhalten beobachten und dokumen-tieren. • Nach der morgendlichen Körperpflege eine Vorlage anlegen. Ansonsten auf die Vorlagen im Badezimmer hinweisen.
24.4.07	**Obstipationsgefahr** Möglicherweise als Nebenwir-kung des Durogesic Pflasters. Laut ärztlicher Anordnung bekommt Bew. tgl. Laxoberal. Stuhlganghäufigkeit derzeit nicht erkennbar, da Bew. allein abführt.	• Stuhlganghäu-figkeit ist bekannt. • Tgl. normal fester Stuhlgang (keine Obsti-pation).	• Im Zuge der Begleitung zu den Toilettengängen wird auf die Stuhlgangfrequenz und -qualität geachtet. • Bew. nach tgl. Stuhlgang fragen. • Gabe der ärztlich verordneten Medikamente. • Stuhlgang dokumentieren. • Ballaststoffreiche Kost anbieten, Bewegungsförderung ermöglichen.

▶

| 11.4.07 | **Selbstpflegedefizit Ausscheiden** Ursache: vermutlich Wunsch nach Unterstützung bzw. Übernahme durch PK sowie neuromuskuläre Lähmung.

Bew. gibt selten Hinweise auf Toilettengang, scheidet fast immer in Vorlage aus (Harn/Stuhl). Laut eigener Aussage bemerkt Bew. einen Harn- oder Stuhldrang nicht. Unselbstständige Toilettengänge durch Bewegungseinschränkung. Reizfreie Haut im Intimbereich. Bew. scheidet Ø 3 Tage Stuhlgang aus Kontinenzprofil: Nicht kompensierte Inkontinenz | • Bew. scheidet mit festem Toilettentraining auf der Toilette aus.
• Weiterhin alle 3 Tage Stuhlgang.
• Weiterhin reizfreie Haut im Intimbereich.
• Abhängig erreichte Kontinenz. | • Tagsüber nach festem Schema, alle 2 Stunden einen Toilettengang durchführen (incl. Intimpflege – auf Hautreizungen und Stuhlganghäufigkeit achten), vollständige Übernahme durch PK, incl. Liftertransfer.
• In der Nacht alle 2 Stunden Kontrolle der Vorlage, meist 1 bis 2 Mal Vorlagenwechsel incl. Intimpflege.
• Bew. über die Notwendigkeit, (bzw. Vorteile) informieren, wie sinnvoll es ist, auf einen Harn- oder Stuhldrang zu reagieren.
• Spezielle Diagnostik durch Facharzt. |
| 16.5.07 Überprüfung am 23.5.07 | **Eingeschränkte Ausscheidung** Ursache: vermutlich Wunsch nach Unterstützung bzw. Übernahme durch PK, sowie neuromuskuläre Lähmung.
• Bew. gibt selten Hinweise auf Toilettengang, scheidet fast immer in Vorlage aus (Harn/Stuhl).
• Laut eigener Aussage bemerkt Bew. einen Harn- oder Stuhldrang nicht.
• Unselbstständige Toilettengänge durch Bewegungseinschränkung.
• Reizfreie Haut im Intimbereich.
• Bew. scheidet Ø 3 Tage Stuhlgang aus.

Abhängig kompensierte Inkontinenz:
• Unwillkürlicher Harnverlust. Personelle Unterstützung bei der Inkontinenzversorgung ist notwendig.
• Diagnostik hat noch nicht stattgefunden. | • Bew. akzeptiert einen Vorlagenwechsel.
• Bew. bleibt weiterhin frei von Obstipation.
• 1 x tgl. nennt Bew. Harndrang. | • Tagsüber alle 3 Stunden einen Vorlagenwechsel, incl. Intimpflege und Hautbeobachtung. Findet im Liegen statt, incl. Liftertransfer, mit 2 PK (insgesamt 6 Mal tagsüber).
• Nachts wird alle 3 Stunden ein Vorlagenwechsel incl. Intimpflege angeboten bzw. durchgeführt.
• Pfleger D. leitet Bew. mindestens 1 Mal tgl. an, eine Urinflasche zu nutzen, hält diese evtl. bzw. legt diese so hin, dass sie nutzbar ist und fordert Bew. auf, Urin zu lassen.
• Wohnbereichsleitung weist neuen Facharzt auf Inkontinenz und Muskelrelaxansgabe hin.
• Pfleger spricht mit Bew. über Kondomurinal.
• Wohnbereichsleitung bittet um Urologenkonsil. |

163

▶

Ausscheiden
(ambulante Pflege)

**Selbstversorgungsdefizit
Ausscheiden**
Bedingt durch reduzierte
Wahrnehmung des Ausscheidens.

- Klientin zeigt keine Anzeichen, dass sie ausscheiden muss.
- Führt 1 Mal tgl., meist nachts, ab.
- Trägt seit 3 Wochen DK wegen Pilzbefall im Intimbereich, der seitdem zurückgeht.
- DK-Beutel wird durch Tochter mehrfach tgl. geleert.
- Gefahr der Hautschädigung durch feuchtes Hautmilieu.

- Obstipation ist vermieden.
- Intakte Haut so weit wie möglich.
- Tochter entleert weiter Urinbeutel.
- Alternative zur jetzigen Vorlagensituation ist gefunden.
- Weiterhin gute Urinbeschaffenheit.

- In dieser Woche ein Beratungsgespräch mit Tochter und verantwortlicher PK über Hautpflege, Flüssigkeitsbilanz, ballaststoffreiche Kost und alternative Vorlagen.
- Morgens und abends Intimpflege und Vorlagenwechsel durch Pflegekraft incl. DK-Pflege nach Standard, mittags und nachmittags Kontrolle, b. B. Vorlagenwechsel und Intimpflege.
- In den nächsten 3 Wochen wird versucht, tagsüber schmale Vorlagen zu verwenden.
- Alle 4 Wochen DK-Wechsel durch Pflegefachkraft.
- Hautpflege nach ärztlicher Anordnung.

25.4.07

Ausscheiden (stationär)
Komplette Harn- und Stuhlinkontinenz
Lt. ärztlicher Aussage

- Bew. zeigt keine Hinweise darauf, dass sie einen Harn- oder Stuhldrang verspürt. Sie lässt auch Urin beim Auf-die-Seite-legen. Nicht kompensierte Inkontinenz.
- Akzeptiert die Vorlagen, zeigt darüber keine Scham mehr.
- Reagiert zum Teil mit leichtem Unbehagen auf die Inkontinenzversorgung, speziell, wenn sie dazu auf die Seite gelegt wird.
- Neigt zu Obstipation, Stuhlgang Ø 3 bis 4 Mal die Woche, mit Laxantiengabe.
- Situation aus der stationären Pflege, Bew. lebt z. Z. nur noch Bett – hinterfragungswürdig.

- Obstipation ist vorgebeugt, Ø jeden 2. Tag normal fester, wohlgeformter Stuhlgang.
- Bew. empfindet kein Unbehagen über ihre Abführsituation.
- Bew. nimmt weiterhin komplette Hilfestellung durch PK an.

- Miktionsprotokoll erstellen.
- 3 Mal pro Schicht, meist kurz vor der Mahlzeitengabe und bei Bedarf Kontrolle und Wechsel der Vorlage incl. Intimpflege (komplette Übernahme durch PK).
- Bei guter Tagesform Toilettengänge, evtl. auf Toilettenstuhl sitzend, anbieten, durchführen.
- Bew. im Vorfeld über anstehende Tätigkeit informieren. Sie währenddessen, je nach Tagesform, entweder auf die Maßnahme oder ein angenehmes Gesprächsthema bringen.
- Für ihre Geduld und Haltung dabei loben, anerkennen.
- Stuhlganghäufigkeit im Zimmer dokumentieren.
- Bei starker Stuhlverschmutzung kommen zwei PK zum Einsatz.
- Laxantiengabe nach ärztlicher Anordnung. Ballaststoffreiche Ernährung, Steigerung Flüssigkeit auf Ø 1,5 Liter Flüssigkeit.

Ausscheiden (stationär)
**Leichte, phasenweise
Tröpfcheninkontinenz**

Bew. geht selber zur Toilette, trägt zur Sicherheit eine Vorlage. Sie nutzt in der Nacht den Toilettenstuhl am Bett, den sie selber nicht leert.

- Bew. geht weiterhin selber zur Toilette (tagsüber und nachts).
- Bew. erfährt weiterhin Sicherheit durch das Tragen von Vorlagen.

- 2 Mal tgl. (morgens und abends) Unterstützung und teilweise Übernahme des Vorlagenwechsels.
- Morgens Leeren und Wegräumen des Toilettenstuhls.

▶

27.2.07	**Ausscheiden** (stationär) **Tröpfcheninkontinenz, leicht**		

27.2.07

Ausscheiden (stationär)
Tröpfcheninkontinenz, leicht

- Bew. geht allein zur Toilette (auch nachts), schafft es nicht immer schnell genug, verliert dann einige Tröpfchen in der Vorlage.
- Zwischen unabhängig erreichter Kontinenz und unabhängig kompensierter Inkontinenz.
- Stuhlganghäufigkeit durchschnittlich alle 1 bis 2 Tage. Trägt kleine Vorlagen (Tena Lady blau).
- Ca. alle 2 Wochen einmal morgens im Bett eine nasse Vorlage.
- Gepflegte Haut im Intimbereich.
- Wenn Bew. den Toilettengang allein durchführt, legt sie die Vorlage verrutscht in die Hose, nimmt eine evtl. Feuchtigkeit der Vorlage nicht wahr.

- Weiterhin gepflegter Intimbereich.
- Bew. geht weiterhin allein zur Toilette.
- Bew. nimmt Unterstützung, z.B. bei der Vorlagenkorrektur durch PK, an.
- Kontinenzprofil: unabhängig erreichte Kontinenz bleibt.

- Bew. allein zur Toilette gehen lassen, dabei Kontrolle der Vorlage und auf richtigen Sitz beim »Hochziehen« der Kleidung achten. Häufigkeit: je 3 Mal im FD, SD und nachts.
- Bei Bedarf eine Intimpflege durchführen, im Stehen vor dem Waschbecken. Je nach Bewohnerwunsch.
- Stuhlganghäufigkeit beobachten durch »Spuren« in der Toilette, Vorlage etc.

21.4.07

Ausscheiden: (stationär)

Nicht kompensierte Inkontinenz
Ursache unklar

- Bew. geht selber auf die Toilette, sie lässt aber auch beim Herumgehen oder im Liegen oft Urin. Speziell, wenn sie unterwegs ist.
- Läuft mit nasser Hose herum, merkt diese nicht, lässt sich nicht darauf ansprechen, trägt nasse Kleidung dann weiter. Trocknet diese auf der Heizung.
- Versorgt sich bzgl. ihrer Harnausscheidung auch mit Toilettenpapier.
- Bew. gibt Hinweise, wenn sie keinen Stuhlgang hatte.

- Unabhängig kompensierte Kontinenz.
- Bew. nutzt bereitgestellte Inkontinenzvorlagen und Eimer.
- Bew. erkennt nasse Kleidung und wechselt diese bei Bedarf.
- Bew. geht weiterhin selbstständig zur Toilette.

- PK stellt gelbe Einlagen zur Verfügung, berät immer wieder über Nutzen und Entsorgungsmöglichkeiten.
- Bew. bekommt einen Plastikeimer mit Deckel in ihr Zimmer gestellt, dieser wird tgl. durch PK geleert.
- Bei Bedarf, auch nachts, wird Hilfe beim Toilettengang angeboten.
- Bei Bedarf Miktionsschema und Urinstatus durch Arzt.

▶

Ausscheiden (stationär)

Selbstpflegedefizit
Ausscheiden
Nicht kompensierte Inkontinenz

- Urinieren an unüblichen Orten.
- Ursache unklar, evtl. situative Verkennung bzw. alte Gewohnheit oder örtliche Desorientiertheit, sowie als Diagnose Blasenkarzinom.
- Egal, wo der Bewohner ist, er lässt Urin (am Tisch, an der Wand).
- Nachts uriniert er 4–5 Mal gegen die Wand.
- Lt. Urologe gibt es keine sinnvolle oder wirksame Therapie.
- Ehefrau lehnt medikamentöse Therapie ab.
- Kondomurinale werden von Bew. abgezogen. Häufig lässt er direkt nach Inko-Vorlagen-kontrolle Urin an die Wand.
- Biografische Hinweise sind nicht bekannt, Ehefrau hält sich damit zurück.
- Dadurch mehrfach tägl. Kleidungs- und Bettdecken-wechsel erforderlich.

- Geeignete Ausscheide-gefäßform ist gefunden.
- Unabhängig kompensierte Inkontinenz.

- Miktionsprotokoll.
- Pflegekräfte probieren in den nächsten Wochen verschiedene Ausscheidungsmöglichkeiten aus, z.B. 2 x 2 Meter Vorhang an der Wand, spezielle Männer-vorlagen Nachttopf, Eimer.
- Über 24 Std. alle 2 Std. Toilettengang, komplette Übernahme der Pflegekraft, inkl. Vorlagenwechsel und Intimpflege.
- Bei Bedarf Kleider- und Bett-deckenwechsel.

8 Die Expertenstandards und der Pflegeprozess

Die ersten fünf Standards haben allesamt klare Ziele: Sie wollen dazu beitragen, dass ein Dekubitus verhindert wird, dass Versorgungsbrüche vermieden werden, dass Patienten mit Schmerzen unnötiges Leid erspart bleibt und dass Interventionen zur Sturzprophylaxe und zur Kontinenzförderung strukturiert umgesetzt werden.

Mit diesen Aussagen dürfte sich wohl jede Pflegekraft identifizieren können. Was nichts anderes bedeutet, als dass die Standards die Grundlage jeder Pflege bilden sollten. So heißt es z. B. im Expertenstandard Dekubitusprophylaxe in der Pflege:

»Die allgemeine Zielsetzung besteht in einer individuellen Pflege, die sich bei Bedarf auch an Angehörige von Patienten/Betroffenen richtet. Grundlage einer an individuellen Patienten-/ Betroffenen-Bedürfnissen orientierten Pflege sind vor allem die

- *theoriegeleitete Anwendung der Pflegeprozessmethode einschließlich der Bewertung des Pflegeerfolges;*
- *Orientierung an körperlichen, psychischen, sozialen, seelischen und spirituellen Bedürfnissen der Patienten/Betroffenen;*
- *aussagekräftige Dokumentation des Pflegeprozesses als wichtige Datenquelle für die Qualitätsmessung;*
- *Zusammenarbeit mit den anderen Gesundheitsfachberufen.«*

8.1 »Das Problem-Ressource-Dilemma«

Es ist mir seit Beginn meiner beruflichen Laufbahn als Pflegefachkraft ein hohes Anliegen, dass Menschen mit Pflegebedarf individuell wahrgenommen und gepflegt werden. Dabei halte ich es nach wie vor für schlecht, wenn Pflegende die »Problembrille« aufhaben.
Wo auch immer ich in Kontakt zu den verschiedensten Versionen von Pflegeplanungen komme, erlebe ich die massive Trennung in »Problem und Ressource«.

Das bedeutet, dass zunächst das Problem und dann die Ressource gesucht werden. Als Konsequenz ergibt sich daraus, dass der Mensch primär auf Probleme hin »besichtigt« wird. Die Suche nach Ressourcen fällt so naturgemäß schwerer. In diesem Moment beginnt die große Wertung und die Situation eines alten Menschen wird geteilt in
- gut und schlecht
- schwarz und eeiß
- Problem und Ressource

Die Pflegekräfte werden durch diese Trennungsvorgabe nahezu gezwungen zu werten, welche der Eigenarten oder Verhaltensmuster der betroffenen Person »gut« oder »schlecht« sind. Das heißt auch, dass sich ihr gerade erst geformter »ganzheitlicher« Blick auf den betroffenen Menschen massiv zertrennt. Ein Teil des Denkprozesses beim Schreiben von Pflegeplanungen wird auf die Trennung von Problem und Ressource verschwendet.

Daraus entstehen die verschiedensten Schwierigkeiten:
1. Menschen werden problemorientiert wahrgenommen. Sie erleben dadurch in der Folge eine Verstärkung ihrer Probleme
2. Es wird gewertet, getrennt und umständlich gedacht.
3. Der Blick auf eine womöglich positive Absicht wird verschleiert. Es gibt eine sehr wichtige Aussage, die eine der Grundannahmen des NLP ist: »Hinter jedem Verhalten steckt eine positive Absicht«. Diese Absicht gilt es in den Pflegebeziehungen immer wieder zu entdecken, um den Menschen mit Pflegebedarf in der Gesamtheit seines Verhaltens und seiner Absicht zu sehen.
4. Es entsteht eine große Umständlichkeit. Teilweise führt das »Problem-Ressource-Dilemma« in eine aufgeblasene Formulierungsstruktur. Jedes Problem erhält ein Ziel und eine Maßnahme; parallel dazu werden dann noch für die Ressourcen Ziele gesucht und Maßnahmen geplant. Dabei ist es dann oftmals so, dass Problem und Ressource dasselbe sind.
5. Die Pflegekraft wertet mit ihrer Entscheidung, ob sie aus einer Sache ein Problem oder eine Fähigkeit/Ressource macht. Nahezu aus allen Pflegephänomenen können Ressourcen oder Probleme gemacht werden – schlussendlich kommt es auf die Formulierung und Sichtweise an.

Es tut sich jedoch etwas, was ich von Herzen begrüße: Die Thematik der Pflegediagnosen ist weltweit nicht mehr wegzudenken, wenngleich wir uns hier in Deutschland noch auf dünnem Eis bewegen. *Sowinski* unterstreicht diesen Ansatz und hat mit der Kompetenz des KDA ein gewichtiges Medium, um dem endlich notwendigen Paradigmenwechsel Aufschwung zu geben: »*Auch wenn man keine Pflegediagnose verwendet, ist die Beurteilung der Situation eines Klienten ein diagnostischer Prozess. Manche Pflegefachpersonen scheuen das und schreiben lieber nichts auf, als dass sie eine Einschätzung geben und darunter ihr Handzeichen setzen.*«[213]

8.2 Der Pflegeprozess

8.2.1 Informationssammlung oder Potenzialerkennung

Beziehen wir die Neuerungen zum Pflegeprozess vom KDA ein, dann geht es im ersten Schritt primär um die Feststellung der aktuellen Situation. Dazu werden neben den Risikoskalen folgende Formulare verwendet:
1. Stammblatt (Diagnosen, pflegebegründende Diagnosen etc.)
2. Biografie
3. Pflegeanamnese

---

[213] Sowinski, Christine. »Kern des pflegerischen Handelns: Begleitung des Pflegeprozesses2, erschienen in: ProAlter 4/2004, Kuratorium Deutsche Altershilfe, Köln, 2004

Die Pflegeanamnese

Die Pflegeanamnese ist nach wie vor das Herzstück der Pflegeplanung. Hier wird in gekonnter und scharfer Weise ein umfassender Blick auf den Menschen mit Pflegebedarf geworfen. In Deutschland hat es sich eingebürgert, die Pflegeanamnesen nach der Struktur eines Pflegemodells aufzubauen. Die Vorgaben und Ideen der Pflegedokumentationsfirmen sorgen dafür, dass es mittlerweile eine schier unüberschaubare Menge an Formularen gibt. Hinzu kommt, dass auf vielen Formularen auch die Ansätze des jeweiligen Pflegemodells unterschiedlich dargestellt und interpretiert werden.

Wesentliches Kriterium für ein gelungenes Pflegeassessment mittels Pflegeanamnese ist die Auswahl eines Formulars, mit dem die Pflegekräfte gut und vor allem gern arbeiten.

Sinn und Zweck der Pflegeanamnese:

- Umfassender und ganzheitlicher Blick auf den Menschen
- Fachliche Einschätzung der tatsächlichen Pflegebedarfssituation
- Neutrale Darstellung der pflegerischen »Ist-Situation« einer Klientin

Aus Sicht einer Klientin:

- Ihre Fähigkeiten, Bedürfnisse, Wünsche, ihr Unterstützungs- und Pflegebedarf werden deutlich und entsprechend berücksichtigt.
- Sie erfährt ein spürbares Interesse an ihrer Person, ihrer Geschichte und ihrem individuellen Umfeld.
- Sie erfährt Sicherheit und Vertrauen.
- Ihre Lebensführung wird nach ihren Maßstäben gefördert.
- Sie erhält individuelle Unterstützung in ihrer Lebenssituation (wie auch ihre primären Bezugspersonen).

Aus Sicht der Pflegefachkraft:

- Sie reflektiert die Situation der Klientin.
- Sie erfasst den Pflege- und Unterstützungsbedarf der Klientin.
- Sie passt die Pflege an die Situation an.
- Sie organisiert die Pflege, um eine größtmögliche Adaption an die Lebenssituation der Klientin zu erreichen.
- Sie evaluiert die Pflege.
- Sie erhält durch das Risiko-Assessment Sicherheit für die Pflegequalität.

Umgang mit der Pflegeanamnese:

- Beschreiben statt interpretieren. Das hilft, Situationen einfach darzustellen,
- Die Verantwortlichkeit liegt bei der Pflegefachkraft,
- Beginn: sofort!
- Fertigstellung: nie!
- Die Pflegeanamnese sollte aktuell sein, die tatsächliche Pflegesituation der Klientin sollte sauber und deutlich abgebildet sein.

Deshalb: Schreiben Sie die Pflegeanamnese fort!

In der Vergangenheit ist es üblich gewesen, die Pflegeanamnese, in der die Informationen aus dem Erstgespräch erhoben werden, als »Einmalaktion« anzusehen. Dies mag im Krankenhausbereich, wo DRG-bedingt die Verweildauer von Patienten stetig sinken wird, sinnvoll sein.

In der stationären, teilstationären und ambulanten Pflege von alten, älteren und hoch betagten Menschen ist die Pflegebeziehung jedoch weitaus länger. Die Menschen werden meist bis zu ihrem Tod in ihrem Lebensumfeld gepflegt. Das heißt, es bedarf, um wirklich ganzheitlich und klientinnenzentriert zu pflegen, einer weitaus intensiveren Erhebung. Da auch – pflegemodellabhängig – bestimmte Bereiche der Pflegeanamnese Sensibilität, Vertrauen und Kenntnis der Klientin erfordern, beginnt hier ein kontinuierlicher Prozess.

Die Pflegeanamnese ist das zentrale Formular bei der ersten umfangreichen Erfassung des pflegerischen Ist-Zustandes. *»Die Pflegeanamnese ist das Kernstück der Pflegeplanung und ein bedeutendes Einschätzungsinstrument innerhalb des dokumentierten Pflegeprozesses. Denn an diesem Punkt besteht die Möglichkeit, den Menschen mit Pflegebedarf in seiner Ganzheit einzuschätzen. Gleich einer Checkliste findet eine Betrachtung statt. Der Klient hat zugleich die Möglichkeit, seine Sicht der Situation einzubringen. In der Pflegeanamnese können Gewohnheiten gesammelt werden, ihre wichtigste Aufgabe ist es aber, die Pflegediagnostik voranzutreiben. Weil hier die Fähigkeiten des Klienten beobachtet, erfragt und beurteilt werden, findet Klärung bzgl. des individuellen Pflegebedarfs und der Formulierung einer Pflegediagnose statt.«*[214]
Beim MDK heißt es: *»In der Pflegeanamnese/Informationssammlung muss die Darstellung eines umfassenden Gesamteindrucks über die aktuelle Situation des Pflegebedürftigen unter Berücksichtigung der Gewohnheiten, der Möglichkeiten/Fähigkeiten, den Einsatz von Hilfsmitteln und deren Aktualisierung bestehen. Das im Pflegeleitbild und/oder Pflegekonzept favorisierte Pflegemodell oder Assessmentverfahren bildet die Struktur für die Pflegeanamnese/Informationssammlung.«*

»Die Informationssammlung

- *erfasst bei der Aufnahme systematisch die Probleme, die Pflegebedürfnisse, die Gewohnheiten, die Fähigkeiten, die Ressourcen und Wünsche des Patienten/Klienten. Diese werden im Verlauf der Betreuung ergänzt und in die Pflegeplanung einbezogen;*
- *stellt Informationen zur Verfügung, die allen an der Pflege Beteiligten zugänglich sind;*
- *gibt den übersichtlichen Verlauf des Gesundheitszustandes des Patienten/Klienten wieder.«*[215]

---

[214] Messer, Barbara; Pflegeplanung für Menschen mit Demenz. Schlütersche Verlagsgesellschaft mbH & Co KG, Hannover, 2004
[215] Prüfanleitung zum Erhebungsbogen zur Qualitätsprüfung in der Einrichtung – stationär

Konkrete Tipps zur Pflegeanamnese:

- Eine intensive Erhebung in den ersten Tagen und eine erste Fertigstellung maximal fünf bis sieben Tage später.
- Anschließend kommt eine Ergänzungsphase, in der neu hinzugekommene Informationen mit einem weiteren Handzeichen und Datum dokumentiert werden.
- Die Pflegeanamnese wird dann neu geschrieben, wenn der aktuell erkennbare Zustand nicht mehr mit der tatsächlichen Situation der Klientin übereinstimmt. Dies ist meist nach einem Krankenhausaufenthalt der Fall.
- Daten, die zur Erfassung von Risikofaktoren wichtig sind, werden ebenfalls kontinuierlich erfasst. Somit ist eine Sicherheit gewährleistet.
- *»Die Informationssammlung beginnt bereits beim ersten Kontakt mit dem Pflegebedürftigen und seinen Bezugspersonen; sie wird zügig vervollständigt, wobei sie niemals »vollständig« sein kann, da sie während des gesamten Pflegeprozesses in Form eines kontinuierlichen Assessments stattfinden muss«* [216] (eine einmalige Informationssammlung ist ein häufiger Fehler).

Es ist m. E. nach ein veralteter Glaube, dass »man eine Klientin erst eine Weile kennen« muss, um eine Pflegeanamnese zu erstellen. Eine aufmerksame Pflegekraft sollte in der Lage sein, sofort einen Pflegestatus zu erheben. Es gibt viele Hinweise im Kontakt, die sie nutzen kann. Es ist eine Frage des Anspruchs, den die Pflegefachkraft hat. Es kann ja auch reichen, das festzustellen, was »da« ist.

Ganzheitliche Sichtweise – oder: »Ich trinke genug«

Im Pflegeprozess erleben wir immer wieder, dass die Beobachtung einer Pflegefachkraft stark von der einer Klientin abweichen kann.

Als ich meine Großmutter, die ihre letzten Jahre in einem Altenheim verbrachte, fragte: »Oma, wie hältst Du es denn so mit dem Trinken? Trinkst du genug?«, da sagte sie natürlich: »Barbara, Du siehst doch, dass hier mehrere Flaschen stehen. Ich trinke schon genug!«
Mein Blick schweifte über das kleine Wasserglas, das auf einem bunten, selbst besticktem Stoffuntersetzer stand, über die kleine Pfütze Wasser, die darin stand und über die Kalkränder am Rand des Wasserglases. Gleichzeitig nahm ich den latenten Uringeruch im Zimmer wahr, die trockene Haut und die spröden Lippen meiner Großmutter. Das waren allesamt klare Hinweise auf ein Flüssigkeitsdefizit. Somit hatte ich zwei Informationen: 1. die meiner Oma, dass sie genug trinkt, und 2. meine fachliche Einschätzung der Situation, dass sie genau das nicht tat. Darüber hinaus war mir klar, dass sie inkontinent war und ich vermutete, dass der Weg zur Toilette für sie sehr beschwerlich war und sie deshalb so wenig wie möglich trank.

Für mich als Pflegefachkraft ist es hier vonnöten, den sogenannten professionellen Filter einzuschalten.

---

[216] MDS (Medizinischer Dienst der Spitzenverbände der Krankenkassen e.V.): Grundsatzstellungnahme Pflegeprozess und Dokumentation. Essen, 2005

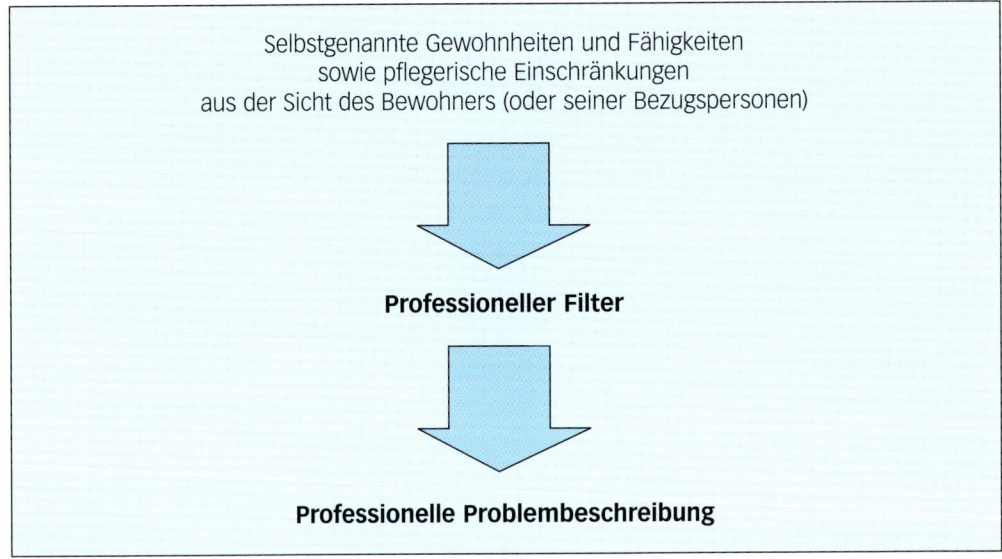

Abb. 1: Von der Bewohnersicht zur professionellen Sicht.

Mit Abbildung 1 möchte ich folgende Situation deutlich machen: Klienten schildern ihre Erlebnisse, Wahrnehmungen und ihre Lebenssituation subjektiv, aus ihrer Sicht (so wie wir im Privatleben es ja auch tun). Der Pflegefachkraft obliegt es dann, die Gesamtheit der Situation zu erfassen und so den professionellen Filter zum Einsatz zu bringen.

Informationssuche für die Pflegeanamnese:

Es gibt eine Fülle an Möglichkeiten, um an Informationen für die Pflegeanamnese zu gelangen:
- Gespräch mit der Klientin
- »Inaugenscheinnahme«
- Gespräch mit Angehörigen (Hier sollte dann bei einer Übernahme von Informationen dieser Quelle mit »*laut Aussage der Tochter* … « gekennzeichnet werden)
- Andere Fachpersonen aus dem interdisziplinären Team
- Ggf. Fremdbefunde wie z.B. Arztberichte
- Nonverbale Informationen der Klientin

Nonverbale Informationen:

Vielfach herrscht die Meinung vor, dass eine Pflegeanamnese nicht erhoben werden kann, wenn sich die Klientin nicht mehr äußert. Doch das Gegenteil ist der Fall! Gerade dann, wenn die Klientin keine Informationen mehr geben kann, müssen sie gesammelt werden, um den Menschen in seiner Fülle und Gänze zu verstehen. Die Fähigkeit zur Beobachtung ist eine der Grundvoraussetzungen des pflegerischen Berufs.

Beobachtet werden können: Gesichtsausdruck, Mimik, Gestik, Körperhaltung, Körperlage, Haut/Hautfärbung, Gang, Gemütsstimmung, Körpergröße, Ernährungszustand, sprachliche Äußerungen und Gesprächsverhalten, Umgebung.

Betrachten wir das Gesicht genauer, so lassen sich Gesichtsausdrücke differenzieren: ängstlich, verwirrt, abwesend, erschrocken, verzweifelt, erwartungsvoll, hoffend, traurig, gelöst, verschlossen, schmerzverzerrt, ausgetrocknet, müde, verlebt, abgekämpft, heiter, teilnahmslos, leuchtend, vertrauensvoll, ernst, seriös, verkrampft, aggressiv u. a.[217]

Es liegt an uns, unsere Beobachtungsgabe zu nutzen. Je mehr wir das tun, desto feiner wird sie werden und desto mehr werden wir erkennen. Es ist fast so etwas wie eine Sherlock-Holmes-Aufgabe: Sie erinnern sich an den berühmten englischen Detektiv? Er konnte aus einer Reihe von scheinbar bedeutungslosen Details eine ganze, höchst logische Geschichte entwickeln. [218]

Schwerpunkt:

Nonverbale Schmerzäußerungen, z.B. Lautbildung, Mimik, verhaltensbezogene Merkmale, usw. (siehe dazu Kapitel 3.3).

8.2.2 Das Risiko-Assessment

Das Risiko-Assessment findet ebenfalls im ersten Schritt des Pflegeprozesses statt. Die Erhebung z.B. eines Sturz- oder Dekubitusrisikos sollte unmittelbar zu Beginn des pflegerischen Auftrages stattfinden. Das bedeutet konkret: in den ersten Stunden.

Bekannte Risiko-Assessment-Elemente:
- Dekubitusrisiko
- Sturzrisiko
- Kontinenzprofil
- Ernährungsstatus
- Schmerzerleben
- Atemskala
- Etc.

---

[217] *Gültekin; L.*: Pflegevisite und Pflegeprozess. Kohlhammer Verlag, Stuttgart 2003.
[218] Messer, Barbara; 100 Tipps für die Pflegeplanung, Brigitte Kunz Verlag, Hannover 2006

8.3 Pflegeanamnese anhand der FEDL

Pflegeanamnese vom: Name: Blatt Nr.:

Fähigkeiten und Existenzielle Erfahrungen (FEDL) nach Barbara Messer

1.) Fähigkeit zu kommunizieren: Die Fähigkeit, zu kommunizieren, verbal und nonverbal, sich mündlich u. schriftlich mitzuteilen; Mimik, Gestik, Wahrnehmungsvermögen in Bezug auf Hören, Sehen, Gesichtsfeld, Hilfsmittel und deren Umgang damit. Die Fähigkeit, das Bedürfnis nach Kommunikation auszudrücken.

Sehen:
- ☐ reagiert mit den Augen auf .... wie folgt: ....
- ☐ Liest Schrift
- ☐ nutzt Brille o. ä.: ....
- ☐ hält Augen auch bei Kontakt verschlossen
- ☐ glasiger Blick
- ☐ blinzelt bei Verstehen
- ☐ stellt Augenkontakt her
- ☐ verfolgt Bewegungen mit den Augen
- ☐ hält Augen verschlossen
- ☐ Weiteres: ....

Hören:
- ☐ reagiert auf Geräusche mit Kopfdrehen/-neigen
- ☐ gibt an, Stimmen oder Geräusche zu hören
- ☐ verfolgt Geräusche/Gespräche wie folgt: ....
- ☐ gibt an zu hören
- ☐ versteckt Hörgerät
- ☐ nutzt Hörhilfen
- ☐ nutzt Hörgerät
- ☐ Weiteres: ....

Sprechen:
- ☐ spricht von sich aus
- ☐ spricht nach Anregung
- ☐ äußert sich verständlich
- ☐ drückt Bedürfnis nach verbaler Kommunikation aus
- ☐ Weiteres: ....
- ☐ wiederholt gerne folgende Laute: ....

Sprache ist:
- ☐ verständlich
- ☐ offen
- ☐ leise
- ☐ laut
- ☐ verwaschen
- ☐ undeutlich:
- ☐ verwendet folgende Schlüsselwörter: ....

Verständigung:
- ☐ agiert mit Mimik und Gestik
- ☐ teilt sich durch Schrift mit
- ☐ teilt sich durch .... mit
- ☐ berührt bei Kontaktaufnahme andere Menschen
- Muttersprache: ....
- ☐ Sonstiges: ....

Kommunikationsverhalten: ....

Körpersprache/Gestik: ....

Körpersprache/Mimik: ....

Kommunikation	Bemerkungen
Hören	
Sprechen	
Sehen	
Nonverbale Kommunikation	

Spezielle Gewohnheiten:..

Pflegediagnosen/Pflegephänomene:..

Spätere Ergänzungen:...

2.) Fähigkeit, sich zu orientieren: Die Fähigkeit, orientiert zu sein, zur Person, Situation, Zeit und Raum; sowie die Fähigkeit, das Gedächtnis zu nutzen und die Fähigkeit, sich zu konzentrieren, Hilfsmittel zu nutzen.

Orientierung:...

Zeitlich:...

Örtlich:..

Zur eigenen Person:..

Zu anderen Personen:..

Situativ:..

Gedächtnis:...

Konzentration:..

Orientierungsbedürfnis wird folgendermaßen ausgedrückt:..................

Orientierungshilfen, folgende werden genutzt:...

Spezielle Gewohnheiten:..

Pflegediagnosen/Pflegephänomene:..

Spätere Ergänzungen:...

3.) Fähigkeit, sich zu bewegen: Die Fähigkeit, sich zu bewegen, eine gewünschte oder notwendige Veränderung der Körperhaltung einzunehmen, die Fähigkeiten mit Hilfsmitteln umzugehen – sie zu nutzen sowie evtl. Gefahren durch unzureichende Bewegung. Die Fähigkeit, das Bedürfnis nach Bewegung auszudrücken, auszuleben.

Globale Bewegungsbeschreibung ....

Kopf/Schulter ....

Arme ....

Hände ....

Brustkorb/Rumpf/Bauch ....

Becken ....

Beine/Knie ....

Füße ....

Gesamtbewegungen ....

Bewegung im Liegen ....

Aufstehen/Hinsetzen ....

Sitzen ....

Stehen ....

Gehen ....

Transfer ....

Gebrauch von Gehhilfen ....

Umgang mit evtl. Rollstuhl ....

Ergänzungen ....

Spezielle
Mikrobewegungen:
☐ Kopf .... ☐ Hals/Nacken .... ☐ Rücken ....
☐ Brustkorb/Bauch .... ☐ Arme/Hände .... ☐ Schulter ....
☐ Unterleib/Gesäß .... ☐ Beine/Knie .... ☐ Füße ....
☐ Weitere Eigenbewegungen

Sturzrisiko ....

Dekubitusrisiko ....

Spezielle Gewohnheiten ....

Pflegediagnosen/Pflegephänomene ....

Spätere Ergänzungen ....

4.) Fähigkeit, vitale Funktionen aufrechtzuerhalten: Die Fähigkeit, ausreichend zu atmen und die eigenen vitalen Funktionen aufrechtzuhalten, Atemverhalten: Husten, Verschleimung, Infekte, Atemstörungen; Kreislauf, Durchblutung, RR, Puls, Temperaturregelung, Fieber, Transpiration, Schwitzen, Frieren

Vitalfunktion Beschreibung:

Atmung ....

Puls ....

Blutdruck ....

Wärmeregulation ....

Stoffwechsel ....

Blutzucker ....

Sonstiges ....

Spezielle Gewohnheiten ....

Pflegediagnosen/Pflegephänomene ....

Spätere Ergänzungen ....

5.) Fähigkeit, sich zu pflegen und zu kleiden: Die Fähigkeit, indiv. Körperpflege sowie An- und Auskleiden, incl. Kleiderauswahl auszuführen. Hautzustand, Hautpflege, Kosmetika, Einschränkung b. d. Durchführung, Mund-, Nasen-, Augen-, Nagel-, Haar-, Intimpflege. Die Fähigkeit, das Bedürfnis nach Sauberkeit, Gepflegtsein und Erscheinungsbild auszudrücken, die Fähigkeit, dieses auszuleben.

Motivation/Sinn..

Körperpflege...

Dusche/Vollbad...

Mund-/Zahnpflege...

Rasur...

Haarpflege..

Fingernagelpflege..

Kosmetik...

An- und Auskleiden..

Kleiderauswahl..

Hautzustand..

Sonstiges..

Spezielle Gewohnheiten...

Pflegediagnosen/Pflegephänomene...

Spätere Ergänzungen...

6.) Fähigkeit zu essen und zu trinken: Die Fähigkeit, essen u. trinken zu können; d.h. eine bedarfsgerechte Auswahl d. Menge u. d. Zusammensetzung d. Nahrung, d. Vorbereitung d. Nahrungsaufnahme (z.B. Körperhygiene, angemessene Körperhaltung), die Nachbereitung d. Nahrungsaufnahme (Mundhygiene) vornehmen. Die Fähigkeit, das Bedürfnis nach zu Essen und Trinken auszudrücken, auszuleben.

Ernährungsstatus...

Nahrungsaufnahme..

Trinken...

▲

Sonstiges ....

Kostform: ☐ Vollkost ☐ Diätkost ☐ Diabeteskost ☐ Schonkost ☐ hochkalorische Kost ☐ vegetarisch
☐ sonstiges

Darreichungsform: ☐ normal ☐ gabelweich ☐ Fleisch passiert ☐ alles passiert ☐ bissfest

Vorlieben ....

Abneigungen ....

Ernährungszustand: ☐ gut ☐ kachektisch ☐ adipös ☐ exsikkiert **Appetit:** ☐ gut ☐ befriedigend ☐ mäßig ☐ schlecht

Trinkmenge derzeit tgl. Ø .... ml

Spezielle Gewohnheiten ....

Pflegediagnosen/Pflegephänomene ....

Spätere Ergänzungen ....

7.) Fähigkeit, auszuscheiden: Die Fähigkeit, kontinent zu sein, auszuscheiden; Kontinenz, Inkontinenz. Die Fähigkeit, dass Bedürfnis, auszuscheiden, auszudrücken oder auszuleben.

Urinausscheidung ....

Stuhlausscheidung ....

Umgang mit Hilfsmitteln ....

☐ zeigt Harndrang an durch ....

☐ zeigt Stuhldrang an durch ....

Kontinenzprofile: ☐ unabhängig erreichte Kontinenz ☐ abhängig erreichte Kontinenz ☐ unabhängig kompensierte Kontinenz
☐ abhängig kompensierte Inkontinenz ☐ nicht kompensierte Kontinenz ☐ Obstipationsneigung

Spezielle Gewohnheiten ....

Pflegediagnosen/Pflegephänomene ....

Spätere Ergänzungen ....

8.) Fähigkeit, zu ruhen, zu schlafen und wach zu sein: Die Fähigkeit zu schlafen und wach zu sein; individuelle Schlafgewohnheiten, Schlaf-, Wach-rhythmus, Schlafqualität, -dauer, -zeiten, Unterstützung z. B. d. Medikamente, Schlafritual. Die Fähigkeit, das eigene Schlafbedürfnis auszudrücken, auszuleben.

Schlafen nachts ....

Schlafen tagsüber ....

Wachsein ....

Schlaf:
- ☐ schläft fest und tief
- ☐ gestaltet Einschlafzeit nach eigenen Wünschen ....
- ☐ holt bei Bedarf Hilfe ....
- ☐ Morgenmensch
- ☐ schläft nach Schlafunterbrechungen wieder ein
- ☐ Abendmensch

Schlafrrhythmus: ....

- ☐ geht mit Unterbrechungen wie folgt um ....

Rituale: ....

Spezielle Gewohnheiten ....

Pflegediagnosen/Pflegephänomene ....

Spätere Ergänzungen ....

9.) Fähigkeit, sich zu aktivieren, anzuregen: Die Fähigkeit, Einsicht und das Interesse, sich zu aktivieren und fördern, sich anzuregen, Anregung zu erfahren und wahrzunehmen. Die Möglichkeiten, sich zu aktivieren und wahrzunehmen.

Wahrnehmung ....

Anregung ....

Bewusstsein ....

Wahrnehmung:
- ☐ reagiert auf verbale Ansprache
- ☐ reagiert auf Licht
- ☐ reagiert auf Geschmack
- ☐ reagiert auf taktile Reize
- ☐ reagiert auf Gerüche
- ☐ reagiert auf ....
- ☐ reagiert auf Töne, Geräusche, Musik
- ☐ reagiert auf Stimmungen im Raum

- ☐ Stimuliert sich selber mit ....

Nimmt bevorzugt folgende Reize wahr: ....

☐ reagiert mit »Verschlossenheit«/Rückzug auf: ....

☐ macht einen wachen Eindruck bei: ....

☐ Sonstiges ....

Grundmotivation, zur Aktivierung/Anregung ....

Spezielle Gewohnheiten ....

Pflegediagnosen/Pflegephänomene ....

Spätere Ergänzungen ....

10.) Fähigkeit, sich sinnvoll zu beschäftigen: Die Fähigkeit, sich innerhalb des Tages individuell sinnvoll zu beschäftigen, eigenen Vorlieben und Interessen nachzugehen, Umgang mit Hilfsmitteln, Hobbys, Interessen, Aktivitäten alleine/mit Anderen, Wünsche, Möglichkeiten, Außenaktivitäten. Die Fähigkeit, das Bedürfnis nach Beschäftigung und Aktion auszudrücken, auszuleben.

☐ beschäftigt sich selber   ☐ äußert den Wunsch nach Beschäftigung

☐ beschäftigt sich mit ....

☐ nutzt Hilfsmittel ....

☐ gestaltet Tagesablauf selbst ....

☐ bevorzugt Beschäftigung: ☐ alleine   ☐ zu zweit   ☐ in kleinen Gruppen   ☐ in großen Gruppen

☐ Sonstiges ....

Hobbys/frühere Interessen ....

Haushaltstätigkeiten ....

Frühere berufliche Tätigkeiten ....

Jetzige Möglichkeiten, sich sinnvoll zu beschäftigen:

☐ Handarbeiten ☐ Kochen/Mahlzeiten zubereiten ☐ Backen ☐ Fernsehen ☐ Radio ☐ Zeitung ☐ Computer/Internet

☐ Möglichkeiten bei langer Zeit im Bett sich zu beschäftigen: ....

Spezielle Gewohnheiten ....

Pflegediagnosen/Pflegephänomene ....

Spätere Ergänzungen ....

11.) Fähigkeit, zufrieden sein zu können und zur Emotionalität: Die Fähigkeit, zufrieden zu sein, Ausdruck von Gefühlen, Behagen, Unbehagen; die Möglichkeiten, ein zufriedenes Gefühl zu empfinden oder Missbehagen ausdrücken zu können. Krisen, Einschränkungen, Wünsche, Probleme, Vorlieben, Ausdruck von Sexualität etc.

☐ äußert auf Nachfragen Zufriedenheit ☐ drückt Gefühle wie folgt aus ......

☐ wirkt in sich ruhend, zufrieden (Merkmale bei nonverbaler Äußerung beschreiben ......

☐ äußert verbal Unzufriedenheit ☐ drückt Unzufriedenheit folgendermaßen aus ......

☐ fühlt sich wohl mit reagiert auf Wünsche an ihn/sie mit Ungeduld drückt Schamgefühl wie folgt aus ......

☐ schneller Stimmungswechsel ......

☐ wünscht von gleichgeschlechtlichen Pflegepersonen versorgt zu werden ......

☐ Ausleben von Sexualität wie folgt ......

☐ drückt Zärtlichkeiten wie folgt aus ......

☐ Rückzug ......

☐ Sehnsucht nach ......

☐ Sonstiges: ......

Spezielle Gewohnheiten: ......

Pflegediagnosen/Pflegephänomene: ......

Spätere Ergänzungen: ......

12.) Fähigkeit, für eine sichere Umgebung zu sorgen: Die Fähigkeit, die eigene Sicherheit richtig einzuschätzen und für diese zu sorgen. Sichere Lebensführung, Schutz vor Gefahren, die Fähigkeit, das Bedürfnis nach Sicherheit auszudrücken, auszuleben.

☐ achtet auf eigene Sicherheit wie folgt ......

☐ drückt Wunsch/Bedürfnis nach Sicherheit aus:

☐ fordert Hilfe an ......

☐ Vertraut Pflegekräften ......

Gefahrensituationen (Selbst- u. Fremdgefährdung) ......

Med.-Einnahme: Sinn wird gesehen ☐ ja ☐ nein ☐ Med.-Einnahme wird abgelehnt, weil:..................

Spezielle Gewohnheiten:.......................

Pflegediagnosen/Pflegephänomene:..................

Spätere Ergänzungen:..................

13.) Fähigkeit, soziale Bereiche und Beziehungen aufrechtzuerhalten und zu gestalten: Die Fähigkeit, soziale Beziehungen aufzunehmen, zu halten oder auch anzunehmen; Ausprägung der Integrität in ein soziales Umfeld. Aufrechterhaltung von Beziehungen, Angehörigen, Freunde, Bekannte, Aktivitäten, Einschränkungen, Probleme, Isolation, Einsamkeit. Die Fähigkeit, das Bedürfnis nach sozialer Integrität auszuleben, auszudrücken. Die Integration der Lebensform mit evtl. primären Bezugspersonen und deren evtl. Anliegen

Erläuterungen zur IST-SITUATION; Kurzbeschreibung des sozialen Netzwerks (wichtige Bezugspersonen, räumliche Nähe und Verfügbarkeit, Häufigkeit von Kontakten, Verknüpfung untereinander:

....

....

Lebensgestaltung mit primärer Bezugsperson:..................

☐ zieht sich zurück ☐ meidet Kontakt zu Vertrauten Menschen ☐ verletzt Grenzen anderer Menschen ☐ pflegt Freundschaften

☐ »kümmert« sich um andere Klienten.................. ☐ sucht Kontakt zu..................

☐ wünscht sich Informationen über soziales Umfeld ☐ telefoniert gerne ☐ nutzt Unterstützung ☐ kommuniziert gerne

☐ Einzelgänger ☐ Möchte ab und zu Kontakt ☐ Gruppenmensch

☐ Sonstiges:..................

Spezielle Gewohnheiten:..................

Pflegediagnosen/Pflegephänomene:..................

Spätere Ergänzungen:..................

14.) Fähigkeit, mit existenziellen Erfahrungen des Lebens umzugehen: Die Fähigkeit, sich mit den den die Existenz gefährdenden Erfahrungen (z.B. Angst, Isolation, Ungewissheit, Sterben und Tod, Verlust von Unabhängigkeit, Schmerz, Hoffnungslosigkeit) und die Existenz fördernde Erfahrungen (Integration, Sicherheit, Hoffnung, Lebensfreude) auseinander zu setzen. Kulturgebende Erfahrungen, Weltanschauung, Glaube, Religionsausübung, erlebte Biografie. Lebensaufgabe: das leben zu resümieren und innere Stärke zu gewinnen.

☐ Besondere Lebensgeschichtliche Erfahrungen, die in der heutigen Lebenssituation immer wieder auftauchen: .... (siehe auch Biografie)

....

☐ Fördernde Erfahrungen und deren Auswirkung: ....

☐ Gefährdende Erfahrungen und deren Auswirkung: ....

☐ Kulturgebundene Erfahrungen und deren Auswirkungen: ....

☐ Wünsche und Erwartungen: ....

☐ Einstellung zu Pflege / Therapie / aktivierender Pflege: ....

☐ Lebenssinngebende Gewohnheiten: ....

Schmerzen: ☐ Nein   ☐ Gelegentlich   ☐ Häufig   ☐ Weiter siehe Schmerzdokumentation

Angst: ☐ äußert verbal Angst   ☐ äußert nonverbal Angst   ☐ Angst vor: ....

☐ Äußert Lebensmut   ☐ zeigt Vertrauen   ☐ zeigt Hoffnung   ☐ spricht über Probleme und Sorgen   ☐ zeigt Offenheit   ☐ Nimmt Unterstützung an

☐ Sonstiges: ....

Spezielle Gewohnheiten: ....

Pflegediagnosen /Pflegephänomene: ....

Spätere Ergänzungen: ....

Unterschrift, Datum: .... Pflegefachkraft: .... Unterschrift Klientin: ....

Ggf. Unterschrift primäre Bezugsperson: ....

9 Tipps zur Umsetzung der Expertenstandards im pflegerischen Alltag

Neuerungen machen vielen Menschen Angst. Die meisten von uns sind Gewohnheitstiere, für die am besten »alles so bleiben soll, wie es war.« Doch unsere Welt, unsere Gesellschaft unterliegt einem steten Wandel. Im Großen wie im Kleinen sind wir vielfach damit beschäftigt, umzudenken und umzustrukturieren. Gefährlich wird es immer dann, wenn das »Alte und Erprobte« zu schnell überholt wird und seine Werte sich damit verflüchtigen, nicht mehr gewürdigt werden.

Unter dem Motto: »Gras wächst auch nicht schneller, wenn man daran zieht«, möchte ich an dieser Stelle Vorschläge für einen nachhaltigen, lebendigen und praktikablen Transfer machen.

Meist erfordert die Umsetzung und Integration der Expertenstandards den Abschied von Gewohntem. Dies bringt einiges an Veränderungen und zum Teil auch Unruhe im Team mit sich. Sinnvoll ist, solche intensiven Veränderungen und Neuerungen durch teambildende Maßnahmen zu unterstützen, denn in den Teams kommt einiges in Bewegung. Etwas »Altes«, was jahrelang galt, soll weggelassen werden, stattdessen kommt nun etwas Ungewisses auf sie zu. Und vielleicht ist auch Angst vor Überforderung dabei.
Somit halte ich selber einen gesunden Aufbau von Fortbildungen und Teamtrainings für unbedingt notwendig. Optimal ist es, wenn eine Reihe von Fortbildungen und Trainings mit einer motivierenden »Kick Off«-Veranstaltung beginnt.

Ich schlage Ihnen folgende Vorgehensweise vor:
1. Besorgen Sie sich die jeweiligen nationalen Expertenstandards beim Deutschen Netzwerk für Qualitätsentwicklung in der Pflege (z. B. unter www.dnqp.de).
2. Vereinbaren Sie mit dem Management Ihrer Einrichtung die weitere Vorgehensweise.
3. Führen Sie eine »Kick-Off-Veranstaltung« für alle Pflegefachpersonen durch, auf der Sie:
   - motivieren: Bringen Sie zum Ausdruck, dass Sie sich auf die nächsten Schritte und Neuerungen freuen. Stellen Sie diese Innovation positiv dar;
   - vorstellen: den Expertenstandard und die gewünschte Ergebnisqualität;
   - einladen: Schaffen Sie eine einrichtungsinterne Arbeitsgruppe, die bei der konkreten Umsetzung federführend ist.
4. Führen Sie eine Fortbildungsveranstaltung mit einer versierten Trainerin und Pflegeexpertin durch. Achten Sie dabei auf genaue Absprachen zum Transfer des Inhalts.
5. Berufen Sie Treffen der Arbeitsgruppe ein. Diese bereitet die Umsetzung vor und führt sie durch.
6. Händigen Sie jeder Mitarbeiterin eine Version des Expertenstandards aus, ergänzen Sie diese durch hauseigene Fragebögen oder Materialien.
7. Integrieren Sie durch Ihr einrichtungsinternes Qualitätsmanagement die Inhalte und Anforderungen aus den nationalen Expertenstandards in Ihre einrichtungsinternen Pflegestandards, Leitlinien oder/und Verfahrensanleitungen.
8. Sorgen Sie für die entsprechende Ergänzungsliteratur.

9. Sorgen Sie parallel für begleitende Trainings oder Fortbildungen zum Thema Pflegeprozess und -planung. Zeigen Sie an Beispielen, wie die veränderten Pflegeplanungen aussehen sollen.

10. Nutzen Sie die Energie und ggf. entstehende Unruhe, um insgesamt die Qualität der Pflege zu optimieren und die Zusammenarbeit der Mitarbeiterinnen untereinander zu fördern (teamstärkende Maßnahmen).

11. Sorgen Sie dafür, dass alle in der Pflege tätigen Personen in die überarbeiteten Pflegeplanungen eingewiesen werden.

12. Erstellen Sie ein Audit, bessern Sie ggf. nach, beziehen Sie die Arbeitsgruppe ein.

13. Lassen Sie sich nach einem vorher mit der Arbeitsgruppe festgelegten Zeitplan die modifizierten Pflegeplanungen, veränderten Arbeitsablaufbeschreibungen, Pflegedokumentationen und Pflegestandards vorlegen, evaluieren Sie gemeinsam. Verändern Sie sie ggf.

14. Sorgen Sie für Zwischenveranstaltungen, Abschlussveranstaltungen, beziehen Sie die Mitarbeiterinnen in die Erfolge ein.

Ganz wichtig: Nutzen Sie die Erkenntnis, dass einiges von dem, was gefordert wird, sowieso schon geleistet worden ist:

Sehen Sie dazu diese kleine Aufstellung am Beispiel des Expertenstandards »Förderung der Harnkontinenz«

Standardebene	Was wird sowieso schon gemacht?	Was ist (ggf.) neu?
1. Ebene	• Info-Sammlung mittels Assessment und Beobachtung	• Restharnbestimmung • Urinstatus • Vorlagengewichtsstest
2. Ebene	• Pflegediagnose: Benennung der pflegerelevanten Ist-Situation	• Benennung Kontinenzprofil • Miktionsprotokoll • Verfahrensanleitung
3. Ebene	• Beratung der Betroffenen: KundIn sagt »Ja« oder »Nein« zu vorgeschlagenen Maßnahmen	• Ggf. Einsatz von Broschüren, Faltblättern, Modellen, etc.
4. Ebene	• Planung der Maßnahmen mit Klientin und evtl. primärer Bezugsperson gemeinsam	• Neue Begriffe wie: Darmmanagement oder Kontinenzprofil
5. Ebene	• Kontinuierliche und individuelle Pflege, Versorgung und Unterstützung	• Immer ausreichend Pflegekräfte anwesend (incl. ausreichend weiblicher oder männlicher Pflegekräfte – wenn Wunsch nach Versorgung durch gleichgeschlechtliches Pflegepersonal) • Dringlichkeitsbeachtung • Hohe Verantwortung der Pflegedienstleitung
6. Ebene	• Kommunikation, Austausch über aktuelle Versorgung und Unterstützung im interdisziplinären Team	• Vergleich Miktionsprotokoll • Restharnbestimmung, etc.

Bedenken Sie, dass für einige der Pflegekräfte »Lernen« ungewohnt ist und auch mit alten »Schulängsten« verbunden ist.
Beziehen Sie zwei Aspekte ein:
- Förderung einer angenehmen, reichhaltigen Lernkultur
- Die Erkenntnis, wie Lernen geschieht

Es ist allgemein bekannt, dass Lernen dann erfolgreich ist, wenn es mit positiven Emotionen verbunden ist. Lernen darf Spaß machen, intensiv sein und mit Eifer erfolgen. Das Gegenteil ist allerdings oft der Fall.
Da fängt dann eine Fortbildung so an:
»Liebe Mitarbeiterinnen, ich darf Sie herzlich zu dieser Fortbildung begrüßen. Wir haben uns ein recht schweres und auch trockenes Thema ausgewählt, aber leider, leider, der MDK will es ja so, wir müssen da irgendwie durch.
Bitte halten Sie durch, auch wenn mein Vortrag, in Anbetracht des Stoffes, sehr ermüdend ist. Wie die Umsetzung des Inhalts dann später geschieht, ist Ihre Sache.
Na, dann fangen wir mal an … Bitte nehmen Sie Ihre Unterlagen …«

Und wie wäre es so?
»Liebe Mitarbeiterinnen, ich darf Sie herzlich zu dieser Fortbildung begrüßen. Wir haben uns ein hoch interessantes und aktuelles Thema ausgewählt, das heute für viele Aha-Effekte sorgen wird. Sie dürfen gespannt sein …«

Der Raum ist zusätzlich anregend eingerichtet, Lernplakate mit Bildern und Kernaussagen zum Thema hängen an den Wänden. Die Vortragsweise ist anregend, es werden passende Lernmaterialien ausgelegt, die Inhaltsvermittlung bietet für jeden Sinn etwas (es ist also etwas zum Sehen, Hören, Anfassen und Machen dabei). Die Inhalte werden mehrfach verankert, auch durch eigene Lernaktivitäten und Gruppenaufgaben von den Teilnehmerinnen bearbeitet. Durch Spiele, Entspannungen und Abwechslung ist der Tag abwechslungsreich.

Übrigens: Nach vielen Jahren als Trainerin möchte ich unbedingt noch davon abraten, Minifortbildungen in der Mittagsübergabezeit zu veranstalten, wie es oft gemacht wird. Die Themen der Expertenstandards passen nicht in anderthalb Stunden, in denen dann noch alle müde sind. Setzen Sie unbedingt Tagesveranstaltungen an!

Wir lernen nicht auf einen »Schlag«, sondern in vielen kleinen Schritten, die altes Wissen mit neuem Wissen verbinden. Nutzen Sie bitte dazu die Erkenntnisse aus dem
Stufenmodell des Lernens:
»Das Lernen einer Fertigkeit geschieht normalerweise in vier Stadien. Denken Sie beim Weiterlesen einmal darüber nach, wie das Lernen einer Fertigkeit, zum Beispiel Autofahren, in diesem Rahmen anzuwenden ist.
Das erste Stadium wird als unbewusste Inkompetenz beschrieben. Man weiß nicht nur nicht, was man tun soll, man hat auch keine Erfahrung dazu. Hier mag man davon sprechen, dass Unwissenheit ein Segen sei. Für ein Kind ist zum Beispiel Autofahren ein Wunder.
Auf der zweiten Stufe gelangt man zu einer bewussten Inkompetenz. Man beginnt, etwas zu tun, und stößt auf Probleme. An diesem Punkt braucht man die gesamte bewusste Aufmerksamkeit. Obwohl dieses Stadium unangenehm ist, ist es auch die Phase, in der man am meisten lernt.

Im Lernprozess ist es wichtig, dass der Trainer die Lernenden jetzt umfassend unterstützt und sie wissen lässt, dass dieses Unbehagen ein Zeichen des Lernens ist. Wenn das Stadium der bewussten Inkompetenz zu lange dauert oder zu unangenehm ist, kann es sein, dass die Lernenden entmutigt werden, daher ist es wichtig, die Fertigkeit in erreichbare Einheiten zu unterteilen.

Als nächstes erreicht der oder die Lernende das Stadium der bewussten Kompetenz. Er oder sie vermag nun, etwas zu tun, aber dazu braucht er oder sie volle Aufmerksamkeit und Konzentration.

Schließlich kommt der oder die Lernende zum Stadium der unbewussten Kompetenz. Die Fertigkeit wird zu einer Kette von ineinandergreifenden, fließenden Gewohnheitsabläufen, und das Bewusstsein ist frei, – es kann beispielsweise sowohl Autofahren als auch Radio hören, die Landschaft anschauen oder sich beim Fahren unterhalten.«[219]

Hier finden Sie jede Menge Anregungen, wie Sie das Lernfeld um die Implementierung der Expertenstandards herum gestalten können. Dazu gehört in jedem Fall Verständnis und Motivation!

---

[219] O'Connor, Joseph; Seymour, John. Weiterbildung auf neuem Kurs. VAK Verlags GmbH. Kirchzarten, 2001

Anstelle eines Schlusswortes

»Mutti, bist Du jetzt mit deinem Buch fertig?«
»Morgen, meine Liebe, morgen gebe ich es ab.«
»Hast du dann wieder mehr Zeit?«
»Ja, das habe ich! Darauf freue ich mich auch«

Das Ende eines Buches ist ein wichtiger Moment, in dem sich eine Mischung aus Bangen und Erleichterung breit macht. Zweifel tauchen auf, jegliche Schreibunlust ist verflogen und alles möchte am liebsten noch einmal angegangen werden.
Aber Schreiben bindet auch. Es bindet Zeit und es bindet Gedanken. Was ich zwischen Januar und Juli 2007 geschrieben habe, hat sich seitdem auch in meinem Kopf schon wieder weiterentwickelt. Von daher könnte ich dieses Buch ewig weiter schreiben Es zeigt die unglaubliche Spannung zwischen Theorie und Praxis in so vielfältiger Weise auf.

Ich wünsche unserer Gesellschaft einen Blick auf notwendige Änderungen, die die Pflege wieder lebenswert machen. Unsere Gesellschaft hat es dringend nötig, über die Versorgung von Menschen mit Pflegebedarf neu nachzudenken, und dies nicht nur auf der »finanziellen« Ebene, sondern im Bereich der Werte.
Ich hoffe, dass Pflegekräfte genau dieses Ansehen erhalten, dass sie gern die von ihnen gewünschten Kompetenz- und Verantwortungsanforderungen erfüllen lässt.

Und zu guter Letzt – eine Geschichte:

Aus einem Reisetagebuch

In der Nähe von Chiang Mai, einer alten Königsstadt im Norden Thailands, steht auf einem etwa 1.200 m hohen Berg ein Tempel aus dem 14. Jahrhundert (Wat Phra That).
»Bis 1934 führte lediglich ein enger und steiler Weg auf diesen Berg, und man brauchte für den Aufstieg mindestens fünf Stunden. Eines Tages verkündete der Mönch Kruba Srivichai, ein hoch angesehener und respektierte alter Mann, er werde die Straße auf den Berg bauen und diese Straße werde in 172 Tagen fertig gestellt sein. Natürlich war das vollkommen unmöglich. Wie konnte irgendjemand, und noch dazu ein alter Mann ohne Maschinen, Werkzeuge und Geld, sich einbilden, eine Straße durch den Wald und durch den Fels zu bahnen, und das auch noch in weniger als einem halben Jahr?
Aber, ohne Rücksicht darauf, dass die Leute sein Projekt für undurchführbar erklärten, begann er am 9. November 1934 mit der Arbeit am Fuße des Berges.
Seine außergewöhnliche Zuversicht brachte zwanzig Personen dazu, ihm mit ihren einfachen landwirtschaftlichen Geräten bei der Arbeit zu helfen. Am Ende des Tages hatten sie nicht viel geschafft und die Situation schien hoffnungslos. Aber Kruba ließ nicht zu, das seine Gefolgsleute verzweifelten. Sein unerschütterliches Vertrauen sorgte dafür, dass sie voller Enthusiasmus weiterarbeiteten. Als diese merkwürdige Geschichte sich verbreitete, passierte etwas Bemerkenswertes:
Es kamen Leute. Sie kamen aus Chiang Mai und den umliegenden Dörfern, ja auch aus weit entfernten Gegenden. Zwischen 3.000 und 4.000 Leute kamen jeden Tag an, um Kruba zu helfen. Diejenigen, die nicht mitarbeiten konnten, bereiteten Essen und Trinken. Schließlich musste Kruba die Arbeit rationalisieren. Jedes Dorf durfte nur noch fünf Meter Straße bauen, damit jeder zum Bau beitragen konnte. Ganz so, wie er vorausgesagt hatte, wurde die Straße in 172 Tagen fertig gestellt – von Freiwilligen, die ihre bloßen Hände und einfache landwirtschaftliche Gerätschaften nutzen. Sie ist 11 Kilometer lang und musste kürzlich erweitert werden, damit sie von Bussen benutzt werden kann.«[220]

[220] Blenk, Detlev. Inhalte auf den Punkt gebracht. Betz Verlag, Weinheim, Basel, 2003

Literatur

Bauer, Rüdiger. Beziehungspflege. Ullstein Mosby, Berlin/Wiesbaden, 1997

Becker, C.; Lindemann, U.; Rissmann, U. (2003): Sturzprophylaxe. Vincentz Verlag, Hannover.

Benner, P. (1994): Stufen zur Pflegekompetenz. Verlag Hans Huber, Bern.

Bienstein, C.; Schröder, G.; Braun, M; Neander, K.-D. Dekubitus, Georg Thieme Verlag, Stuttgart, 1997

Bienstein, C.; Zegelin, A. (1999): Handbuch Pflege. Verlag Selbstbestimmtes Leben, Düsseldorf.

Blenk, D. (2003): Inhalte auf den Punkt gebracht.

Braun, Ute: »Schnittstellen bei der Altenhilfe besonders problematisch«, erschienen n: ProAlter 1/03 Kuratorium Deutsche Altershilfe, Köln, 2003. Beltz-Verlag, Weinheim.

Brobst, Ruth, et al. Der Pflegeprozess in de Praxis. Verlag Hans Huber, Bern, 1997

Brunen, H.; Herold, E. E. (2001): Ambulante Pflege. Band 1. Schlütersche Verlagsgesellschaft, Hannover.

Bundesministerium für Familie, Senioren, Frauen und Jugend. Pflegedokumentation stationär. 2007

Carr, E.; Mann, E. (2002): Schmerz und Schmerzmanagement. Verlag Hans Huber, Bern.

Carstensen, Dr. Friedmar. Therapie chronischer Schmerzen, Kuratorium Deutsches Altershilfe, Köln, 1999

Dangel, B. (2004): Pflegerische Entlassungsplanung. Urban & Fischer Verlag, München.

Deutsches Netzwerk für Qualitätsentwicklung in der Pflege (Hrsg.) (2004): Expertenstandard Dekubitusprophylaxe in der Pflege.

Deutsches Netzwerk für Qualitätsentwicklung in der Pflege (Hrsg.) (2004b): Expertenstandard Entlassungsmanagement in der Pflege. Osnabrück.

Deutsches Netzwerk für Qualitätsentwicklung in der Pflege (Hrsg.) (2005); Expertenstandard Schmerzmanagement in der Pflege.

Deutsches Netzwerk für Qualitätsentwicklung in der Pflege (Hrsg.) (2006): Expertenstandard Sturzprophylaxe in der Pflege.

Deutsches Netzwerk für Qualitätsentwicklung in der Pflege (Hrsg.) (2007): Expertenstandard Förderung der Harnkontinenz in der Pflege.

Deutsches Institut für angewandte Pflegeforschung e.V. (Hrsg.) (2004): Überleitung und Case Management in der Pflege. Schlütersche Verlagsgesellschaft, Hannover.

Fillibeck, H.; Sowinski, C.; Besselmann, K. (2004): Der Pflegeprozess. In: ProAlter 4/2004, KDA, Köln.

Fillibeck, H. (2006): Förderung der Harnkontinenz – der fünfte nationale Expertenstandard für die Pflege liegt vor. In: ProAlter 2/06. KDA, Köln.

Garms-Homolova, V.; Gilgen, R. (2000): RAI 2.0. Resident Assessment Instrument. Verlag Hans Huber, Bern.

Geppert, Geppert, Füg, Eidam. Lernfelder in der Pflegeausbildung. Kohlhammer Verlag, Stuttgart 2005

Gittler-Hebestreit, N. (2006): Pflegeberatung im Entlassungsmanagement. Schlütersche Verlagsgesellschaft, Hannover.

Gültekin, L. (2003): Pflegevisite und Pflegeprozess. Kohlhammer-Verlag, Stuttgart.

Heine, R.; Bay, F. (1995):Pflege als Gestaltungsaufgabe. Hippokrates Verlag, Stuttgart.

Henke, F. (1999): Alternative Pflegemaßnahmen. Kohlhammer Verlag, Stuttgart.

Henke, F. (2006): Formulierungshilfen zur Planung und Dokumentation der Pflege. Kohlhammer Verlag, Stuttgart.

Hippokrates, H. (1991): Max & Moritz als Patienten. Eichborn Verlag, Frankfurt.

Holenstein, Hildegard. Spielräume in der Pflege. Verlag Hans Huber, Bern 1997

Igl, G.; Schiemann, D.; Gerste, B.; Klose, J. (Hrsg.) (2002): Qualität in der Pflege. Schattauer Verlag, Stuttgart.

Käppeli, S. (1999): Pflegekonzepte. Verlag Hans Huber, Bern.

Kellnhauser, E. et. al. (2000): Thiemes Pflege. Thieme-Verlag, Stuttgart.

Klie, T.; Pfundstein, T. (2006): Vorgestellt 76 – Risikomanagement in der stationären Pflege. KDA, Köln.

Lubatsch, H. (2004): Dekubitusmanagement auf der Basis der Nationalen Expertenstandards. Schlütersche Verlagsgesellschaft, Hannover.

MDK-Anleitung zur Prüfung der Qualität nach den §§ 112, 114 SGB XI in der stationären Pflege. 10. November 2005.

MDS (Medizinischer Dienst der Spitzenverbände der Krankenkassen e.V.): Grundsatzstellungnahme Pflegeprozess und Dokumentation. Essen, 2005

Melchior, H.; Gesellschaft für Inkontinenzhilfe (2003): GIH-Manual. Bibliomed-Verlag, Melsungen.

Messer, B. (2006): 100 Tipps für die Pflegeplanung in der stationären Altenpflege. Brigitte Kunz Verlag, Hannover.

Messer, Barbara; Pflegeplanung für Menschen mit Demenz. Schlütersche Verlagsgesellschaft mbH & Co KG, Hannover, 2004

Moers, M.; Schiemann, D. (2004): »Expertenstandards in der Pflege«, in: Pflege & Gesellschaft, 9. Jahrgang 3/2004. DV Pflegewissenschaft, Duisburg.

Nightingale, F. (2005): Bemerkungen zur Krankenpflege. Mabuse-Verlag, Frankfurt.

O'Connor, Joseph; Seymour, John. Weiterbildung auf neuem Kurs. VAK Verlags GmbH. Kirchzarten, 2001

Olbrich, Chista. Pflegekompetenz. Verlag Hans Huber, 1999 Bern

Osterbrink, J. (2002): in: Mann, E. (2002): Schmerz und Schmerzmanagement. Verlag Hans Huber, Bern

Raabe, H. (2006): »Wer die Kontrolle verliert, hat nicht verloren«, in: PRO ALTER 2/06 KDA, Köln.

Schlömer, G. (20029: Evidenbasierte Pflege. Begründung, Methode und Anwendung. Dissertation. Hamburg.

Schwerdt. R. (2002): Gute Pflege. Kohlhammer Verlag, Stuttgart.

Sowinski, C. (2004): Kern des pflegerischen Handelns – Begleitung des Pflegeprozesses. In: ProAlter 4/2004, KDA, Köln.

Sowinski, C. (2004b): Der Expertenstandard »Schmerzmanagement«. In: ProAlter 4/04. KDA, Köln.

Walsh, M.; Ford, P. (2000): Pflegerituale. Verlag Hans Huber, Bern.

Weigert, J. (2004): Pflegestandards Altenpflege. Brigitte Kunz Verlag, Hannover.

Dekubitus – Ein drückendes Problem. Institut für Innovationen im Gesundheitswesen und angewandte Pflegeforschung. Bremervörde, 2002.

Dritter Bericht des Ulmer Modellvorhabens. Verminderung von sturzbedingten Verletzungen bei Alten- und Pflegeheimbewohnern.

Register

Barbara Messer

Pflegeplanung für Menschen mit Demenz

Was Sie schreiben können und wie Sie es schreiben sollten

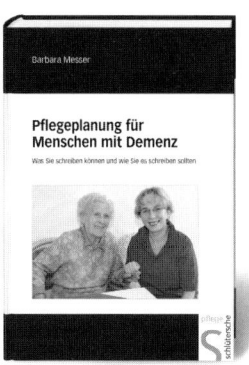

2007. 256 Seiten, 17,3 x 24,5 cm, Hardcover
ISBN 978-3-87706-732-1
€ 29,90

»Das Buch ist eine Hilfe für alle, die eine patienten-/bewohner-
orientierte Pflegeplanung erstellen möchten, auch oder gerade
in schwierigen und komplexen Pflegesituationen.«   *Krankenpflege*

»Die teilweise sehr abschreckende Theorie verliert ihre Wirkung durch sehr anschauliche
und nachvollziehbare Texte und Inhalte. In umfangreichen Beispielen kann man schwer-
punktmäßig eigene Erfahrungen wieder erkennen und seine Handlungsweise darauf abstimmen. Das 250 Seiten umfassende Werk ist eine lohnende Investition.«

Altenpflegerin & Altenpflege

Barbara Messer

Tägliche Pflegeplanung in der stationären Altenpflege

Handbuch für eine fähigkeitsorientierte Pflegeplanung
2., aktualisierte Auflage

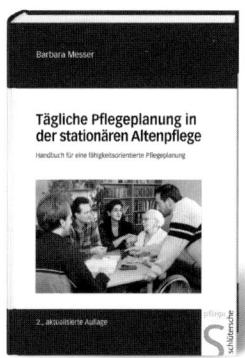

2004. 320 Seiten, 17,3 x 24,5 cm, Hardcover
ISBN 978-3-89993-123-5
€ 29,90

»Auch dieses Buch ist sehr vom Engagement und der Freude in der Altenpflege sowie der
umfassenden Detailkenntnisse der Verfasserin geprägt. Die in der zweiten Auflage veränderte Struktur und die Vertiefungen inhaltlicher Ausführungen sind sehr gelungen und bieten
noch mehr wertvolle Hilfen für den stationären Alltag. Die Inhalte sind gut verständlich,
Tabellen und Abbildungen erhöhen die Übersichtlichkeit. Besonders geprägt ist das Werk
jedoch durch viele Beispiele zum Verständnis theoretischer Inhalte, umfangreiche Pflegepla-
nungsbeispiele und Formulierungshilfen für pflegebedürftige alte Menschen. Diese machen
das Buch zu einem täglichen Nachschlagewerk in der Praxis.«   *www.socialnet.de*

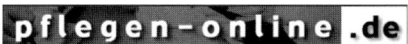

Stand September 2007. Änderungen vorbehalten.

— schlütersche —

Barbara Messer

Tägliche Pflegeplanung
in der ambulanten Pflege

Beispiele und Lösungen

2003. 288 Seiten, 19 Abbildungen, 30 Tabellen,
17,3 x 24,5 cm, Hardcover
ISBN 978-3-87706-711-6
€ 19,90

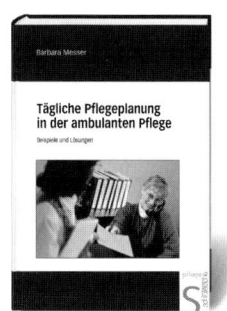

Dieses Buch zeigt, wie die Pflege in der Praxis aussehen muss, damit die Pflegeplanung in der ambulanten Pflege wirklich das abbildet, was geleistet wurde. Die Autorin erläutert konkrete, auf Krankheiten bezogene Beispiele für eine detaillierte Pflegeplanung.

»Dieses Buch widmet sich ganz der praktischen Umsetzung, gibt Beispiele, nennt Lösungen.«
Pflegezeitschrift

»Ein gutes Buch für vor Ort tätige Pflegekräfte als auch für die Pflegeausbildung.«
Häusliche Pflege

Barbara Messer

100 Tipps für die Pflegeplanung
in der stationären Altenpflege

Brigitte Kunz Verlag – Pflege Leicht
2006. 84 Seiten, 14,8 x 21,0 cm, kartoniert
ISBN 978-3-89993-435-9
€ 9,90

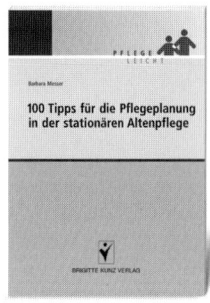

»Hier finden sich 100 professionelle Tipps, Muster-Planungen und Formulierungen, mit deren Hilfe die konkrete Pflegeplanung in der Praxis leichter, aussagekräftiger und für alle nachvollziehbar wird.«
Altenheim

Barbara Messer

100 Tipps für die Validation

Brigitte Kunz Verlag – Pflege Leicht
2007. Nachdruck von 2005. 76 Seiten, 14,8 x 21,0 cm, kartoniert
ISBN 978-3-89993-425-0
€ 9,90

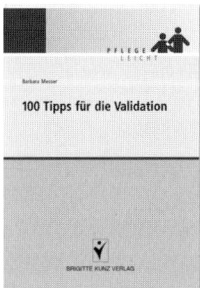

»Ein Ratgeber, der Sie in Ihrem beruflichen Alltag inspirieren soll.«
Krankenpflege

Stand September 2007. Änderungen vorbehalten.

— schlütersche —